全国高等院校护理专业"十二五"规划教材

（供护理学类专业使用）

重症监护技术

主　编　吴冬梅　刘鹏飞

副主编　郭瑞红　李　伟　张传坤

编　委　（按姓氏笔画排序）

田　薇　（牡丹江医学院红旗医院）

刘　冰　（济宁医学院附属医院）

刘鹏飞　（济宁医学院）

戎　珊　（济宁医学院附属医院）

吴冬梅　（济宁医学院）

张传坤　（济宁医学院）

李　伟　（济宁医学院）

袁秀梅　（牡丹江医学院红旗医院）

郭瑞红　（济宁医学院）

南京大学出版社

内 容 提 要

本教材根据国内外重症监护技术的相关指南编写，突出先进性、创新性、实用性和科学性。本教材共16章，主要内容包括重症护理学发展史与发展趋势、重症监护病房建设与管理、重症监护患者感染预防与控制、重症患者的镇痛与镇静、重症监护患者心理与精神护理、重症患者转入与转出护理、重症患者系统功能监测技术、重症患者营养支持技术、治疗泵的临床应用与护理、重症监护室常见导管的护理、氧治疗与气道管理、机械通气、危重患者的输液技术、连续性血液净化技术、胸部物理治疗技术、重症监护病房护理文件记录等。为便于学生更好地预习与掌握所学知识，每章章前设有学习目标，章后附有思考题。

本教材主要供高等医药院校护理专业（ICU方向）本、专科学生使用，也可供自学者及临床工作者参考。

图书在版编目（CIP）数据

重症监护技术/吴冬梅，刘鹏飞主编.—南京：
南京大学出版社，2015.8
全国高等院校护理专业"十二五"规划教材
ISBN 978-7-305-15652-6

Ⅰ.①重… Ⅱ.①吴…②刘… Ⅲ.①险症－护理－
高等学校－教材 Ⅳ.①R459.7

中国版本图书馆CIP数据核字(2015)第178340号

出版发行 南京大学出版社
社 址 南京市汉口路22号 邮 编 210093
出 版 人 金鑫荣

丛 书 名 全国高等院校护理专业"十二五"规划教材
书 名 重症监护技术
主 编 吴冬梅 刘鹏飞
责任编辑 许斌成 编辑热线 010-82893902
审读编辑 接雅俐

照 排 广通图文设计中心
印 刷 北京紫瑞利印刷有限公司
开 本 787×1092 1/16 印张 15.5 字数 358千
版 次 2015年8月第1版 2015年8月第1次印刷
ISBN 978-7-305-15652-6
定 价 39.00元

网址：http://www.njupco.com
官方微博：http://weibo.com/njupco
官方微信号：njupress
销售咨询热线：（025）83594756

21世纪是我国加速全面建设小康社会的关键时期。作为医疗卫生事业及构建和谐社会的重要组成部分,护理事业也将全面协调发展。护理专业教育作为我国高等教育的重要组成部分,主要培养具备人文社会科学、医学、预防保健的基本知识及护理学的基本理论知识和技能,能在护理领域内从事临床护理、预防保健、护理管理、护理教学和护理科研的高级专门人才。近年来,随着社会经济的发展及全面建设小康社会目标的逐步实现,广大人民群众对健康和卫生服务水平的要求越来越高;同时,科学技术的进步和医疗卫生服务改革的不断深入,对护理人才的数量、质量和结构都提出了更高的要求。

为了更好地贯彻落实《国家中长期教育改革和发展规划纲要（2010—2020年）》及《医药卫生中长期人才发展规划（2011—2020年）》,促进和保障护理事业的健康发展,进一步完善和发展护理教育,从而为不断提高护理队伍整体素质和护理专业技术水平奠定基础,我们充分挖掘各相关院校优质资源,联合全国多所院校共同研发、策划并出版了全国高等院校护理专业"十二五"规划教材。本套教材具有如下特色及优势。

一、遵循"三基、五性"原则编写

本套教材针对高等护理人才的培养标准和要求,紧密围绕高等院校护理学教育培养目标,结合护理专业各课程的教学时数要求及课程改革需要,严格遵循"三基、五性"原则编写而成,力求突出护理专业特色,具有较强的科学性、先进性和实用性。

二、反映护理行业新理论、新方法、新技术

本套教材在现代护理观的指导下，紧扣护理学教育改革精神，立足国内，面向国际，精选教学内容，反映了当今护理行业的新理论、新方法和新技术，体现了以人的健康为中心的现代护理理念和整体护理的科学内涵。

三、注重培养临床思维能力和综合职业技能

本套教材在内容编排上注重循序渐进、深入浅出及图文并茂，并提供了大量临床案例，设置了学习目标、知识链接、课堂讨论、课后习题等特色栏目，以强化"三基"知识，增强学科人文精神，培养学生的临床思维能力和综合职业技能。

本套教材作为护理专业教材建设的一次有意义的尝试，在探索高等教育护理教材的结构及内容组成的过程中，仍难免有一些遗憾或不足，我们衷心希望各位专家和读者提出宝贵意见和建议，为推进高等教育护理教材建设共同努力奋斗！

南京大学出版社
《全国高等院校护理专业"十二五"规划教材》
编委会

　　重症监护技术是护理专业（ICU方向）的一门重要课程，其内容涉及所有临床学科和多门基础医学学科，旨在让学生学习和掌握临床常见危重症监护技术。本教材根据国内外重症监护技术的最新理论和技术进展情况，结合编者丰富的临床与教学经验编写而成，力求突出先进性、创新性、实用性和科学性。本教材编写致力于提供科学、系统的重症护理专科理论知识和最新临床护理监护技术及实践指导，以护理程序为框架，以整体护理理念为核心，突出重症护理特有的逻辑思维方式和实际临床护理工作的可操作性，力求促进重症监护的专业发展，培养高级专科护理人才。

　　本教材主要内容包括重症护理学发展史与发展趋势、重症监护病房建设与管理、重症监护患者感染预防与控制、重症患者的镇痛与镇静、重症监护患者心理与精神护理、重症患者转入与转出护理、重症患者系统功能监测技术、重症患者营养支持技术、治疗泵的临床应用与护理、重症监护室常见导管的护理、氧治疗与气道管理、机械通气、危重患者的输液技术、连续性血液净化技术、胸部物理治疗技术、重症监护病房护理文件记录等。每章章前设有学习目标，使学生明确本章要达到的学习目标，让学生有针对性地学习，更好地掌握本章内容；章后设有思考题，引导学生复习、回顾本章知识，培养学生解决问题及处理问题的能力。本教材主要供高等医药院校护理专业（ICU方向）本、专科学生使用，也可供自学者及临床工作者参考。

Foreword

　　在本教材编写、审定和出版过程中，全体编者精诚合作，彰显团队精神，对编写大纲和书稿进行反复斟酌和修改，同时得到了济宁医学院、济宁医学院附属医院及南京大学出版社的大力支持，在此一并深表谢意。

　　由于编者水平有限，加之编写时间仓促，难免有疏漏和不妥之处，恳请广大读者指正。

编　者

Contents 目 录

第一章　重症护理学发展史与发展趋势

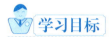 学习目标

1. 了解重症医学和护理学的发展史。
2. 了解国内外重症护士培训及资质认证。

近年来重症护理发展非常迅速。首先，依据美国重症护理学会的定义，重症护理工作着重于护理患者在面临重大疾病及危及生命时的反应，此反应可以是生理的反应，或者心理的反应；其次，在重症护理领域中所关心的对象也包括患者的家属，因为在疾病的发展过程中，家属也同样承受心理及生理上的压力，而且也会出现程度不同的压力表现，这些因疾病所导致的反应都是重症护理所应该关心的问题。

第一节　重症医学与重症护理学的发展

一、重症医学概论

（一）基本概念

重症医学是现代医学的一门新兴学科，是医学进步的重要标志之一。重症医学（critical care medicine，CCM）是研究危及生命的疾病状态的发生、发展规律及其诊治方法的临床医学学科。重症监护病房又称重症加强治疗病房（intensive care unit，ICU），是重症医学的临床基地，对因各种原因导致一个或多个器官与系统功能障碍危及生命或具有潜在高危因素的患者，提供系统的、高质量的监护和救治技术，是医院集中监护和救治重症患者的专业科室。ICU 的建设是医院现代化的一个标志，也是医学发展的需要，越来越多的医院相继设置了 ICU。

（二）临床分类

重症医学科是由受过专门培训的医护人员，在备有先进监护设备和急救设备的重症监护病房中对继发于多种严重疾病的复杂并发症进行全面监护和治疗的新专业；重症监护病

房则是应危重症医学的要求而在近 40 年快速发展起来的特殊病房。重症监护病房的建立改变了过去危重患者由各科单独护理治疗的分离状态，便于集思广益，扩大知识面，提高治疗质量和护理质量，使危重患者抢救成功率明显上升。既节省了人力，解决了护理人员不足的矛盾，又大大提高了医疗设备的使用率。其主要任务是利用先进的医疗设备为危及生命的急性重症患者提供高级监测治疗技术和高质量的医疗服务，对急危重症患者进行生理功能的监测、生命支持、防止并发症，尽早捕捉到有重要意义的短暂动态变化并及时予以反馈，以促进和加快患者的康复。

（三）ICU 的模式

在我国，各地区，各医院的条件差别很大，因此存在不同运转模式的 ICU。可分为 3 类，即综合 ICU、专科 ICU 和部分综合 ICU。

二、 重症医学和护理学的发展史

重症医学是历史发展之必然。将危重患者集中管理是 ICU 的基本概念之一。

（一）国外重症医学和护理学的发展史

早期的监护理念源自现代护理学的创始人南丁格尔。1863 年，南丁格尔提出对于伤员在靠近手术室旁边设立单独房间，奠定了 ICU 发展的基础。第二次世界大战期间，大量战伤和失血性休克的抢救，促使欧洲各地纷纷建立创伤中心和休克病房，使创伤和休克的基础研究与临床治疗获得了巨大的发展，形成了早期的外科 ICU。1926 年，美国 Watler Dandy 为脑外科开设了 3 张病床的术后恢复室，被认为是最早期的术后恢复室，可使术后 24 h 内的死亡率降低近 50%。1939—1941 年，第二次世界大战期间大量青壮年到达前线，美国纽约设立了一个中央恢复室，前方有 3 个休克病房。1947 年，美国费城麻醉学小组对 306 名死亡患者做了一个调查，发现有 50% 的人可以避免死亡，只要加强监护发现问题就能挽救患者的生命。1952 年，欧洲的斯堪的纳维亚发生脊髓灰质炎大流行，仅美国就有约 58 000 个脊髓灰质炎病例，其中 1/3 的患者最终瘫痪。在这些病例中更有超过 3 000 人死亡。丹麦的医生提出做气管切开和呼吸支持，并请 200 多名医护人员捏皮球，使死亡率降到 20%。其为抢救流行性脊髓灰质炎患者所设立的呼吸治疗单位（respiratory care unit，RCU）被认为是世界上第一个加强医疗单位。1956 年美国巴尔的摩市人民医院建立了具有现代规范的综合性 ICU。1958 年，第一个 ICU 在美国马里兰州建立，创建人是麻醉与外科医生 Peter Safar，他也是 CPR 的发明者，主张 ICU 应尽量简单，易于多数人掌握。1962 年，美国堪萨斯市的巴施尼医院的 Day 医生首先建立了冠心病监护病房（coronary care unit，CCU），对急性心肌梗死患者进行连续心电监测，发现室颤立即进行电除颤，使急性心肌梗死患者的死亡率由 39% 下降至 19%。

1963 年美国首先开设了危重症监护医学（CCM）培训课程。1970 年美国设立了危重病医学会。经美国医学专业委员会批准，于 1983 年在内、外、儿、麻醉四科正式成立了危重病专业，现已有取得 CCM 学位的加强监护医师。

1969 年美国创立重症加强护理学会，1971 年正式命名为美国危重症护理学会（American Association of Critical-Care Nurses，AACN），并出版《美国危重症护理杂志》。1975 年，美国重症监护护士委员会成立了 AACN 资格认证有限公司，开始进行急危重症监护护士资格（Critical Care Registered Nurse，CCRN）的认证。1993 年，日本护理协会成立了专科护士认定制度委员会，并开始在 ICU 护理、糖尿病护理、感染管理、癌症护理、社区护理和精神护理等 13 个护理专科领域培养专科护士。

（二）我国重症医学和护理学的发展史

20 世纪 60—70 年代，我国部分大中型医院随着新的医疗技术的发展和危重患者的增多，率先建立了不同规模的术后恢复室，为大手术术后的危重患者提供了专门的治疗护理单元，为患者康复期提供了最大的医疗安全保障。1982 年，北京协和医院以陈德昌教授为倡导建立了全国第一个加强医疗病房。从此将危重病监护的概念引入我国的医学发展中。20 世纪 80 年代是我国国内 ICU 的创业阶段，主要表现为重症医学专业的创立和人员的专业化程度不断提高。20 世纪 90 年代是 ICU 发展的年代，随着大中型医院的规范化和制度化管理的加强，ICU 的建立成为一家医院对危重患者救治能力的一种体现，成为医院现代化的重要标志。

1996 年成立中国病理生理学会危重病学术委员会（CSCCM）。由于病理生理学家伍贻经、薛全福等教授的大力支持，经中国病理生理学会常务理事会讨论，接受了陈德昌、席修明、王辰等提出的申请，于 1996 年成立了中国病理生理学会危重病医学专业委员会筹备委员会。1996 年，筹委会在北京召开了第一届全国危重病医学会议（与中国病理生理学会休克专业委员会联合召开）。2003 年 SARS 肆虐，CSCCM 上书中央领导、北京市委、市政府，提出积极建议并被领导采纳。北京、广州、杭州、南京等地大批 ICU 医师、护士投入一线 SARS 危重患者的治疗。医疗能力和献身精神都受到社会的肯定和赞许，部分医务人员还获得了中国科协、北京市委、市政府、广东省、江苏省等颁发的奖状和奖章。

20 世纪 80 年代，我国部分大医院紧跟世界医学发展的潮流开始建立 ICU，中华护理学会成立了"危重症护理学专业委员会"；香港特别行政区成立了"香港危重病学护士协会"，大大促进了 ICU 护理在香港的发展，也加强了内地 ICU 的联系。中华护理学会等学术团体多次举办重症监护治疗学习班，组织学术交流活动，加强护理队伍建设。

第二节　重症护士培训及资质认证

一、国内外重症护士培训

在医学日益发展的今天，护理学作为一门独立的学科正日趋完善。护理专业化发展已成为许多国家临床实践发展的方向。专科护士已经在适应医学发展、满足人们对健康的需求及提高专科病房护理质量等方面起着越来越重要的作用。专科护理在世界护理领域内蓬勃发展，专科护理人才培训推动了护理事业的发展。

（一）国外重症护士培训

发达国家十分重视对危重症护士的培训工作，认为危重症护理人员除了需要正规教育外，还要经过若干年实践磨炼和一定时间的继续教育，才能逐渐成熟并充当技术骨干力量。为此，美国危重症护士学会开设了大量危重症护理继续教育项目，可供在职护士选择。专科护士（specialty nurse，SN）在美、英及加拿大等欧美国家，是指具备一定条件的护士在某一特定领域进行为期数月的培训，具备相应专科护理能力并经考核合格获得专科资格证书的注册护士。截至 2002 年底，美国已有超过 40 000 人持有 CCRN 资格证的护士在神经内科、儿童或成人的 ICU 工作。继美国之后，加拿大、英国等欧美国家在 20 世纪 60 年代也开始实施专科护士培养制度。

（二）国内重症护士培训

我国重症专科护士培训工作起步较晚，但近年来逐步受到重视。从《中国护理事业发展规划纲要（2005—2010）》的颁布之日起，各地医院和学术组织相继开展护士培训。几年来，大批护士取得专科护士资格并持证上岗，尤其在优先发展的急危重症专科领域更是倍显成效。2002 年起，中华护理学会与香港危重症护士协会联合举办"危重症专科护士培训"，为规范化培训专科护士奠定基础。至今为止，已经开办了十几期培训班，为全国各地培养了大量优秀的危重症专科护士和专业骨干。2005 年 2 月，南方医科大学与香港理工大学联合启动了 ICU 专科护士研究生班项目，使得急危重症专科护理人才培养目标和定位趋于明朗化。《中国护理事业发展规划纲要（2011—2015）》中明确指出，建立专科护理岗位培训制度，在完善医院护理岗位设置的基础上，确定临床专科护理岗位，坚持"以用为本"，以岗位需求为导向，建立和完善专科护理岗位培训制度。卫生部制定统一的培训大纲和培训标准，加强培训基地建设，省级以上卫生行政部门负责实施专科护理岗位护士的规范化培训工作，制订具体培训计划，规范培训内容和要求。争取到 2015 年，在全国建立 10 个国家级重症监护培训基地，10 个国家级急诊急救护理技术培训基地，5 个国家级血液净化护理技术培训基地，5 个国家级肿瘤护理专业培训基地，5 个国家级手术室护理专业培训基地，5 个国家级精神护理专业培训基地。"十二五"期间为全国培养 2.5 万名临床专科护士。中华护理学会和各地护理学会的危重症专科护士培训正如火如荼地进行。

国内对危重症专科护士培训主要以在职教育为主，组织急危重症医学和护理学领域的权威专家授课，研究制定了《专科护理领域护士培训大纲》，就培训对象、培训目标、培训时间、培训内容、考核要点等内容进行了规范。培训内容包括专科理论＋临床实践学习，考核合格颁发证书。暂无注册及资质复审要求。理论课程分为三大模块：①急危重症基本理论：包括急危重症发展史、专科护士队伍的建设与发展、护理理论在急危重症中的应用、护理人文关怀、护患等沟通技巧等；②急危重症专科护理理论：包括国内外急救医疗体系、院前急救、常见临床各专科危重症的治疗和监护进展、抗生素的使用和感染控制、疼痛控制、各种急危重症处理、突发事件应对等；③护理管理和科研：包括人力资源管理、护理质量管理、安全管理、循证护理、护理教育等，临床实践医院全是三级甲等综合性及专科医院。

二、 国内外重症护士资质认证

（一）国外重症护士资质认证

很多发达国家对危重症护士已实行资质认证（certification）制度，但注册年限及条件各国有所差别。

（二）国内重症护士资质认证

我国危重症专科护士资质认证尚处于尝试阶段。2002 年，北京护理学会受北京市卫生局委托，与香港危重病学护士协会联合举办了第一届全国性的"危重症护理学文凭课程班"，为期 3 个月，率先在全国启动 ICU 专科护士的资格认证工作。随后上海、浙江、江苏等地也相继开展了 ICU 专科护士的培训及认证。2005 年，中华医学会重症医学分会和解放军重症医学会相继成立。我国危重病医学发展进入新的时期。

 思考题

1. 简述我国重症护理学的发展史。
2. 分析我国危重症护士认证趋势。
3. 随着急救新技术的开展，危重护理人员将面临哪些挑战？

第二章 重症监护病房建设与管理

🎓 **学习目标**

1. 了解 ICU 的整体布局和区域布局。
2. 熟悉 ICU 的工作制度。
3. 掌握 ICU 的收治范围、病室设置、仪器设备设置。

ICU 应用先进的诊断、监护和治疗设备与技术，对病情进行连续、动态的定性和定量观察，并通过有效的干预措施，为重症患者提供规范的、高质量的生命支持，改善生存质量。重症患者的生命支持技术水平，直接反映医院的综合救治能力，体现医院整体医疗实力，是现代化医院的重要标志。

第一节 重症监护病房布局与设置

一、重症监护病房布局

（一）整体位置要求

ICU 应设置于特殊的区域，兼顾能够为 ICU 提供快速、方便的服务与支持的科室，如靠近手术室、输血科、检验科等。交通要便利，附近有电梯或宽敞的通道。周围环境要相对安静，以便治疗和减少患者之间的相互干扰，在同一楼层的横向无法实现"接近"时，应该考虑楼上楼下的纵向"接近"。

（二）整体布局

ICU 的整体布局应使放置病床的医疗区域、医疗辅助用房区域、污物处理区域和医务人员生活辅助用房区域等有相对的独立性，以减少彼此之间的互相干扰并有利于感染的控制。ICU 应设置四条通道：患者和探视通道、工作人员通道、污物处理通道及消防紧急通道。

（三）区域布局

1. 医疗区域　主要为病室，可为开放式、半封闭式或全封闭式。鼓励在人力资源充足的条件下，多设计单间或分隔式病房。每个 ICU 中的正压和负压隔离病房的设立，可以根据患者专科来源和卫生行政部门的要求确定，通常配备负压隔离病房 1~2 间。

2. 基本辅助用房　包括医师办公室、主任办公室、工作人员休息室、中央工作站、治疗室、配药室、仪器室、更衣室、清洁室、污废物处理室、值班室、盥洗室等。有条件的 ICU 可配置其他辅助用房，包括示教室、家属接待室、实验室、营养准备室等。辅助用房面积与病房面积之比应达到 1.5：1 以上。

二、 重症监护病房设置

ICU 病床数量应满足医院功能任务和实际收治重症患者的需要。三级综合医院重症医学科床位数为医院病床总数的 2%~8%，床位使用率以 75% 为宜，每个 ICU 管理单元以 8~12 张床位为宜，全年床位使用率平均超过 85% 时，应该适度扩大规模。ICU 每天至少应保留 1 张空床，以备应急使用。

（一）人员设置

ICU 必须配备足够数量、受过专门训练、掌握重症医学的基本理念、基础知识和基本操作技术，具备独立工作能力的医护人员。其中医师人数与床位数之比应为 0.8：1 以上，护士人数与床位数之比应为 3：1 以上；可以根据需要配备适当数量的医疗辅助人员，有条件的医院还可配备相关的设备技术与维修人员。

1. ICU 医师的基本要求

（1）理论知识：掌握重症患者重要器官、系统功能监测和支持的理论与技能，要对脏器功能及生命的异常信息具有足够的快速反应能力，如休克、呼吸功能衰竭、心功能不全、严重心律失常、急性肾功能不全、中枢神经系统功能障碍、严重肝功能障碍、胃肠功能障碍与消化道大出血、急性凝血功能障碍、严重内分泌与代谢紊乱、水电解质与酸碱平衡紊乱、肠内与肠外营养支持、镇静与镇痛、严重感染、多器官功能障碍综合征、免疫功能紊乱。要掌握复苏和疾病危重程度的评估方法。

（2）专业技术：除掌握临床科室常用诊疗技术外，应具备独立完成监测与支持技术的能力，包括心肺复苏术、颅内压监测技术、人工气道建立与管理、机械通气技术、深静脉及动脉置管技术、血流动力学监测技术、持续血液净化、纤维支气管镜等技术。

（3）其他：经过严格的专业理论和技术培训并考核合格；具有良好的慎独精神和敏锐的观察能力；具有良好的沟通能力、心理疏导能力和富有爱伤观；具有良好的团队协作精神和奉献精神；身体健康，胜任 ICU 高强度工作。

2. ICU 护士的基本要求

（1）专业技术：掌握重症监护的专业技术，包括输液泵的临床应用和护理，外科各类导管的护理，给氧治疗、气道管理和人工呼吸机监护技术，循环系统血流动力学监测，心电监测及除颤技术，血液净化技术，水、电解质及酸碱平衡监测技术，胸部物理治疗技术，重症患者营养支持技术，危重症患者抢救配合技术等。

（2）理论知识：熟悉重要脏器和系统相关生理、病理及病理生理学知识，ICU 相关的临床药理学知识和伦理学概念；熟悉重要器官、系统功能监测和支持知识，掌握重要脏器和系统疾病的护理理论；掌握各系统疾病重症患者的护理、重症医学科的医院感染预防与控制、重症患者的疼痛管理、重症监护的心理护理等。

（3）其他：经过严格的专业理论和技术培训并考核合格；具有良好的慎独精神和敏锐的观察能力；具有良好的沟通能力、心理疏导能力和富有爱伤观；具有良好的团队协作精神和奉献精神；身体健康，胜任 ICU 高强度工作。

（二）病室设置

1. 床位　重症医学科每床使用面积不少于 15 m²，建议 ICU 开放式病床每床的占地面积为 15～18 m²；每个病房最少配备一个单间病房，用于收治隔离患者。使用面积不少于 18 m²，建议面积为 18～25 m²；床间距大于 1 m。

2. 通风与采光设施　ICU 应具备良好的通风、采光条件，有条件者最好装配气流方向从上到下的空气净化系统，能独立控制室内的温度和湿度。医疗区域内的温度应维持在 (24.0±1.5)℃。每个单间的空气调节系统应该独立控制。

3. 手卫生设施　安装足够的感应式洗手设施和手部消毒装置，单间每床 1 套，开放式病床至少每 2 床 1 套。

4. 噪声系统　除了患者的呼叫信号、监护仪器的报警声外，电话铃声、打印机等仪器发出的声音等均属于 ICU 的噪声。在不影响正常工作的情况下，这些声音应尽可能减少到最小的水平。根据国际噪声协会的建议，ICU 白天的噪声最好不要超过 45 dB，傍晚 40 dB，夜晚 20 dB。地面覆盖物、墙壁和天花板应该尽量采用高吸音的建筑材料。

（三）仪器设备设置

1. 必备设备

（1）设备带：每床配备完善的功能设备带或功能架，提供电、氧气、压缩空气和负压吸引等功能支持。每张监护病床装配电源插座 12 个以上，氧气接口 2 个以上，压缩空气接口 2 个和负压吸引接口 2 个以上。医疗用电和生活照明用电线路分开。每个床位的电源应该是独立的反馈电路供应。重症医学科应有备用的不间断电力系统（UPS）和漏电保护装置；每个电路插座都应在主面板上有独立的电路短路器。

（2）病床：应配备适合的病床，配备防褥疮床垫。

（3）监护系统：每床配备床旁监护系统，进行心电、血压、脉搏血氧饱和度、有创压力监测等基本生命体征监护。为便于安全转运患者，每个重症加强治疗单元至少配备 1 台便携式监护仪。

（4）呼吸机：三级综合医院的重症医学科原则上应该每床配备 1 台呼吸机，二级综合医院的重症医学科可根据实际需要配备适当数量的呼吸机。每床配备简易呼吸器（复苏呼吸气囊）。为便于安全转运患者，每个重症加强治疗单元至少应有 1 台便携式呼吸机。

（5）输注系统：每床均应配备输液泵和微量注射泵，其中微量注射泵原则上每床 4 台以上。另配备一定数量的肠内营养输注泵。

（6）其他必配设备：心电图机、血气分析仪、除颤仪、心肺复苏抢救装备车（车上备有喉镜、气管导管、各种导管接头、急救药品以及其他抢救用具等）、纤维支气管镜、升降温设备等。三级医院必须配置血液净化装置、血流动力学与氧代谢监测设备。

（7）辅助检查设备：医院或 ICU 必须有足够的设备，随时为 ICU 提供床旁 B 超、X 线、生化和细菌学等检查。

（8）信息管理系统：ICU 应建立完善的通信系统、网络与临床信息管理系统、广播系统。

2. 选配设备　除上述必配设备外，有条件者，视需要可选配以下设备：简易生化仪和乳酸分析仪、闭路电视探视系统，每床一个成像探头、脑电双频指数监护仪（BIS）、输液加温设备、胃黏膜二氧化碳张力与 pHi 测定仪、呼气末二氧化碳与代谢等监测设备、体外膜肺（ECMO）、床边脑电图和颅内压监测设备、主动脉内球囊反搏（IABP）和左心辅助循环装置、防止下肢 DVT 发生的反搏处理仪器、胸部震荡排痰装置等。

（四）ICU 的模式

ICU 的模式主要根据医院的规模及条件确定。目前大致分为以下几种模式：

1. 综合性 ICU　为一单独临床科室，有专门的医护人员。负责危重患者的处理。病员来源于院内各科室，这种模式有利于危重患者的抢救和监护以及充分发挥设备的效益，是值得推广的一种模式。

2. 专科 ICU　专门收治某专业患者，对该专业危重患者的抢救有较丰富的经验。但对其他专业问题了解不多，容易造成误漏诊甚至贻误抢救时机。例如，心内科监护病房（CCU）、急诊重症监护病房（emergency intensive care unit，EICU）、烧伤重症监护病房（burn intensive care unit，BICU）等。

3. 部分综合 ICU　介于专科 ICU 和综合性 ICU 之间，即有医院内较大的一级临床科室为基础组成的 ICU，如外科 ICU（SICU）、内科 ICU（MICU）、麻醉科 ICU 等。

第二节　重症监护病房收治范围

ICU 的任务是对危重患者进行抢救、监护、会诊、治疗和护理，对因疾病、创伤、大手术后可能发生器官功能障碍的患者提供高质量、高技术的临床治疗和护理，为治疗原发病赢得时间和机会，从而减少并发症的发生，降低死亡率。

一、收治原则

ICU 患者收治既要考虑使患者得到救治，同时又要避免浪费 ICU 资源。收治标准如下：

1. 急性、可逆、已经危及生命的器官或者系统功能衰竭，经过严密监护和加强治疗短期内可能得到恢复的患者。

2. 存在各种高危因素，具有潜在生命危险，经过严密的监护和有效治疗可能减少死亡风险的患者。

3. 在慢性器官或者系统功能不全的基础上，出现急性加重且危及生命，经过严密监护和治疗可能恢复到原来或接近原来状态的患者。

4. 其他适合在 ICU 进行监护和治疗的患者。慢性消耗性疾病及肿瘤的终末状态、不可逆性疾病和不能从加强监测治疗中获得益处的患者，各种传染病的传染期、精神病患者一般不是 ICU 的收治对象。

二、 收治对象

ICU 的收治范围包括临床各科的危重患者，对象主要包括：①原则上为各种危重的急性的可逆性疾病的患者，主要包括急性循环衰竭的患者；②各种因素所致的急性呼吸衰竭的患者；③慢性呼吸功能不全急性发作的患者；④心跳呼吸骤停复苏后的患者；⑤溺水、电击伤复苏后的患者；⑥重大手术后需要监测重要器官的生理功能者；⑦麻醉意外的患者；⑧重型复合性创伤的患者；⑨各种类型中毒患者；⑩各种类型休克的患者；⑪重度妊娠中毒症、羊水栓塞患者；⑫各种代谢性疾病危象者；⑬主要脏器移植后的患者；⑭败血症患者；⑮严重水、电解质及酸碱严重失衡者；⑯急性神经系统损伤（包括颅内压力升高）的患者。

三、 转出指征

ICU 患者经过严密监测、治疗和护理，达到以下条件时可转出 ICU：

1. 急性器官或系统功能衰竭已基本纠正，需要其他专科进一步诊断治疗。

2. 病情转入慢性状态。

3. 患者不能从继续加强监护治疗中获益。

4. 不愿意接受加强监护治疗的患者（由患者或其家属签字同意）。

第三节　重症监护病房工作制度

一、 组织领导

ICU 实行院长领导下的科主任负责制。ICU 至少应配备 1 名具有副高以上专业技术职务任职资格的医师担任主任，全面负责医疗护理工作和质量建设。护士是 ICU 的主体，是第一手资料获得者，承担监护、护理、治疗等任务。ICU 的护士长应当具有中级以上专业技术职务任职资格，在重症监护领域工作 3 年以上，具备一定的管理能力。

二、　管理制度

ICU 除执行各级政府和各级卫生管理部门的各项法律法规外，还必须建立健全各项规章制度，制定各类人员的工作职责，规范诊疗常规。除执行政府和医院临床医疗的各种制度外，还应该制定以下符合 ICU 相关工作特征的制度，以保证 ICU 的工作质量：①医疗质量控制制度；②临床诊疗及医疗护理操作常规；③患者转入、转出 ICU 制度；④抗生素使用制度；⑤血液与血液制品使用制度；⑥抢救设备操作、管理制度；⑦特殊药品管理制度；⑧院内感染控制制度；⑨不良医疗事件防范与报告制度；⑩疑难重症患者会诊制度；⑪医患沟通制度；⑫突发事件的应急预案、人员紧急召集制度；⑬医护人员教学、培训考核制度；⑭临床医疗、护理科研开展与管理制度等。

三、　院内感染管理

ICU 是重症患者集中治疗的场所，是医院感染发病率最高的科室。重症医学科要加强医院感染管理，严格执行手卫生规范及对特殊感染患者的隔离。严格执行预防、控制呼吸机相关性肺炎、血管内导管所致血行感染、留置导尿管所致感染的各项措施，加强耐药菌感染管理，对感染及其高危因素实行监控。院内感染的管理成了日常 ICU 护理工作的重要组成部分。

1. 工作人员管理　尽量减少进出 ICU 的工作人员。工作人员进入需要更换专用工作服、换鞋、戴口罩、洗手，因事外出必须更衣或穿外出衣。接触特殊患者如 MRSA 感染或携带者，或处置患者可能有血液、体液、分泌物、排泄物喷溅时，应穿隔离衣或防护围裙。接触疑似为高传染性的感染如禽流感、SARS 等患者时，应戴 N95 口罩。应严格执行手卫生标准。患有感冒、腹泻等可能会传播的感染性疾病时，应避免接触患者。预防接种：岗前应注射乙肝疫苗（乙肝指标阴性者），每年注射流感疫苗。每年应接受医院感染控制相关知识的培训，尤其要关注卫生保洁人员的消毒隔离知识和技能的培训、监督。

2. 患者管理　应将感染与非感染患者分开安置。对于疑似有传染性的特殊感染或重症感染，应隔离于单独房间。对于空气传播的感染，如开放性肺结核，洁净重症医学科应隔离于负压病房，普通重症医学科应安置于通风良好的病房。对于 MRSA、泛耐药鲍曼不动杆菌等感染患者或携带者，尽量隔离于单独房间，并有醒目的标识；如房间不足，可以将同类耐药菌感染患者或携带者集中安置。对于重症感染、多重耐药菌感染患者或携带者和其他特殊感染患者，建议分组护理，固定人员。接受器官移植等免疫功能明显受损患者，应安置于正压病房。医务人员不可同时照顾正、负压隔离室内的患者。如无禁忌证，应将床头抬高 30°。重视患者的口腔护理，对存在医院内肺炎高危因素的患者，建议用氯己定漱口或口腔冲洗，每 2～6 h 1 次。

3. 探视管理　尽量减少不必要的访客探视。探视者进入 ICU 前穿隔离衣、戴口罩和穿鞋套。对于疑似为高传染性的感染如禽流感、SARS 等患者，应避免探视。进入病室探视患者前和结束探视离开病室时，应洗手或用酒精擦手液消毒双手；探视期间，尽量避免触摸患者周围物体表面。访客有疑似或证实有呼吸道感染症状时，或婴幼儿，应避免进入重症医学科探视。

4. 医疗操作流程管理　各项医疗、护理操作严格执行无菌技术原则。放置引流管应严格执行无菌操作，保持整个引流系统的密闭性，减少因频繁更换而导致的污染机会。除非紧急状况或生命体征不稳定，气管切开、大伤口的清创术等，应尽量在手术室中进行。更换伤口敷料时遵守外科无菌技术。

5. 物品管理　规范使用一次性物品；用后物品按照使用规范和院内感染管理要求进行清洁、消毒和灭菌处理；定期对仪器、设备进行清洁消毒；病床、台面、桌面等定期擦拭消毒。

6. 环境管理　开窗通风、机械通风是保持重症医学科室内空气流通、降低空气微生物密度的最好方法。所有地面，包括患者房间、走道、污物间、洗手间、储藏室、器材室，每天可用清水或清洁剂湿式拖擦；对于多重耐药菌流行或有医院感染暴发的重症医学科，必须采用消毒剂消毒地面，每日至少 1 次。禁止在室内摆放干花、鲜花或盆栽植物。

7. 抗菌药物管理　根据细菌培养与药敏试验结果，合理应用抗生素。

8. 废物与排泄物管理　处理废物与排泄物时医务人员应做好自我防护，防止体液接触暴露和锐器伤。医疗废物按照《医疗废物分类目录》的要求分类收集、密闭运送至医疗机构医疗废物暂存地，由指定机构集中无害化处理。患者的尿液、粪便、分泌物和排泄物应倒入患者的厕所或专门的洗涤池内。

9. 监测与监督　应常规监测重症医学科医院感染发病率、感染类型、常见病原体和耐药状况等，尤其是 3 种导管（中心静脉导管、气管插管和导尿管）相关感染。加强医院感染耐药菌监测，对于疑似感染患者，应采集相应微生物标本做细菌、真菌等微生物检验和药敏试验。早期识别医院感染暴发和实施有效的干预措施。

 思考题

1. 在设置 ICU 病室时应注意哪些问题？
2. 如何做好 ICU 感染控制？

第三章 重症监护患者感染预防与控制

学习目标

1. 了解危重患者感染的分类。

2. 熟悉危重患者感染的主要危险因素。

3. 掌握呼吸机相关性肺炎、导尿管相关性尿路感染、血管内导管相关性感染的诊断标准和预防措施。

重症监护室是一个集中救治危重患者的特殊场所。由于大多患者病情危重、免疫功能受损或频繁接受侵入性诊疗操作等原因，重病监护室内发生医院感染的危险性远高于其他普通病房。我国有资料表明，重病监护室的床位仅占全院床位不足 5%，患者数不足全院的 10%，但重病监护室感染却超过全院医院感染的 20%。重病监护室获得性医院感染主要包括呼吸机相关性肺炎、导管相关性血流感染和导尿管相关尿路感染。同时，大量使用广谱抗菌药物和消毒隔离措施存在诸多薄弱环节，重病监护室感染病原谱变迁、多重耐药菌暴发和流行，也严重影响重病监护室患者的医疗安全和抢救成功率。如何科学、有效地预防和控制重病监护室获得性医院感染，已显得越来越重要。

第一节 概 述

一、危重患者感染原因

（一）患者因素

1. 有以下几类疾病患者，感染发生率高：各种类型的休克，严重的多发性创伤、多器官衰竭、大手术后、心肺复苏后、昏迷、脑出血等。

2. 免疫功能低下。糖尿病患者，原存慢性疾病，使用类固醇药物或抑制免疫功能药物，会造成营养不良，出现低蛋白血症。

3. 老年人、长期住院患者。

（二）医源性因素

各种诊疗性操作与药物的使用，置入各种导管，如气管插管、导尿管、胃管、脑室引流管、血管内导管、胸腹腔引流管、胆囊造瘘管、膀胱造瘘管等，这些置入导管使患者皮肤、口腔、呼吸道、泌尿生殖道的自然防御机制被破坏，从而成为病原微生物入侵的门户，易于感染。或手术等侵入性操作造成的皮肤黏膜损伤，以及应用麻醉剂、止痛剂和长期机械通气的患者气管黏膜-纤毛传递系统抑制，使分泌物排出障碍。此外，大量应用抗生素可造成菌群失调与耐药菌株生长与繁殖。重症监护病房中的危重症患者抗菌药物使用高达100%，并且广谱、联合大剂量，常见3种抗菌药物同时使用，最多17种同时使用。大量使用抗菌药物会导致：①直接抑制固有厌氧菌群，机体抗细菌定植力下降。②杀死敏感菌株，细菌内毒素大量释放，促使内源性感染产生。③不敏感耐药菌株大量繁殖并分泌毒素。④质粒介导产生大批多重耐药株。细菌一旦产生耐药性，如MRSA、耐万古霉素肠球菌（vancomycin-resistant enterococci，VRE）、耐青霉素肺炎链球菌（penicillin resistant streptococcus pneumoniae，PRSP）、耐万古霉素金黄色葡萄球菌（vancomycin resistant staphylococcus aureus，VRSA）、多重耐药结核分枝杆菌等，敏感药物较少，控制感染非常棘手。

（三）环境因素

环境因素包括：主要通过医务人员的手接触传播；各类检查、监测或治疗仪器设备及物品等消毒不彻底，或再污染可造成感染；医院环境也成为重要的传染源；多种危重患者同住一室；各类参观、探视人员多，且流动性大，易将病原菌带入室内；查房、治疗、护理内容多，使得室内医务人员流动性大；ICU内呼吸机雾化吸入治疗器械可产生大量气溶胶颗粒成为悬浮空气中的细菌载体；卧床和大便失禁患者的排泄物也是病房空气污染的重要因素；高浓度的革兰阴性肠杆菌气溶胶颗粒也对肺部感染造成威胁等。

二、危重患者感染病理生理

危重患者感染多属院内感染，多由致病力强、对抗生素耐药或两者兼具的微生物引起，包括革兰阴性、革兰阳性需氧菌和厌氧菌、真菌、病毒和寄生虫。主要微生物中90%以上是细菌，常见病原菌大多在20种以上，尤以革兰阴性细菌多见，约占2/3，且感染呈多源性，以散发为特征，以铜绿假单胞菌、肺炎克雷白菌、大肠埃希菌和不动杆菌为主。近年来革兰阳性球菌在ICU获得性感染中的比例逐步增加，主要包括金黄色葡萄球菌、表皮葡萄球菌和肠球菌。不同部位的感染，其致病菌有所不同，多数尿路感染由大肠埃希杆菌和肠球菌引起；伤口感染以葡萄球菌和大肠埃希菌多见；呼吸系统感染多由革兰阴性细菌引起；烧伤创面以铜绿假单胞菌为主；腹腔感染如阑尾炎、胆囊炎。胰腺炎或腹腔脓肿多混有厌氧菌感染。有些细菌均为条件致病菌，在严重基础疾病、营养不良和肺部防御功能减弱时易发生感染。

随着广谱抗生素的大量应用和长期深静脉营养代谢支持，危重患者真菌感染的发生率逐年升高，主要是白色念珠菌和曲霉菌感染。

第二节　重症监护患者常见感染预防及控制

一、呼吸机相关性肺炎

呼吸机相关性肺炎（ventilator-associated pneumonia，VAP）是 ICU 内机械通气患者最常见的感染性疾病之一。VAP 可使机械通气患者住院时间和 ICU 留治时间延长，抗菌药物使用增加，并导致重症患者病死率增加，严重影响重症患者的预后。随着我国重症医学的发展，机械通气技术在 ICU 应用的日益普及，如何正确诊断、有效预防与治疗 VAP 成为重症医学领域最关注的问题之一。

呼吸机相关性肺炎是指机械通气 48 h 后至拔管后 48 h 内出现的肺炎，是医院获得性肺炎（hospital-acquired pneumonia，HAP）的重要类型，其中机械通气 4 d 内发生的肺炎为早发性 VAP，5 d 以上者为晚发性 VAP。HAP 是指患者入院时不存在、也不处于感染潜伏期，而于入院 48 h 或以后发生的，由细菌、真菌、支原体、病毒或原虫等病原体引起的各种类型的肺实质炎症，是危重患者最常见的院内感染。在西方国家居医院感染的第 2～4 位，在我国是居于首位的医院内感染（占 29.5%）。

1. 发病机制　VAP 的发病机制主要与口咽部分泌物大量吸入和被污染的气溶胶吸入有关。

2. 诊断　VAP 的诊断困难，争议较大。临床表现和影像学的改变均缺乏特异性。活检肺组织培养是肺炎诊断的金标准。因其是有创检查，临床取材困难，早期不常进行，不利于指导早期初始的经验用药。文献报道的多种检测方法目前尚无统一标准，因此各种病原学检测方法对 VAP 诊断的准确性受到质疑。根据现有的研究证据，VAP 的诊断主要依据临床表现、影像学改变和病原学诊断。近年来，一些与感染相关的生物标志物可提高临床对感染的识别，其对 VAP 的诊断意义值得关注。而临床肺部感染评分（clinical pulmonary infection score，CPIS）可行性好，能对 VAP 的诊断量化，有助于临床诊断 VAP。

（1）临床诊断：胸部 X 线影像可见新发生的或进展性的浸润阴影是 VAP 的常见表现。如同时满足下述至少 2 项可考虑诊断为 VAP：①体温>38 ℃或<36 ℃；②外周血白细胞计数>$10×10^9$/L 或<$4×10^9$/L；③气管支气管内出现脓性分泌物。需除外肺水肿、急性呼吸窘迫综合征、肺结核、肺栓塞等疾病。

（2）微生物学诊断。

①标本的留取：VAP 的临床表现缺乏特异性，早期获得病原学检查结果对 VAP 的诊断和治疗具有重要意义。疑诊 VAP 患者经验性使用抗菌药物前应留取标本行病原学检查。获取病原学标本的方法分为非侵入性和侵入性。非侵入性方法一般指经气管导管内吸引（endotracheal aspiration，ETA）分泌物；侵入性方法常包括经气管镜保护性毛刷（protected specimen brush，PSB）和经气管镜支气管肺泡灌洗（bronchoalveolar lavage，BAL）获取样本。用上述方法获取的标本进行定量培养有助于病原微生物的诊断，因此建议有条

件的单位开展细菌的定量培养。推荐：与 ETA 相比，PSB 和 BAL 取气道分泌物用于诊断 VAP 的准确性更高。

②气道分泌物涂片检查：气道分泌物定量培养需要 48～72 h，耗时较长，不利于 VAP 的早期诊断与指导初始抗菌药物的选择。

（3）感染的生物标志物：C 反应蛋白（CRP）和降钙素原（PCT）是近年来临床上常用的判断感染的生物学指标。由于 CRP 水平在非感染性疾病中也常升高，因此对感染性疾病的诊断特异性较低。PCT 与肺部感染密切相关，其水平升高常提示机体存在细菌感染，且随着病原微生物被清除，PCT 的水平下降。对机械通气患者的前瞻性研究提示，人可溶性髓系细胞触发受体（soluble triggering receptor expressed on myeloid cells-1，sTREM-1）的表达水平是肺炎非常强的独立预测因素，但是否有助于 VAP 的诊断，研究结果则差异较大，甚至相反。因此，目前 sTREM-1 尚未能在临床上推广使用。

（4）感染和定植的鉴别分析：机械通气患者如果出现感染的临床征象（如发热、黄痰、外周血白细胞增多或减少）及肺部渗出的影像学表现，则需行微生物学检查，以明确病原菌。下气道分泌物定量培养结果有助于鉴别病原菌是否为致病菌，经 ETA 分离的细菌菌落计数≥10^5 CFU/mL、经气管镜 PSB 分离的细菌菌落计数≥10^3 CFU/mL，或经 BAL 分离的细菌菌落计数≥10^4 CFU/mL 可考虑为致病菌；若细菌浓度低于微生物学诊断标准，仍需结合宿主因素、细菌种属和抗菌药物使用情况综合评估。

（5）血培养和胸腔积液的培养：血培养是诊断菌血症的金标准，但对 VAP 诊断的敏感性一般不超过 25%，且 ICU 患者常置入较多的导管，即使血培养阳性，细菌亦大部分来自肺外，源自肺炎的菌血症不超过 10%。胸腔积液的培养在 VAP 诊断中的研究尚少，若患者有胸腔感染的征象，则要进行诊断性胸腔穿刺，以排除是否并发脓胸或肺炎旁胸腔积液。

（6）CPIS：对 VAP 的诊断进行量化有利于 VAP 的诊断。该评分是综合了临床、影像学和微生物学的情况，用于诊断肺炎并评估感染的严重程度，由 6 项内容组成：①体温；②外周血白细胞计数；③气管分泌物情况；④氧合指数（PaO_2/FiO_2）；⑤胸部 X 线片示肺部浸润进展；⑥气管吸出物微生物培养。每项 0～2 分，最高评分为 12 分。

3. 预防　VAP 是机械通气患者常见的并发症，不仅延长通气时间和住院时间，增加医疗成本，而且还是危重病患者重要的致死原因。目前已证实多种预防措施可降低 VAP 的发病率，故采用适当的措施以预防 VAP 对临床非常重要。

（1）与器械相关的预防措施。

①呼吸机的清洁与消毒：呼吸机的消毒主要是指对呼吸机整个气路系统，如呼吸回路、传感器、内部回路及机器表面的消毒，若未按照呼吸机说明书的正规程序执行，或将规定一次性使用的物品重复使用，会影响其安全性和有效性。清洁、消毒呼吸机时，应遵照卫生行政管理部门对医疗机构的消毒管理规定和呼吸机的说明书规范进行，所有一次性部件使用后应按照卫生部门相关规定丢弃并保证环境安全。

②呼吸回路的更换：呼吸回路污染是导致 VAP 的外源性因素之一。机械通气患者当管路破损或污染时应及时更换，无须定期更换呼吸回路。

③机械通气患者可采用热湿交换器或含加热导丝的加热湿化器作为湿化装置。热湿交

换器（heat and moisture exchangers，HMEs）是模拟人体解剖湿化系统而制造的替代性装置，它收集并利用呼出气中的热量和水分以温热和湿化吸入的气体，为被动湿化方式；加热湿化器（heated humidifiers，HHs）是以物理加热的方法为干燥气体提供适当的温度和充分的湿度，为主动湿化方式。

④HMEs 的更换：HMEs 因具有节约费用、保持管路干洁和减少护理工作量等优点，广泛应用于临床。多数产品说明书建议每天更换 1 次。但 2 项 RCT 研究显示，每 5 d 或 7 d 更换 HMEs 与每天更换相比，两者在 VAP 发病率、气道细菌定植及对气道阻力的影响方面差异均无统计学意义，而频繁更换湿化器明显增加费用。因此，建议机械通气患者若使用 HMEs，每 5～7 d 更换 1 次，当 HMEs 受污染、气道阻力增加时应及时更换。

⑤细菌过滤器：常放置在吸气管路和/或呼气管路端。放置在吸气管路端可防止呼吸机送出气体内的病原体进入患者气道，放置在呼气管路端可防止患者呼出气中所含病原体污染呼吸机，细菌过滤器使用的缺点是可增加气道阻力和无效腔。已有 RCT 研究显示，在呼吸机的吸气管路和呼气管路端均放置细菌过滤器，并未降低 VAP 的发病率，也不能缩短患者 ICU 留治时间和机械通气时间。因此建议机械通气患者不常规使用细菌过滤器。对疑似或确诊为肺结核的机械通气患者，应在呼气管路端放置细菌过滤器，避免污染呼吸机和周围环境。

⑥吸痰装置及更换频率：吸痰是机械通气患者最常进行的侵入性操作之一，对清除气道分泌物、维持气道通畅、改善氧合具有重要意义。研究表明，采用开放式或密闭式吸痰装置均不影响 VAP 的发生。除非破损或污染，机械通气患者的密闭式吸痰装置无须每日更换。

⑦纤维支气管镜：在 ICU 内，纤维支气管镜（以下简称纤支镜）的应用常包括纤支镜引导下气管插管，纤支镜诊断（分泌物取样、活检），以及经纤支镜气道分泌物引流等。研究显示，ICU 的纤支镜操作是 VAP 发生的独立危险因素。因此，严格管理内镜的消毒、灭菌和维护具有重要的临床意义。

（2）与操作相关的预防措施。

①气管插管路径与鼻窦炎防治：气管插管可通过经口途径和经鼻途径建立。虽然两种途径建立的人工气道各有不同的优缺点，包括建立的难易、管径的不同、可放置时间的差异、患者的舒适程度、对口腔及口腔护理的影响、气道阻力及气道管理特点等不同，临床可根据具体情况选择应用，但气管插管患者继发鼻窦炎是 VAP 的高危因素，且缺乏临床特征，建议经鼻气管插管患者出现难以解释的发热，需行影像学检查评估是否患有鼻窦炎，并及时治疗。

②声门下分泌物引流：上气道分泌物可聚集于气管导管球囊上方，造成局部细菌繁殖，分泌物可顺气道进入肺部，导致肺部感染。因此，采用声门下分泌物引流可有效预防肺部感染，建议建立人工气道患者行声门下分泌物引流。

③气管切开的时机：目前对气管切开的时机可分为早期和晚期，多项研究界定早期气管切开为机械通气 8 d 以内，晚期气管切开为机械通气 13 d 以上。与晚期气管切开相比，早期行气管切开不降低已建立人工气道者 VAP 的发病率，且两者对早期病死率的影响无

明显差别。

④动力床治疗（kinetic bed therapy）：机械通气患者需保持相对静止的半坐卧位，可引起黏膜纤毛运输能力下降、肺不张及肺静脉血流改变。因此，临床上可用人工为机械通气患者翻身或动力床治疗以改变患者体位，减少并发症。动力床治疗是对机械通气的重症患者使用可持续旋转及保持至少50°以上翻转的护理床，减少患者因长期卧床而出现的并发症。与人工为机械通气患者翻身相比，动力床治疗可降低VAP的发病率。

⑤抬高床头使患者保持半坐卧位：抬高床头（30°～45°）可有效预防VAP，因此对机械通气的患者，在保证患者可以耐受，且不影响医疗效果、不增加护理难度的条件下，抬高床头使患者保持半坐卧位可提高氧合，减少面部水肿，减少肠内营养患者出现反流和误吸。

⑥营养支持：营养不良可增加细菌对支气管的依附性和院内肺炎发生的危险性，研究发现，早期进行营养支持可减少VAP发生。

⑦气管内导管套囊的压力：套囊是气管内导管的重要装置，可防止气道漏气，口咽部分泌物流入及胃内容物的反流误吸。置入气管内导管后应使套囊保持一定的压力，以确保其功效并减轻气管损伤。持续监测套囊压力并使压力控制在25 cmH$_2$O，可有效降低VAP的发病率。

⑧控制外源性感染：引起VAP的病原体常可通过医护人员及环境感染患者。严格手卫生、对医护人员进行宣教、加强环境卫生及保护性隔离均可于一定程度上切断外源性感染途径，降低VAP的发病率。

⑨口腔卫生：建立人工气道在一定程度上破坏了机械通气患者口鼻腔对细菌的天然屏障作用，因此对机械通气患者进行严格有效的口腔卫生护理是对气道的重要保护。口腔卫生护理方法包括使用生理盐水、氯己定或聚维酮碘冲洗，用牙刷刷洗牙齿和舌面等。综合分析显示，机械通气患者使用氯己定进行口腔护理可降低VAP的发病率。

⑩呼吸机相关性气管支气管炎（ventilator-associated tracheobronchitis，VAT）：目前有文献报道，VAT的发病率为1.4%～10.0%，认为是患者肺部感染最终发展为VAP的重要原因。尽管VAT目前尚无明确统一的定义，但一般情况下可采用下述标准：不明原因的发热（>38 ℃）；脓性分泌物；气管抽吸物或纤支镜检查标本培养结果阳性（定量或半定量）；插管48 h后，常规X线胸部影像学显示无新的或进行性加重的肺浸润影。有RCT研究提示，治疗VAT可有效降低VAP的发病率，且不增加耐药率。建议治疗VAT以有效降低VAP的发病率。

（3）药物预防：选择性消化道去污染（selective digestive tract decontamination，SDD）/选择性口咽部去污染（selective oropharyngeal decontamination，SOD）是通过清除患者消化道内可能引起继发感染的潜在病原体，主要包括革兰阴性杆菌、甲氧西林敏感的金黄色葡萄球菌及酵母菌等，达到预防严重呼吸道感染或血流感染的目的。SOD是SDD的一部分，主要清除口咽部的潜在病原体。研究显示，患者进行SDD或SOD后，呼吸道耐药菌的定植率也明显降低。建议机械通气患者可考虑使用SDD或SOD策略预防VAP。

（4）集束化方案（ventilator care bundles，VCB）：机械通气患者的VCB最早由美国健康促进研究所提出。VCB主要包括以下4点：①抬高床头；②每日唤醒和评估能否脱机拔管；③预防应激性溃疡；④预防深静脉血栓。研究表明，对机械通气患者实施 VCB 可有效降低 VAP 的发病率，对临床具体实施，在遵循循证医学原则的基础上，可根据本单位具体情况和条件，制订适合自己的，有效、安全并易于实施的 VCB。

二、　导尿管相关性尿路感染

导尿管相关性尿路感染（catheter-associated urinary tract infection，CA-UTI）主要是指患者留置导尿管后，或者拔除导尿管 48 h 内发生的泌尿系统感染，是医院感染中最常见的感染类型之一，发生率仅次于肺内感染。

1. 发病机制　导尿管相关性尿路感染的危险因素包括患者方面和导尿管置入与维护方面。患者方面的危险因素主要包括患者年龄、性别，基础疾病，免疫力和其他健康状况等。导尿管置入与维护方面的危险因素主要包括导尿管留置时间、导尿管置入方法、导尿管护理质量和抗菌药物临床使用等。导尿管相关尿路感染方式主要为逆行性感染。医疗机构和医务人员应当针对危险因素，加强导尿管相关尿路感染的预防与控制工作。

2. 诊断

（1）有症状的尿路感染：患者出现尿频、尿急、尿痛等尿路刺激症状，或者有下腹触痛、肾区叩痛，伴有或不伴有发热，并且尿检白细胞男性≥5 个/高倍视野，女性≥10 个/高倍视野，插导尿管者应当结合尿培养。同时符合以下条件之一：①清洁中段尿或者导尿留取尿液（非留置导尿）培养革兰阳性球菌菌落数≥10^4 CFU/mL，革兰阴性杆菌菌落数≥10^5 CFU/mL；②耻骨联合上膀胱穿刺留取尿液培养的细菌菌落数≥10^3 CFU/mL；③新鲜尿液标本经离心应用相差显微镜检查，在每 30 个视野中有半数视野见到细菌；④经手术、病理学或者影像学检查，有尿路感染证据的。

（2）无症状性菌尿症：患者虽然没有症状，但在 1 周内有内镜检查或导尿管置入，尿液培养革兰阳性球菌菌落数≥10^4 CFU/mL，革兰阴性杆菌菌落数≥10^5 CFU/mL，应当诊断为无症状性菌尿症。

3. 预防

（1）置管前：①严格掌握留置导尿管的适应证；②仔细检查无菌导尿包；③根据患者年龄、性别、尿道等情况选择合适大小、材质等的导尿管，最大限度地降低尿道损伤和尿路感染；④对留置导尿管的患者，应当采用密闭式引流装置；⑤告知患者留置导尿管的目的、配合要点和置管后的注意事项。

（2）置管时：医务人员要严格按照《医务人员手卫生规范》认真洗手后，使用无菌物品（手套、洞巾、棉球、消毒液、润滑剂）进行严格无菌的插尿管操作。

（3）置管后：①妥善固定尿管，避免打折、弯曲，保证集尿袋高度低于膀胱水平，避免接触地面，防止逆行感染；②保持尿液引流装置密闭、通畅和完整，活动或搬运时夹闭引流管，防止尿液逆流；③应当保持尿道口清洁，大便失禁的患者清洁后还应当进行消毒，留置导尿管期间，应当每日清洁或冲洗尿道口；④长期留置导尿管患者，不宜频繁更换导尿管，当导尿管阻塞或不慎脱出，及留置导尿装置的无菌性和密闭性被破坏时，应当立即更换导尿管；⑤患者出现尿路感染时，应当及时更换导尿管，并留取尿液进行微生物病原学检测；⑥医护人员在维护导尿管时，要严格执行手卫生。

三、 血管内导管相关性感染

1. 发病机制　血管内导管相关性感染（catheter related blood stream infection，CRBSI）的发展与 4 个不同的途径有关。首先，外部表面的细菌定植在导管插入穿刺部位时就已经开始，微生物通过导管周围皮肤隧道进入血流。皮肤细菌的定植强烈提示导管相关感染。其次，导管内表面的定植可能由于使用时导管管口和内表面定植而发生，目前认为频繁地打开导管管口是细菌定植的重要来源。以上两种机制是血管内导管相关性感染中最常见的感染途径。在血行感染中任何来源的导管血源性播散即为第三种途径。最后一种途径是污染的药物或者液体经过血管内导管的播散，有时可以造成感染的爆发。

2. 诊断

（1）临床表现：带有血管内导管或者拔除血管内导管 48 h 内的患者出现菌血症或真菌血症，并伴有发热（＞38 ℃）、寒战或低血压等感染表现，除血管导管外没有其他明确的感染源。

（2）实验室微生物学检查：外周静脉血培养细菌或真菌阳性；或者从导管段和外周血培养出相同种类、相同药敏结果的致病菌。

3. 预防

（1）备皮：皮肤准备应包括头毛发剪除，而不是刮除。在置管过程中最大限度地使用无菌屏障，其中不仅包括洞巾和无菌手套，也包括无菌服、帽子、口罩和较大范围的铺巾，可以最大限度地减少导管细菌定植和随后的导管相关性感染。置管部位的严格清洗和消毒十分重要。可以使用 10% 聚维酮碘和 70% 酒精，2% 氯己定已被证明更为有效。氯己定葡萄糖酸盐同时具备更广泛的抗菌谱，可以迅速杀死皮肤微生物，干燥时间较短，而且成本较低。

（2）植入部位：多项研究证实，颈静脉置入点与锁骨下置入点相比可能更容易导致细菌定植，这可能与颈部皮肤更容易导致细菌定植有关，如口咽部分泌物，皮肤温度较高，固定导管较为困难且较难保持敷料包扎。虽然股静脉路线具有较低的并发症，中等的感染概率，但其深静脉血栓形成率较高，目前尚无足够的资料推荐使用这一血管路。

（3）敷料：半透明敷料被广泛使用。它们使用简单，敷料使用的确切时间是未知的，但如果没有临床征象表明应早期更换。应每 48～72 h 彻底更换。

（4）抗菌/抗生素涂层：一般不常规推荐在临床中使用抗生素涂层导管。

思考题

1. 对使用人工呼吸机的患者应如何预防呼吸机相关性肺炎的发生？

2. 如何做好导尿管相关性尿路感染的预防？

3. 如何加强血管内导管的护理？

第四章　重症患者的镇痛与镇静

镇痛镇静治疗是重症加强治疗病房的基本治疗。镇痛镇静治疗是特指应用药物手段以消除患者疼痛，减轻患者焦虑和躁动，催眠并诱导顺行性遗忘的治疗。

ICU 的重症患者处于强烈的应激环境之中。国外学者的调查表明，离开 ICU 的患者中，约有 50％的患者对于其在 ICU 中经历的伤病痛苦保留有不良的记忆，而 70％以上的患者在 ICU 期间存在着焦虑与躁动。故此，重症医学工作者应该时刻牢记，在抢救生命、治疗疾病的过程中，必须同时注意尽可能减轻患者的痛苦与恐惧感，使患者不感知或者遗忘其在危重阶段的多种痛苦，并不使这些痛苦加重患者的病情或影响其接受治疗。故此，镇痛镇静治疗应作为 ICU 内患者的常规治疗。

第一节　概　　述

一、疼痛对机体的影响

疼痛不仅使患者遭受痛苦，更重要的是可对机体造成明显的不良影响，带来各种并发症，有些严重的并发症是致命的，如心肌梗死、高血压、脑出血等。对机体的影响主要表现在以下几个方面：

1. 对心血管系统的影响　疼痛刺激可引起患者体内激素和活性物质的释放增加，引起患者血压升高、心动过速和心律失常。对于冠心病患者，可导致心肌缺血，甚至心肌梗死。对心脏功能低下的患者可引起充血性心力衰竭。

2. 对呼吸系统的影响　胸腹部疼痛引起的肌张力增加，可造成患者呼吸系统的通气功能下降，使者发生缺氧和二氧化碳蓄积，长时间的呼吸做功增加可导致呼吸功能衰竭。

3. 对机体免疫机制的影响　由于疼痛引起的应激反应可导致淋巴细胞减少，白细胞增多和网状内皮系统处于抑制状态等免疫系统的改变，使患者对病菌的抵抗力减弱，受感染和其他并发症的发生率增加。肿瘤患者因体内杀伤性 T 细胞的功能下降和数量减少等免疫改变，可导致肿瘤转移或复发。

4. 对凝血功能的影响　疼痛引起的应激反应对肌体凝血功能的影响包括使血小板的黏附功能增强，纤维蛋白溶解能力降低，使机体处于高凝状态，有心血管、脑血管异常的患者，有导致脑血栓或心血管意外的可能。

5. 对内分泌功能的影响　疼痛可引起体内多种激素的释放，导致高血糖、蛋白质和脂质分解代谢增强，使糖尿病患者的病情加重。内源性儿茶酚胺的释放增加可使外周伤害感受神经末梢更加敏感，使患者处于儿茶酚胺释放痛的不良循环状态中。

疼痛刺激还可以使患者出现恐惧感、失眠、焦虑等心理上的改变，严重影响其和他人的正常交往。所以，有效地治疗疼痛，可以改善患者的生活质量，并避免严重并发症的发生。

二、 危重患者镇痛镇静治疗的目的和意义

1. 消除或减轻患者的疼痛及躯体不适感，减少不良刺激及交感神经系统的过度兴奋。

2. 帮助和改善患者睡眠，诱导遗忘，减少或消除患者对其在 ICU 治疗期间病痛的记忆。

3. 减轻或消除患者焦虑、躁动甚至谵妄，防止患者的无意识行为（挣扎）干扰治疗，保护患者的生命安全。

4. 降低患者的代谢速率，减少其氧耗氧需，使得机体组织氧耗的需求变化尽可能适应受到损害的氧输送状态，并减轻各器官的代谢负担。

有研究观察表明，对非常危重的患者，诱导并较长时间维持一种低代谢的"休眠"状态，可减少各种应激和炎性损伤，减轻器官损害。近年来，镇痛与镇静治疗成为 ICU 常用治疗方案之一，以达到保持重症患者处于最舒适和最安全的状态，具有免疫调节、器官功能保护作用。

镇痛和镇静治疗并不等同，对于同时存在疼痛因素的患者，应首先实施有效的镇痛治疗。镇静治疗是在祛除疼痛因素的基础上帮助患者克服焦虑，诱导睡眠和遗忘的进一步治疗。实施镇痛和镇静治疗之前，应尽可能祛除或减轻导致疼痛、焦虑的各种因素。

三、 镇痛镇静治疗与手术麻醉

ICU 中患者的镇痛镇静治疗与手术麻醉有着根本的区别。接受麻醉的患者多数为择期手术，即使是急诊患者，一般也要求主要生命体征趋于稳定。由于手术时间罕有超过 24 h 者，且全麻手术时需要患者丧失一切感觉与意识，包括自主呼吸，因此手术麻醉患者在短时间内所达到的镇痛镇静深度要大大超过 ICU 患者，且多合并应用肌松药物，此时患者丧失了一切自我保护反射与感觉运动及意识。而 ICU 患者则不然，一方面其需要镇痛镇静的

时间远远长于手术麻醉时间，另一方面其深度又要求必须尽可能保留自主呼吸与基本的生理防御反射和感觉运动功能，甚至需要定时唤醒以评估其神智、感觉与运动功能；同时，由于多器官功能障碍且往往合并多种治疗手段和药物，必须考虑彼此间的相互影响。因此，ICU 患者具有镇痛镇静药物的累积剂量大，药代/药效动力学不稳定，需要经常判断镇痛镇静程度并随时调整药物种类与剂量等诸多特点，与手术麻醉不同。

第二节　重症患者疼痛程度与镇静状态评估

一、疼痛程度的评估

相对于全身麻醉患者的镇静与镇痛，对 ICU 患者的镇痛镇静治疗更加强调"适度"的概念，"过度"与"不足"都可能给患者带来损害；为此，需要对重症患者疼痛与意识状态及镇痛镇静疗效进行准确的评价。对疼痛程度和意识状态的评估是进行镇痛镇静的基础，是合理、恰当的镇痛镇静治疗的保证。国内外应用的疼痛评分量表很多，下面介绍几种常用于重症患者疼痛评估的量表以供选择。

1. 语言评分法（verbal rating scale，VRS）　按从疼痛最轻到最重的顺序以 0 分（不痛）至 5 分（疼痛难忍）的分值来代表不同的疼痛程度，由患者自己选择不同分值来量化疼痛程度。

0 分　　无疼痛

1 分　　轻微疼痛：可忍受，能正常生活睡眠

2 分　　中度疼痛：适当干扰睡眠，需用止痛药

3 分　　重度疼痛：干扰睡眠，需用麻醉止痛剂

4 分　　剧烈疼痛：干扰睡眠较重，伴有其他症状

5 分　　无法忍受的疼痛：严重干扰睡眠，伴有其他症状或被动体位

2. 数字评分法（numeric rating scale，NRS）　NRS 是一个从 0～10 的点状标尺，0 代表不疼，10 代表疼痛难忍，由患者从上面选择一个数字描述其疼痛程度。其在评价老年患者急、慢性疼痛的有效性和可靠性上已获得证实。

3. 视觉模拟法（visual analogue scale，VAS）　用一条 100 mm 的水平直线，两端分别定为不痛到最痛。由被测试者在最接近自己疼痛程度的地方画垂线标记，以此量化其疼痛强度。

4. 面部表情评分法（faces pain scale，FPS）　由 6 种面部表情及 0～10 分（或 0～5 分）构成，程度从不痛到疼痛难忍。由患者选择图像或数字来反映最接近其疼痛的程度。

5. 术后疼痛评分法（Prince-Henry 评分法）　此方法主要用于胸腹部大手术后的患者和气管插管不能讲话者，术前训练患者用手势表达疼痛的程度，从 0 分到 4 分共分 5 级。

0 分　　咳嗽时无疼痛

1 分　　咳嗽时才有疼痛发生

2分　　深度呼吸时即有疼痛，但较轻，可以忍受

3分　　静息状态下即有疼痛，但较轻，可以忍受

4分　　静息状态下即有疼痛，难以忍受

目前对于疼痛评估最可靠的方法仍然是患者的主诉。FPS与VAS、NRS有很好的相关性，可重复性，这些评分依赖于患者和医护人员之间的交流能力。对于不能表达的ICU患者，应使用客观疼痛评估工具进行疼痛评估，包括疼痛行为量表（behavioral pain scale，BPS，见表4-1）、重症监护疼痛观察工具（critical-pain observation tool，CPOT，见表4-2）、疼痛行为指标量表（scale of behavior indicators of pain，SBIP）、非语言成人疼痛评估量表（nonverbal adult pain assessment scale，NVPS）、疼痛评估和干预符号法则（pain assessment and intervention notation algorithm，PAIN）等。研究发现，BPS和CPOT的量表测量的信效度较好，有令人满意的评价者间可信度、特异度、敏感度，测量质量评价得分较高；目前疼痛行为量表（BPS）和重症监护疼痛观察工具（CPOT）是用于监测疼痛的最为准确、可靠的行为量表。

表4-1　疼痛行为量表（BPS）

项　目	描　述	评　分
面部表情	表情放松	1
	部分紧绷（如皱眉）	2
	完全紧绷（如眼睛紧闭）	3
	面部扭曲	4
上肢运动	没有活动	1
	部分弯曲	2
	完全弯曲且手指弯曲	3
	持续回缩	4
呼吸机顺应性	耐受呼吸机	1
	咳嗽但耐受	2
	人机对抗	3
	无法控制通气	4

表4-2　重症监护疼痛观察工具（CPOT）

项　目	指　标	描　述	评　分
面部表情	无肌肉紧张现象	放松、平静	0
	皱眉、耸鼻、眼轮匝肌紧固	紧张	1
	皱眉、耸鼻、眼轮匝肌紧固、双目紧闭	表情痛苦	2
身体活动度	完全不动或正常体位	无运动	0
	缓慢小心地移动或轻抚痛处，通过运动寻求关注	防护状态	1
	拉拽管，试图坐起，捶打，不遵医嘱，撞击床柱，试图下床	焦躁不安	2

续表

项　目	指　标	描　述	评　分
肌紧张度（对上肢被动伸屈的评估）	对被动运动无抵抗	放松	0
	对被动运动有抵抗	紧张、僵硬	1
	对被动运动有强烈抵抗，无法完成被动运动	非常紧张、僵硬	2
人机协调（气管插管患者）	未报警，机械通气顺畅	人机协调	0
	自助呼吸报警	咳嗽但可耐管	1
	与呼吸机不同步；抵抗机械通气，频繁报警	人机对抗	2
发声（无气管插管患者）	言语正常或不发声	言语正常或不发声	0
	叹气，呻吟	叹气，呻吟	1
	喊叫，啜泣	喊叫，啜泣	2

　　BPS 是法国学者 Payen 等于 2001 年专为危重症患者疼痛评估研究设计的。该量表只有 1 个行为维度，包括 3 个测量条目：面部表情、上肢运动和呼吸机顺应性，评估患者的疼痛程度时，每个条目根据患者的反应情况分别赋予 1～4 分，将 3 个条目的得分相加，总分为 3～12 分，总分越高说明患者的疼痛程度越高。护士使用 BPS 完成对患者的疼痛评估需要 2～5 min。

　　CPOT 是加拿大学者 Gelinas 等 2006 年研究设计的，该量表只有 1 个行为维度，包括 4 个测量条目：面部表情、身体活动度、肌紧张度、人机协调（气管插管患者）或发声（无气管插管患者），每个条目根据患者的反应情况分别赋予 0～2 分。评估患者的疼痛程度时，将 4 个条目的得分相加，总分为 0～8 分，总分越高说明患者的疼痛程度越高。

二、镇静状态的评估

　　ICU 适度的镇静水平既能保持患者有效镇静又使其被容易唤醒，以维持正常的睡眠苏醒周期。镇静深度评估在 ICU 中的重要性已经获得广泛认同，经常评估镇静深度和躁动程度有助于选择最佳镇静药物、调整镇静药物的剂量，降低过度镇静的比例，改善合理镇静的水平，达到预期镇静目标。目前临床上对患者镇静和躁动的评估方法主要有主观性评分和客观性评分两种。主观性评分法包括 Ramsay 评分法、Riker 镇静躁动评分法（the Riker sedation-agitation scale，SAS）、自主活动评分法（motor activity assessment scale，MAAS）、Richmond 躁动镇静评分法（Richmond agitation-sedation scale，RASS）等；客观性评分法主要包括脑电双频指数（BIS）、Narcotrend 指数（NTI）、脑状态指数（CSI）、听觉诱发电位（AEPs）、心率变异系数、食管下段收缩性等。

（一）镇静和躁动的主观评估

　　1. Ramsay 评分法　分为六级，分别反映三个层次的清醒状态和三个层次的睡眠状态（表 4-3）。Ramsay 评分法被认为是可靠的镇静评分标准，但缺乏特征性的指标来区分不同的镇静水平。

表 4-3　Ramsay 评分法

分　值	描　述
1	患者焦虑、躁动不安
2	患者配合，有定向力、安静
3	患者对指令有反应
4	嗜睡，对轻叩眉间或大声听觉刺激反应敏捷
5	嗜睡，对轻叩眉间或大声听觉刺激反应迟钝
6	嗜睡，无任何反应

2. Riker 镇静躁动评分法（SAS）　根据患者七项不同的行为对其意识和躁动程度进行评分（表 4-4）。

表 4-4　Riker 镇静躁动评分法

分　值	定　义	描　述
7	危险躁动	拉拽气管内插管，试图拔除各种导管，翻越床栏，攻击医护人员，在床上辗转挣扎
6	非常躁动	需要保护性束缚并反复语言提示劝阻，咬气管插管
5	躁动	焦虑或身体躁动，经言语提示劝阻可安静
4	安静合作	安静，容易唤醒，服从指令
3	镇静	嗜睡，语言刺激或轻轻摇动可唤醒并能服从简单指令，但又迅即入睡
2	非常镇静	对躯体刺激有反应，不能交流及服从指令，有自主运动
1	不能唤醒	对恶性刺激无或仅有轻微反应，不能交流及服从指令

注：恶性刺激是指吸痰或用力按压眼眶、胸骨或甲床 5 s。

3. 自主活动评分法（MAAS）　自 SAS 演化而来，通过七项指标来描述患者对刺激的行为，对危重患者也有很好的可靠性（表 4-5）。

表 4-5　自主活动评分法

分　值	定　义	描　述
7	危险躁动	无须外界刺激，患者自发活动，不合作，试图拔出气管导管或其他导管或翻越床栏或不停翻滚或攻击医务人员，不能按指令安静
6	躁动	无须外界刺激，患者自发活动和试图坐起或将肢体伸出床外和不能可靠地服从指令
5	烦躁但能配合	无须外界刺激，患者自发活动，触摸床单或导管或去除被服，服从指令
4	安静、配合	安静合作，无须外界刺激，患者自发活动，有目的地调整床单和被服，服从指令
3	对唤名或触摸有反应	当触摸或大声唤名时能睁眼或把头转向刺激方向或活动肢体
2	仅对恶性刺激有反应	当有恶性刺激时能睁眼或把头转向刺激方向或活动肢体
1	无反应	对恶性刺激无反应

注：恶性刺激是指吸痰或用力按压眼眶、胸骨或甲床 5 s。

4. Richmond 躁动镇静评分法（RASS）见表 4-6。

表 4-6　Richmond 躁动镇静评分法

分　值	定　义	描　述
4	有攻击性	有暴力行为
3	非常躁动	试图拔出呼吸管、胃管或静脉点滴
2	躁动焦虑	身体激烈移动，无法配合呼吸机
1	不安焦虑	焦虑紧张，但身体有轻微移动
0	清醒平静	清醒自然状态
−1	昏昏欲睡	没有完全清醒，但可保持清醒超过 10 s
−2	轻度镇静	无法维持清醒超过 10 s
−3	中度镇静	对声音有反应
−4	重度镇静	对身体刺激有反应
−5	昏迷	对声音及身体刺激都无反应

2013 年美国重症学会（SCCM）镇痛镇静指南提出 RASS 和 SAS 是评估成年 ICU 患者镇静质量与深度最为有效和可靠的工具。但有学者使用护士镇静交流评分工具（nursing instrument for the communication of sedation，NICS），与 RASS、Ramsay、SAS、MAAS 四种评分方法进行比较，研究发现 NICS 对于混合人口规模的重症监护病房患者是有效和可靠的镇静评分方法，更受护士们的欢迎，更易于沟通，能够更合理有效地管理镇静水平。

（二）镇静和躁动的客观评估

BIS 是目前得到公认的镇静程度评估方法，它以 0～100 的连续数字表示患者的脑电活动状态，0 代表无脑电活动，100 代表完全清醒。许多研究显示，BIS 的数值与脑组织的代谢状态有着良好的正相关，可以较好地反映镇静的深度与脑代谢氧耗状态，尤其适用于使用肌松剂的重症患者镇静状态的客观监测。

第三节　重症患者镇痛镇静治疗与护理

镇痛镇静治疗包括两方面，即药物治疗和非药物治疗。实施镇痛镇静治疗之前，应尽可能以非药物手段祛除或减轻导致疼痛、焦虑和躁动的诱因。ICU 患者镇静治疗必须在充分镇痛和妥善处理可逆病因的前提下开始，即应用镇静剂前应首先控制疼痛、纠正生理学异常。当以控制躁动为主要目的时，应定时监测镇静程度，宜维持较浅的镇静深度。

对于 ICU 患者理想的镇静、镇痛类药物需要具有以下特点：对循环和呼吸影响小，作用起效快且效果明显，药物代谢快，基本无明显蓄积作用，对肝、肾功能影响小，抗焦虑和顺应性遗忘效果优良，使用时易唤醒，停药后快速恢复意识状态等。

一、 镇痛治疗

药物主要包括阿片类镇痛药、非阿片类镇痛药、非甾体抗炎药（NSAIDS）及局麻药物。

（一）阿片类镇痛药

理想的阿片类药物应具有以下优点：起效快，易调控，用量少，较少的代谢产物蓄积及费用低廉。临床中应用的阿片类药物多为相对选择 μ 受体激动药。但某些作用，如组胺释放，用药后峰值效应时间，作用持续时间等存在较大的差异，所以应根据患者特点考虑选择药物。阿片类药物的副作用主要是引起呼吸抑制、血压下降和胃肠蠕动减弱，在老年人尤为明显。持续静脉用药可以根据镇静深度的评估调整剂量速度，维持适宜的血药浓度，减少药物的总剂量，对血流动力学影响相对稳定；对一些短效镇痛药更符合药效学和药代动力学的特点，但需根据镇痛效果的评估不断调整用药剂量，以达到满意的镇痛目的。

1. 吗啡　是天然的阿片生物碱，是阿片类药物的原型，具有镇痛镇静、呼吸抑制、镇咳、抑制胃肠道蠕动、促进组胺释放、诱发哮喘等作用，对低血容量患者容易导致低血压，推荐用于血流动力学稳定的患者。

2. 芬太尼　为合成阿片类药物，广泛应用于 ICU 镇痛，其镇痛强度是吗啡的 100～180 倍，起效快，对循环的抑制较吗啡轻，被推荐用于血流动力学不稳定和无法耐受吗啡副作用的患者；但重复用药后由于蓄积和延时效应可导致呼吸抑制（中枢性和延迟性），延长复苏时间。

3. 瑞芬太尼　为合成阿片类药物，是新型短效 μ 阿片受体激动剂，起效快、作用持续时间短，其代谢途径是被组织和血浆中非特异性酯酶迅速水解，代谢不受肝、肾功能等影响，体内无明显蓄积。在 ICU 可用于短时间镇痛的患者，多采用持续输注，有报道指出瑞芬太尼能够显著缩短机械通气时间及住 ICU 时间，从而提高了医疗效率，减少呼吸机相关性肺炎等并发症的发生。

4. 舒芬太尼　为合成阿片类药物，镇痛作用为芬太尼的 5～10 倍，作用持续时间为芬太尼的两倍。一项与瑞芬太尼的比较研究证实，舒芬太尼在持续输注过程中随时间剂量减少，但唤醒时间延长。

5. 哌替啶　为合成阿片类药物，镇痛强度约为吗啡的 1/10。哌替啶（杜冷丁）和单胺氧化酶抑制剂合用，可出现严重不良反应，且其代谢产物甲基哌替啶半衰期显著延长，造成肝脏蓄积损害，不宜重复大量应用；所以在 ICU 镇静不推荐使用哌替啶。

（二）局麻药物

目前常用局麻药物为丁哌卡因和罗哌卡因。局麻药加阿片类用于硬膜外镇痛，其优点是药物剂量小、镇痛时间长及镇痛效果好。但应注意可能导致延迟性呼吸抑制及发生神经并发症。

（三）其他镇痛药物

近年来合成的镇痛药曲马多属于非阿片类中枢性镇痛药，治疗剂量不抑制呼吸，可用于老年人。主要用于术后轻度和中度的急性疼痛治疗。非甾体类抗炎镇痛药（NSAIDs）对肝功能衰竭的患者易产生肝毒性，应予警惕；其主要不良反应，包括胃肠道出血、血小板抑制后继发出血和肾功能不全。在低血容量或低灌注患者、老年人和既往有肾功能不全的患者，更易引发肾功能损害。

二、镇静治疗

理想的镇静药应具备以下特点：起效快，剂量－效应可预测；半衰期短，无蓄积；对呼吸循环抑制最小；代谢方式不依赖肝肾功能；抗焦虑与遗忘作用同样可预测；停药后能迅速恢复；价格低廉等。但目前尚无药物能符合以上所有要求。目前ICU最常用的镇静药物为苯二氮䓬类和丙泊酚。

（一）苯二氮䓬类药物

苯二氮䓬类是较理想的镇静、催眠药物。它通过与中枢神经系统内GABA受体的相互作用，产生剂量相关的催眠、抗焦虑和顺行性遗忘作用；其本身无镇痛作用，但与阿片类镇痛药有协同作用，可明显减少阿片类药物的用量。老年患者、肝肾功能受损者药物清除减慢，肝酶抑制剂亦影响药物的代谢。故用药上须按个体化原则进行调整。苯二氮䓬类药物负荷剂量可引起血压下降，尤其是血流动力学不稳定的患者；反复或长时间使用苯二氮䓬类药物可致药物蓄积或诱导耐药的产生；该类药物有可能引起反常的精神作用。用药过程中应经常评估患者的镇静水平以防镇静延长，常用的药物包括地西泮、咪达唑仑和劳拉西泮。

1. 地西泮　是长效镇静药，能迅速进入中枢神经系统，起效快，在ICU中主要用于控制抽搐、惊厥。反复用药因蓄积作用可导致镇静作用延长。

2. 咪达唑仑　是ICU中应用最广泛的苯二氮䓬类药物，其消除半衰期短，镇静、抗焦虑作用强，顺行性遗忘作用强，并且易于与其他药物联合应用；但是对年老或呼吸功能不全者可能导致呼吸抑制，用药后可能引起血压下降、脉搏增快等副作用。

3. 劳拉西泮　是ICU患者长期镇静治疗的首选药物。由于其起效较慢，半衰期长，故不适于治疗急性躁动。劳拉西泮的优点是对血压、心率和外周阻力无明显影响，对呼吸无抑制作用；缺点是易于在体内蓄积，苏醒慢。适用于治疗焦虑症及由焦虑或暂时心里紧张所引起的失眠症。

苯二氮䓬类药物有其相应的竞争性拮抗剂——氟马西尼，但应慎重使用，需注意两者的药效学和药动学差异，以免因拮抗后再度镇静而危及生命。2013年SCCM新发布的镇静、镇痛、谵妄治疗指南中指出苯二氮䓬类镇静药物的使用是ICU重症患者谵妄发生的独立危险因素，推荐ICU镇静优先采用非苯二氮䓬类镇静药物以改善临床预后。

（二）丙泊酚

丙泊酚是快速强效的麻醉药，起效迅速、作用短暂，镇静水平易于调节，代谢产物无药理活性，停药后清醒快、不良反应发生率低，适用于 ICU 长时间镇静，而且其具有减少脑血流、降低颅内压、降低脑氧代谢率的作用，适用于 ICU 颅脑损伤患者的镇静。其单次注射时可出现暂时性呼吸抑制、血压下降（与剂量相关）、心动过缓，特别是对于心功能差、低血容量的患者血压影响较大；长期或大量应用异丙酚可能导致高三酰甘油血症、异丙酚输注综合征等严重副作用。

口服和肌肉注射镇静药物多用于辅助改善患者的睡眠。ICU 患者的镇静治疗则应以静脉持续输注为主，首先应给予负荷剂量以尽快达到镇静目标。短期（≤3 d）镇静，丙泊酚与咪达唑仑产生的临床镇静效果相似。而丙泊酚停药后清醒快，拔管时间明显早于咪达唑仑，但未能缩短患者在 ICU 的停留时间。长期（>3 d）镇静，丙泊酚与咪达唑仑相比，苏醒更快、拔管更早。在诱导期丙泊酚较易出现低血压，而咪达唑仑易发生呼吸抑制，用药期间咪达唑仑可产生更多的遗忘。

右美托咪定是一种新型的镇静药，它是美托咪定的右旋异构体，属于咪唑类衍生物，它的镇静作用是通过激动中枢 α_2-肾上腺受体而产生，其发挥抗焦虑作用的关键部位是蓝斑核。区别于其他镇静药，右美托咪定的镇静是可唤醒的，使患者的配合度更高，合作性更好。右美托咪定是 α_2-肾上腺素能受体激动剂，兼具良好的镇静与镇痛作用，没有明显的心血管抑制及停药后反跳，不产生呼吸抑制，对血流动力学影响小，已越来越多地用于 ICU 镇静。2013 年 SCCM 镇痛镇静指南也推荐使用右美托咪定代替苯二氮䓬类药物以实现安全有效的 ICU 镇静。

三、 护理措施

（一）准确评估疼痛程度

1. 患者主诉是黄金标准。
2. 选择合适的疼痛评估量表。
3. 避免评估的偏差性。

（二）选择恰当的镇静镇痛措施

1. 祛除或减轻导致疼痛、焦虑和躁动的原因。
2. 遵医嘱予以镇痛镇静治疗。
3. 根据镇静镇痛效果不断调整用药剂量。
4. 实施每日唤醒计划。
5. 做好健康教育。

（三）观察与处理不良反应及并发症

1. 呼吸抑制　多种镇痛镇静药物都可产生呼吸抑制。深度镇静还可导致患者咳嗽和排痰能力减弱，影响呼吸功能恢复和气道分泌物清除，增加肺部感染机会。不适当的长期过度镇静治疗可导致气管插管拔管延迟，ICU 住院时间延长，患者治疗费用增高。应注意呼吸运动的监测，常规监测脉搏氧饱和度，定时监测动脉血氧分压和二氧化碳分压，对机械通气患者定期监测自主呼吸潮气量、分钟通气量等。在患者接受镇痛镇静治疗的过程中，应加强护理，缩短翻身、拍背的间隔时间，酌情给予背部叩击治疗和肺部理疗，结合体位引流，促进呼吸道分泌物排出，必要时可应用纤维支气管镜协助治疗。

2. 过度镇静　ICU 患者长期镇痛镇静治疗期间，应尽可能实施每日唤醒计划。

3. 低血压　镇痛镇静治疗在血流动力学不稳定、低血容量或交感神经张力升高的患者更易引发低血压。芬太尼对循环的抑制较吗啡轻。苯二氮䓬类镇静剂在给予负荷剂量时可发生低血压。丙泊酚所致的低血压在老年人表现更显著。尤其给予负荷剂量时，应根据患者的血流动力学变化调整给药速度，并适当进行液体复苏治疗，力求维持血流动力学平稳，必要时应给予血管活性药物。硬膜外镇痛引起的低血压经液体复苏治疗或适量的血管活性药可迅速纠正低血压。

4. 恶心、呕吐。

5. 便秘　阿片类镇痛药可抑制肠道蠕动导致便秘，可酌情应用刺激性泻药。

6. 深静脉血栓　长时间镇静、制动使患者关节和肌肉活动减少，并增加深静脉血栓（DVT）形成的危险，应给予积极的物理治疗预防深静脉血栓形成并保护关节和肌肉的运动功能。

目前，与欧美国家相比，我国镇痛和镇痛治疗监测发展落后，且镇痛监测落后于镇静评估。在全球范围内以 VAS、数字模拟量表（NRS）等主观评分法为主。面对镇痛镇静的"双刃剑"，根本解决手段只能是加强监测。在实施方面，镇痛的监测进展亦落后于镇静，目前疼痛评估仍然用视觉模拟量表评估患者的疼痛程度；镇痛镇静治疗之前对患者生命体征、意识和/或认知状态，以及器官功能进行监测，并据其结果评估镇痛镇静指征和可能性。在镇痛镇静治疗开始后持续上述监测，观察镇痛镇静的疗效及其对器官功能、生命体征的影响。

镇静监测与评估则在近 10 年已有长足进步，各种主观量表日益完善，并且以脑电活动变化为代表的一些客观监测手段（如电双频谱指数）已进入临床，甚至被整合为监护仪上的功能插件之一，成为常规监测指标。这些客观监测设备可大大节约人力，增加监测强度与密度，提高监测的连续性与可信度。随着每日镇静中断（DSI）、计划镇静（SA）等基于监测评估的目标指导性镇静方案的推广，新监测技术已显示出良好的客观性和安全性等优点。目标指导的计划镇静方案（SA）是镇痛镇静治疗发展的方向。近年，欧美部分医院的研究显示，计划镇静方案（SA）不但优于传统"过度"镇静方法，而且较 10 年前开始倡导的每日镇静中断（DSI）显示出更好的镇静效果与更少的副作用。

国外学者提出了以循证医学为基础的集束干预策略（ABCDE bundle），应用于机械通气患者，包括每日镇静中的唤醒（awakening the patient daily）、呼吸同步（breathing）、镇静和镇痛药物的选择或应用（choice）、谵妄的监测和处理（delirium monitoring）、早期运动和锻炼（early exercise）。但集束干预策略的成功实施需要 ICU 医生、呼吸治疗师与护士的团队合作，严密观察，持续评估和不断改进。

 思考题

1. 有人说："疼痛能忍则忍，使用镇痛药物会成瘾或带来副作用的。"这种说法对吗？为什么？

2. 对婴幼儿患者疼痛宜采用何种评估量表？

第五章 重症监护患者心理与精神护理

🧑 学习目标

1. 熟悉导致危重症患者不良心理反应的常见原因。
2. 掌握危重症患者常见的几种心理反应及重症监护患者心理与精神问题的护理措施。

随着生物医学模式向生物-心理-社会医学模式的转变,在疾病诊治过程中,伴随生理改变而出现的患者心理变化越来越受到人们的重视。对于短时间内发生或加重的、意料之外的、渴望紧急就医的疾病,不管其严重程度如何,都可以促使个体进入急诊情境并进入患者角色,而产生恐惧、焦虑等一系列心理反应,甚至造成机体的持续应激状态。若得不到及时的调节、控制,则可能加重原有疾病,且妨碍急救工作的顺利进行。因此,在对重危患者施以有效救治的同时,需强调必要的心理护理,使患者在获得良好的心理支持或稳定的情绪状态下,最大限度地发挥其主观能动性,与医护人员密切合作,保障急诊处置有条不紊地开展,促进患者的自身康复。

第一节 概　　述

一、重症监护患者产生心理与精神问题的原因

(一)由疾病直接导致

来自监护室的报告表明,相当一部分危重症患者,伴有不同程度的心理活动异常或精神异常。例如,心、脑血管疾病的患者,精神异常的发生率较高,这主要是由于患者的心功能代偿不良而致继发性脑供血不足及脑缺氧或脑自身的病变所致;休克的患者,由于急性有效循环血量的急剧减少,导致组织器官的血液灌流不足致脑缺血缺氧;肝昏迷前期患者,由于血氨增高,通过血循环进入脑组织而导致脑损害。这些疾病除临床上表现为不同程度的谵妄,还会出现类似神经官能症的症状,如情绪不稳、莫名的恐惧、焦躁不安、易疲倦、萎靡不振、抑郁、睡眠障碍等。另外,疾病导致患者失去生活自理能力,使患者产生抑郁的心境。

（二）由疾病认知所致

患者不良心理反应。大部分危重症患者，由于对凶险的病情缺乏心理准备，认为自己病情严重会危及生命，因此产生十分明显的恐惧感和威胁感。对疾病的经历和认识水平可使同样疾病、相似严重程度的患者产生截然不同的心理反应。如同为支气管扩张大咯血患者，复发者可因有经验而保持冷静并主动预防窒息，初发者则可因惊慌失措而导致呼吸道阻塞。同样，对疾病的错误认识也能引起不良心理反应，如一个因肺结核大咯血患者，认为自己得了"痨病"，是不治之症，可能会产生绝望、轻生的念头。

（三）由治疗所致

在对危重症患者实施治疗的过程中，某些药物可以影响患者的脑功能，而导致他们出现一些不良心理反应。例如，使用利多卡因治疗心律不齐，当静脉滴注速度达到 4 mg/min 时，大部分患者可出现谵妄等精神症状。同样在治疗过程中多种创伤性治疗与监测措施，如气管内插管机械通气，心包、胸腔或脑室引流，动静脉及脑室内置管测压等各种直接介入生命器官的诊治手段，给患者带来了痛苦，使患者产生精神紧张等反应。有些治疗如气管插管等，影响患者的语言表达，易导致心理上的不安全感甚至恐惧感等。在治疗过程中，医护人员通常需要询问或记录患者的许多个人问题，甚至是患者不愿吐露的隐私，患者可能有被陌生人盘问的感觉而产生焦虑等。

（四）由病室环境所致

1. 视、听觉超负荷　目前各医院收治危重症患者的病室环境，或繁忙、嘈杂，或冷清、静谧，都可能对危重症患者心理造成较大的压力。在繁忙、嘈杂的病室环境中，患者终日看到的是密集的监护与治疗设备、监护光信号、昼夜不灭的灯光及医护人员忙碌的工作，这些紧张的氛围造成了患者的视觉超负荷。病房中存在多种噪声，如呼吸机、监护仪、输液泵发出的报警声音，以及工作人员的走路声、说话声等，均会引起患者听觉超负荷。视、听觉的超负荷，导致患者生物钟节律紊乱、睡眠不足和身心极度疲乏，从而出现不同程度的心理反应，导致患者产生高度焦虑、烦躁、失眠等。

2. 隔离　由于监护室需控制感染、保持安静而谢绝探视，患者与亲友隔离，易产生分离性焦虑。

3. 信息缺如　监护室患者缺少外界信息，同时病室气氛严肃，医护人员忙于各种救护处置，无暇与患者充分交流，使患者得不到及时的信息；另外，有些患者由于病情原因不能与医护人员交流，如气管插管及气管切开行呼吸机辅助呼吸的患者，均可因信息缺如而产生孤独、恐惧、忧郁、厌世等消极情绪反应。

二、 重症监护患者常见的心理与精神问题

危重症患者病情险恶，心理反应强烈而且复杂。心理反应的强弱和持续时间的长短，

不但取决于疾病的性质、严重程度，也受到患者对自身疾病的认识，以及患者的心理素质、个性特征、文化水平、家庭经济状况等多种因素的影响。危重症患者常见的心理反应如下：

1. 情绪休克　意外创伤给人们造成的"打击"，通常比疾病更为严重。特别是在受伤早期，遭遇者对这种毫无先兆、突如其来的意外伤害完全没有心理准备，几乎无法面对现实。在这种超强度应激源的作用下，患者在经过短暂的应激或激情状态后，其心理防御机制濒临"崩溃"，部分患者持续数天处于"情绪休克期"。如患者表现为异常的平静与冷漠，表情木然，少言寡语，任由医护人员救治，对各种医疗处置的反应平淡，无动于衷等。

2. 极度恐惧和紧张　危重症患者多是突然起病，或突然遭受意外，或者在原来的疾病基础上病情加重，往往生命危在旦夕，常表现出极度恐惧和紧张。例如，急性心力衰竭、急性心肌梗死的患者，发病时由于心前区、胸前区疼痛，患者往往手捂胸前、面色苍白、出冷汗、屏气、闭眼，不敢抬手抬腿，更不敢翻身，这种濒死的体验，使患者陷入极度的恐惧而难以自拔；大量呕血、咯血如食管静脉曲张破裂出血、支气管扩张破裂咯血等患者，精神常高度紧张和极度恐惧。

3. 无效性否认　无效性否认是个体有意或无意地采取了一些无效的否认行为，试图减轻因健康状态改变所产生的焦虑或恐惧。否认是患者对疾病的心理防御反应。例如，一青年患者，当因上呼吸道感染后伴尿量减少、全身浮肿和高血压被诊断为急性肾功能衰竭时，会认为医生诊断错误，这种厄运不可能落在自己身上。住在ICU的患者，约有半数以上患者产生心理否认反应，多数患者在入住后第2d开始出现，第3～4d达高峰。这类患者经抢救后病情好转，急性症状初步控制，表现为否认有病或认为自己的病很轻，不需住院监护治疗。

4. ICU综合征　即监护综合征，是指患者在ICU监护过程中出现的以精神障碍为主，兼具其他表现的一组综合征，可加重患者的现有疾患，造成不良预后。其主要表现有谵妄、思维紊乱、情感障碍、行为动作异常等。本综合征的病因及机制迄今未能阐明，多数学者认为，可能是多因素相互作用的结果。除与患者的疾病有关外，与患者对ICU环境的不适应及社会心理因素也有密切关系。

5. 自我形象紊乱　自我形象紊乱是个体对自己身体结构、外观、功能的改变，在感受、认知、信念及价值观方面，出现健康危机。例如，意外事故导致的外伤和烧伤患者，自我完整性被破坏，当需要截肢或整容时，患者则产生阉割性焦虑，担心将来可能影响工作和家庭生活，以致忧心忡忡而不能自拔。有些肾移植患者，一想到自己体内有某个器官是他人提供的，就会产生一种强烈的异物感和排斥感，他们为自己丧失了原来的个体独特性和完整性而悲伤不已，唯恐所移植的他人的器官与自己机体的功能不协调，担心自己的生命安全会随时受到威胁。

6. 愤怒与敌对　危重症患者患病后，对自己的预后抱有期望，希望能很快康复。但是医护人员那紧张忙碌的身影、严肃的表情和各种监护治疗仪器的使用，一次次打破患者的希望，使患者心理极不平衡，认为自己受伤或患病是不公平的。加上看到自己的前途及事业受到影响，使患者自制力下降，产生愤怒，并通过心理防卫机制的转移作用，将怒气向家人、医务人员发泄。患者多面带怒容，双眉紧锁，由于愤怒可表现尖叫。服毒自杀未遂者常更暴躁、易怒，可喊叫不止。

7. 孤独与忧郁　危重症患者多数是急诊入院，对离开家庭和工作、入院后的陌生环境缺乏心理上的准备。尤其是 ICU 与外界隔离，家属探视时受到病情和时间限制，医护人员与患者谈心的时间不多，产生沟通交流障碍。在这种环境里，患者病情稍有好转就会产生孤独感。加之病房内各种抢救器材，如氧气、吸痰器、呼吸机、急救车等，也容易使患者触景生情。感到自己病情严重，担心是否能好转，忧虑工作、家庭、生活，思绪万千，从而产生忧郁，严重者可萌发轻生念头。

8. 其他呼吸机依赖心理和 ICU 依赖长期机械通气的患者，习惯于被动辅助通气，多对机械通气有依赖的心理，对脱机有恐惧感，担心呼吸困难和窒息的发生。将要撤离 ICU 的患者，由于对自己缺乏信心，对普通病房的医护人员缺乏信任，担心疾病复发，对 ICU 产生依赖心理，结果患者产生焦虑反应，常表现出行为幼稚退化，希望得到全面照顾的倾向。

第二节　重症监护患者心理与精神护理措施

一、稳定患者的情绪

对于危重症患者，时间就是生命，必须分秒必争，尽快救治。同时也应牢记，这类患者情绪反应强烈，而情绪对疾病又有直接影响，如急性心肌梗死患者，情绪不稳定可能导致患者病情急剧恶化，甚至死亡，因此稳定患者的情绪是不可忽视的工作。护理人员要富有责任心、同情心，要沉着、稳重、严肃、有序地进行抢救护理，这样可以使患者对治疗产生信心，稳定患者的情绪。询问患者或家属病史时要有礼貌、诚恳和坦然，从举止言谈上给以适当安慰和必要的心理指导，减轻和消除他们的紧张。

二、心理支持

心理支持是指所采用的各种心理治疗都能够在精神上给患者以不同形式和不同程度的支持。它的必要条件首先是护士要与患者建立良好的、互相信任的治疗性人际关系。护士通过使用积极的语言表达、动作表达、情绪感染直接影响患者的内心世界，使患者内心产生一种积极获取健康的内在驱动力，或者使那些心理处于极端矛盾和困惑的患者解脱痛苦，心态趋于平和。如在患者饱受疾病的折磨时，护士以热情关怀的态度、真诚关注的表情、亲切和蔼的言语、主动体贴的护理措施去为患者解除痛苦，使患者能感受到来自护士方面的心理援助，这就增加了患者的安全感和归属感，在一定意义上起到了心理支持的作用。

三、提高患者对疾病的认知能力

帮助患者客观地看待自己的病情，以较客观合理的认识和信念来取代不合理的信念和态度。只有建立较为健康的看法与态度，才能产生健康的心理。如对于终末期肾病的患者，应向患者讲解有关的医学知识，告诉患者只要坚持常规的血液透析，是可以长时间存活的，而且还可以进行肾移植，提高患者的生存质量，使其保持良好的心理状态。

四、 加强非语言交流

除加强语言交流外，对于因气管插管、气管切开等原因失去了语言表达能力的患者，护士要加强非语言交流，掌握一些特殊的非语言沟通技巧，提高非语言沟通能力。如学会用感觉器官去"听和说"，学会用表情、手势、动作去"听和说"，学会用实物照片、会话卡、纸和笔去"听和说"，通过对患者表情、手势、体动和口形的观察来判断患者所要表达的意图。

五、 消除依赖心理

对即将离开 ICU 而产生依赖心理的患者，护士一方面要做好说服解释工作，使患者既明确自身疾病已经缓解，又要树立战胜疾病的信心，增强自身抗病能力。另一方面，对原治疗方案不能突然停用，要制定强化治疗和预防复发的治疗措施，以解除患者的后顾之忧。对产生呼吸机依赖心理的患者，应向患者解释，现在的病情已有很大好转，可以按计划间断撤离呼吸机，直至完全撤机。呼吸机就准备在患者身边，一旦感觉呼吸困难，可以随时给其接上呼吸机，这样，可解除患者的担心。向患者解释撤机的过程和拔管时可能有的感觉。

六、 运用放松训练， 减轻焦虑

放松训练的目的是使者达到一种主观的安静状态，逐渐产生安详和幸福的感觉，这样的状态可以用来与可能引起的焦虑情况抗衡。放松具有良好的抗应激效果，因此应教会患者常用的放松训练。常用的放松训练有深呼吸放松法、肌肉的放松训练、想象放松法等。

七、 音乐治疗

音乐是一种特殊的语言，悠扬适宜的旋律可使人放松，产生其他语言交流所达不到的效果。

 思考题

如何做好危重患者心理与精神的护理？

第六章　重症患者转入与转出护理

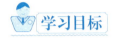 **学习目标**

1. 熟悉重症患者转运前的评估及危险因素、转出时的评估及监护。
2. 掌握重症患者入室前的评估及准备、转运途中的监护、入室的快速评估及监护。

第一节　重症患者转入前的评估与准备

重症患者入 ICU 前的评估应从接到患者入室通知开始至患者入 ICU。入室通知可来自急诊室、手术室或院内其他部门，此阶段的主要目的在于迅速找出危及患者生命的主要原因，进行及时的监测与处理，它可帮助 ICU 护士了解患者的大致状况，预知患者和家属的需求，并做好相应的准备。

一、　转入前的评估

（一）患者的一般情况

入室前评估得到的信息虽然简短，但非常关键。通常包含患者的诊断、入监护室的主要原因、生命体征是否稳定，以及患者的性别、年龄、重要化验报告等，这些信息有助于 ICU 的医护人员针对即将接收的患者有预见地进行特殊准备。

（二）患者的特殊情况

部分患者转入 ICU 后急需进行一些特殊处理，如深静脉穿刺置管、动脉穿刺测压等，护士应根据入室前评估收集的信息提前做好准备。若患者还有其他特殊情况，如需要行呼吸机辅助呼吸，应准备好呼吸机及合适的吸痰管；若患者有大出血，应准备好输血加温器；若患者生命体征不稳定，需要应用血管活性药物支持，应准备好输液泵等输注仪器，备好所需药物，并制作标签，确保血管活性药物的正确输注。此外，还应该准备各种有创监测导管、引流管及其他特殊导管。

二、　转入前的准备

1. 床位的准备　将已清洁消毒好的监护病床准备好，要求床铺清洁干燥，根据病情需要可使用一次性床单或塑料垫布、固定器材等。

2. 护理用品的准备　包括吸痰管、无菌手套、湿化用生理盐水、各种监测用无菌导管和尿量记录器及尿袋、各种动静脉穿刺针等。

3. 仪器的准备　包括多功能监测仪、呼吸机、除颤器、雾化器及负压吸引器等。

4. 药物的准备　根据病情准备好各种抢救及治疗药物，如血管活性药、液体、激素类药物、止血药、抗凝剂等，注意药物的剂量和有效期。ICU 重症患者入室流程如图 6-1 所示。

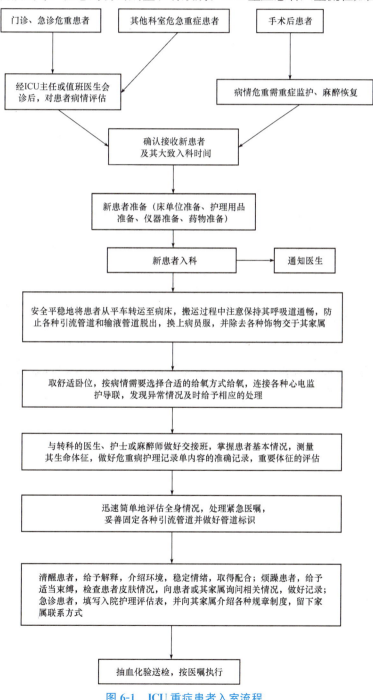

图 6-1　ICU 重症患者入室流程

第二节　重症患者转运途中的监护

一、转运前的评估

转运前和转运中都要对患者进行风险评估。评估的主要依据来自于医务人员的经验和患者的生理学参数监测指标，如血压、脉搏、心率、呼吸和动脉血氧饱和度等。转运前应评估危重患者的转运可能发生的不同程度的并发症，如窒息、心搏与呼吸骤停、休克等，以及导管脱开、输液中断等护理意外，做好相应对策并准备好必要的急救设备。对高风险危重患者进行预处理是降低风险等级、保障转运安全的重要举措，涉及转运前患者各重要系统指标达到安全范围和相关的处理原则。

院内转运中的危险因素有以下几种。

（一）与病情相关的危险因素

1. 循环系统　低血压、高血压、心动过速或过缓、其他心律失常。
2. 呼吸系统　低氧血症、高呼吸道压、分泌物阻塞、剧烈咳嗽。
3. 中枢神经系统　颅内压增高、剧烈烦躁。
4. 其他　出血、高热。

（二）与设备相关的危险因素

1. 通气设备　呼吸回路断开、呼吸囊漏气或密封不够、氧气源不足。
2. 输注设备　电池不足、药物不够。
3. 静脉通路　断开、长度不足、输液架出现问题。
4. 监护仪　功能异常、电池不足、干扰、屏幕显示不清。
5. 负压系统　无负压吸引或引力不够。

二、转运途中可能出现的风险事件

（一）呼吸、心搏骤停

严重颅脑外伤、脑出血、脑疝患者在搬运过程中可能出现呼吸心跳突然停止，严重危及生命；心脏损伤、心包填塞、心肌梗死、呼吸衰竭、心理衰竭的患者在转运途中也很容易发生心跳呼吸骤停；全身麻醉术后患者呼吸功能未完全恢复、有呕吐及呼吸道分泌物较多的患者，可因呕吐物的误吸或气道分泌物阻塞引起窒息缺氧，如不及时发现和纠正，均可引起严重的后果。

（二）血压改变

低血容量性休克患者，如气胸、多发性损伤、宫外孕破裂及其他内脏损伤的患者，搬运过程中由于体位变化引起重要脏器灌注不足；心包填塞、心肌梗死的患者可引起心源性休克，术后患者因麻醉及手术刺激均对患者的生理功能造成一定的影响，由于血管舒张功能的麻痹，突然的体位变化均可诱发"循环虚脱"，甚至猝死。搬动过程中的低血压、低氧血症还可以加重心肌缺血，削弱心功能。

（三）氧气供给不足

病区在运送患者时一般使用氧气枕供氧，但因氧流量不能调节，造成供氧量不准确；急诊科使用便携式氧气筒供氧，流量可调节，但有时因患者躁动不安，造成吸氧管脱落或鼻塞偏离鼻孔而未及时发现，导致供氧中断。

（四）坠床

由于平时疏于对平车的保养，不规范使用平车，在转弯或下坡时使担架与车架脱落导致患者坠床。运送烦躁患者未予以固定护栏或护士一人护送而照顾不周，也是坠床的原因之一。

（五）导管护理不当

1. 静脉输液导管　因搬运不当、患者烦躁或输液压力不足造成针头拔除、静脉血回流堵塞针头、穿刺针头滑出血管外致渗出肿胀，输液管接头处脱落等引起输液中断。

2. 其他导管　因术后或病情需要而留置各种导管，如腹腔引流管、胸腔引流管、脑室引流管、导尿管等，因搬动患者前未调整好各种导管或因转运过程中患者烦躁导致导管脱落、扭转、打折、接头分离等。

（六）交接过程存在的问题

急诊科、手术室和医院其他科室有重症患者要转运到 ICU 时，应和 ICU 护士及时联系，派经验丰富的医生或护士专人护送到 ICU 并做好交接工作。如果 ICU 事先未做好充分的准备，或交接工作不到位，可能造成重要病情信息的遗漏，并耽误患者的治疗，造成严重后果。

三、　转运途中的监护

（一）病情观察

转运途中，患者持续心电监护，护士应全程陪同，并始终位于患者的头侧，以便随时严密观察患者的意识、瞳孔、呼吸、脉搏和血压等生命体征的变化，重视患者的主诉，及时发现并处理问题。颅脑损伤后昏迷的患者，途中应重点观察其瞳孔的变化及对光反射，同时注意有无颅内压增高的症状；外伤、骨折及出血的患者要注意观察伤口包扎、敷料渗透、骨折固定肢体的血液循环情况；内出血的患者有无休克发生，重点观察患者的皮肤湿度、神志状况等。

（二）呼吸道监护

转运途中护士应随时注意观察患者的呼吸状态。转运昏迷患者时，应将患者的头偏向一侧，并随时清除患者呼吸道的分泌物；转运中毒和颅内高压的患者，应防止呕吐物引起窒息；对于颅脑损伤及胸部外伤患者，应松开患者颈部和胸部的衣扣，清除其咽喉部的异物或血块；为舌后坠患者放置通气导管；为呼吸困难患者予以氧气吸入。

（三）各种导管的护理

患者转运是一个连续性的救治过程，要对患者进行连续不断的病情监测及有效的治疗。保持患者静脉输液的通畅，尤其是严重外伤患者，往往出现不同程度的低血容量性休克，应避免搬动引起重要器官灌注不足。应妥善固定各种引流管，保持通畅，防止因患者烦躁及体位变化发生脱落。

（四）保暖和安全

转运患者时须注意保暖，气温低时，应盖棉被防止受凉。昏迷及躁动患者除担架护栏外还应加约束带固定，防止坠落。此外，搬运时医护人员应做到动作轻稳、协调一致，防止平车、轮椅撞击门、墙等物。

（五）心理护理

患者受伤或生病后往往产生恐怖、紧张、烦躁情绪，护士应及时予以心理安慰和指导。对意识清醒者，护士可用语言、手势、眼神、写字等各种方式与患者交流，了解患者的病情和需要，尽量满足其合理要求。

第三节　重症患者转入时的快速评估与监护

重症患者进入 ICU 后，护士应在数分钟内迅速完成入室的快速评估与监护。在患者入室的即刻，护士就应开始对患者进行一般状况的评估，如患者是否清醒、是否连接呼吸机和监护仪等生命维持或病情监护设备、是否使用血管活性药物或抗心律失常等紧急药物、有无采集血气分析和电解质等重要化验。患者入室时，护士应和其他医务人员一起，尽快为患者连接床边监护仪、呼吸机等相应的监护急救设备，快速给予抗心律失常等急救药物，并立刻采集化验标本，监测和静脉通路等通畅。遵循以下"ABCDE"评估步骤可以帮助护士有序地完成患者的评估，避免遗漏重要内容。

一、A（airway，气道）

ICU 护士初次接触患者时，立即就可对重症患者进行气道评估，并得到初步结果。如患者入室时能与周围人员说话，则气道是通畅的；如果患者不能说话，则可以通过观察胸部起伏来判断其气道是否通畅。如果存在气道梗阻，应立即观察气道内是否有异物、血或呕吐物，如有，须立即清除，并运用抬下颌法开通气道，必要时放置口咽通气管以保持气道通畅，防止舌后坠；如果患者在入室前已带有气管插管、气管切开等人工气道装置，护士应检查气管插管或气管切开装置是否固定妥当，及时吸除呼吸道分泌物，并同时观察分泌物的量与性质。

二、B（breathing，呼吸）

首先判断患者自主呼吸情况。有自主呼吸的患者，应注意观察其呼吸频率、深度、形态，判断是否存在呼吸费力情况，观察患者有无烦躁、焦虑或意识改变等表现，通过胸部触诊和听诊了解患者胸廓起伏情况和呼吸音是否正常。如果条件允许，尽可能听诊患者前后呼吸音。紧急情况下，也可仅诊前呼吸音，以了解双侧呼吸音是否对称。根据患者呼吸困难的严重程度，给予不同形式的氧气吸入。如果患者已放置人工气道且连接了人工呼吸球囊或呼吸机，须立即连接床旁呼吸机，并观察患者有无自主呼吸及呼吸机的配合状况，通过经皮血氧饱和度监测仪监测患者的脉搏氧饱和度数值。

三、C（circulation，循环）

护士应迅速对入室患者进行循环状况评估，通过触摸脉搏、观察心电监护以及测取血压等方法获得初步结果。持续使用同一侧肢体测量血压，观察脉压变化、皮肤颜色和温度以及毛细血管充盈时间，可助于判断外周循环状况；如果患者存在低血压，或者血压不稳定，应立即放置有创测压导管，以获得持续的血压数值。

四、C（complaint，主诉）

在入室快速评估阶段，最好能直接获得患者的主诉。但在通常情况下，重症患者因种种原因无法提供主诉。此时，ICU 护士应从最直接的旁观者处获得信息。对患者主诉的评估主要针对出现致命症状的脏器以及相关伴随症状的评价。如对颅脑外伤和胸部外伤已气管插管的患者，应首先评估患者的呼吸系统和神经系统，评价目前针对这两个系统的护理措施是否恰当，等到患者脱离生命危险，病情稳定后再进行进一步的病史询问。

五、D（drugs and diagnostic tests，药物和化验检查）

患者在入室前已应用的药物、已收集的化验和已进行的检查对入室以后的处理至关重要。如果患者已有微量泵给药，须确保药物剂量和浓度的准确；如果没有静脉通路，此时应尽快建立静脉通路，并开始记录出入量。快速回顾患者在入室腔已获得的化验结果，关注严重水、电解质和酸碱平衡失调等是否已得到纠正，在入室前已做的检查结果是否已得到合理的处理。在入室快速评估阶段需要进行的化验和检查有血电解质、血糖、血常规、凝血全套、血气分析、床边胸片等，并根据患者入室诊断和主诉决定进一步检查的项目。

六、 E（equipment，仪器）

ICU 护士在为入室患者连接好常规的监护仪器后，需快速检查已放置的有创测压管、胸管、导尿管及其他引流管等是否妥善安置。观察引流液的颜色、量与性质，在引流瓶上做标记，观察引流量，确定所有仪器状态正常，并做好标记。

综上所述，入室快速评估在短短数分钟内完成，但对进一步的采集资料和处理有着十分重要的作用。如果在入室快速评估任何一阶段发现病情不稳定的状况，如呼吸道不通畅、不能维持有效循环、严重胸痛、严重的酸中毒和张力性气胸等，则需积极处理紧急情况后再进入下一阶段的评估。

第四节　重症患者转出的评估与监护

重症患者转出 ICU 原则上由主管医师决定，充分评估患者转出指征，并向病房医师仔细介绍当前诊断、电解质、血常规及血气分析情况，目前治疗原则及用药情况，现有液体的成分及浓度，有无特殊用药及剂量、浓度，有无并发症，需特别注意观察和处理的问题，进一步治疗和护理的问题等，并将上述内容写入转科记录中。

一、 患者转出指征

1. 生命体征平稳，血流动力学基本稳定 12 h 以上。
2. 脱离呼吸机辅助呼吸，拔出气管插管 24 h 以上，血气和血氧检查指标基本正常。
3. 全身严重感染基本得到控制。
4. 酸碱、水电失衡得以纠正并维持正常 24 h 以上。
5. 主要脏器功能基本稳定，或单器官功能障碍需专科处理。
6. 专科疾病成为治疗重点时。

二、 转出前的准备

1. 值班医生根据患者病情开出转科医嘱并通知值班护士。
2. 值班护士通知责任护士准备患者转科并电话通知相关科室。

3. 根据医嘱办理转出患者手续。

4. 写好转出小结，整理特护记录单，详细记录用药准备与病房护士交班，整理患者剩余药物和药品。

5. 撤除各种监护导线，固定好各种引流管及伤口敷料。

6. 清洁患者全身皮肤，做好终末处置。

7. 确定随行医务人员。

三、 转运途中的监护

参见前面相关内容。

四、 与病房交接

1. 患者的诊断。

2. 在 ICU 的相关治疗。

3. 现主要生命体征。

4. 现主要存在的问题。

5. 各种导管。

6. 皮肤的交接。

7. 患者记录单和物品的交接。

 思考题

张某，男，58 岁，神志不清 6 h，急诊行 CT 示大面积脑梗死，呈浅昏迷状，双侧瞳孔不等大，左 2 mm，右 3 mm，血压 185/101 mmHg，血氧饱和度 88%，既往有糖尿病、高血压。面罩吸氧，经一条留置针静脉输液，无其他导管。请给该患者做入室评估。

第七章　重症患者系统功能监测技术

学习目标

1. 了解心电监测、中心静脉压监测、有创动脉血压监测的适应证、禁忌证；正常止血、凝血机制；脑电监测、脑血流监测、脑氧供需平衡监测各指标及意义。

2. 熟悉心电监护仪的基本知识、影响中心静脉压监测的因素及注意事项、有创动脉血压监测穿刺部位的选择及动脉压力波形的识别与分析。水、电解质及酸碱平衡监测，消化系统功能监测，肾功能监测，颅内压监测，呼吸系统功能监测，凝血功能监测各指标及意义。

3. 掌握心电监测的流程、护理要点及常见异常心电波形图，中心静脉压及有创动脉血压监测的操作流程及护理要点；动脉血气分析监测各指标及意义。

第一节　循环系统功能监测

血流动力学监测可分为无创伤和有创伤两大类。无创血流动力学监测（noninvasive hemodynamic monitoring），是应用对组织器官没有机械损伤的方法，经皮或黏膜等途径间接取得有关心血管功能的各项参数，并发症少，包括心电图（ECG）、自动化无创动脉血压（NIBP）监测等。有创血流动力学监测（invasive hemodynamic monitoring），经体表插入各种导管或监测探头到心脏和/或血管腔内，利用各种检测仪直接测出各项指标，有时可产生严重并发症，包括中心静脉压监测（CVP）、有创动脉血压监测（IBP）等。

一、无创血流动力学监测——心电图监测

心电图监护是指对被监护者进行持续或间断的心电监测，它是心脏监护的重点，也是监护室最基本的床边监测项目。其目的主要是：①监测患者的生命体征、心电及血氧饱和度变化；②评估者病情、治疗及护理效果。

1. 适应证

（1）重症加强治疗病房常规监测。

（2）生命体征不稳定或有潜在高危因素的患者。

（3）围手术期监护，包括麻醉及复苏阶段。

（4）心导管室进行的各种介入检查和治疗。

2. 心电监护仪的基本结构与功能

基本功能包括：①显示、记录和打印心电图波形和心率数字；②HR 报警上下限；③图像冻结，以供仔细观察和分析；④数小时到 24 h 的趋势显示和记录。较高级的心电监护仪还可提供心律失常分析功能，如室性早搏次数报警和记录；ST 段分析，以诊断心肌缺血。心电监护仪的基本组成包括以下几个部分：

（1）心电信号输入：心电信号输入分为有线及无线两种方式。临床常用的方法是有线信号输入。

（2）显示器：目前多采用存储显示器，具有处理及储存信息的特点。心电图显示呈规则滑动，偶有短暂异常心电图时可以冻结，直接观察实时心电信号，增强捕获异常心电图信号的机会。

（3）记录器：除简易的床旁监护仪不带记录器外，多数监护仪都带有记录装置。常采用热笔形记录，也有采用热阵式记录。后者记录更为清晰、完整，并可显示文字报告及数据记录。记录方式有实时记录和延时回忆记录。实时记录可记录到患者即刻的心电图，延时记录可记录实时心电图前 5～15 s 的心电图图形。

（4）报警装置：可分为生理报警和技术报警两大类，前者包括测量参数超限；无心率检出；NIBP 的 SYS 和 DIA 压差过低；窒息报警；心律失常等；后者包括电极脱落、袖带过松、袖带位置错误、探头脱落、漏气、信号微弱等。

报警的级别有危急报警、警告报警和提示报警。危急报警主要有无心率检出、NIBP 的 SYS 和 DIA 压差过低、窒息，报警声为短促的五声，报警指示灯为红色且闪烁发光，闪烁频率快。警告报警主要有测量参数超限、系统异常，报警声为短促的三声，报警指示灯为黄色且闪烁发光，闪烁频率慢。提示报警主要是电池电量不足，报警声为短促的一声，报警指示灯为黄色且常亮。

需要注意的是，当多种级别的报警同时发生时，报警声为最高级别的报警声，报警指示灯为最高级别报警指示灯，指示灯及报警声不可关闭。

3. 心电监护仪面板常用按钮

（1）电源指示灯：电源充电指示灯（绿色）[图 7-1（a）]，接通外接交流电后，如监护仪内置电池电量不足，绿色指示灯会闪烁，表示当前在充电；如内置电池电量已满，则该指示灯常亮，当没有外接交流电时该指示灯不亮。

开机指示灯 [图 7-1（b）]，开机时指示灯为绿色，关机时指示灯为橙色（外接交流电时）或指示灯不亮（没有外接交流电时）。

（2）开机/待机键：在接通交流电或安装电池的情况下，持续按住监护仪面板上的待机键 3 s 以上便可打开或关闭监护仪 [图 7-1（c）]。

（3）主菜单键：按此键可进入主菜单 [图 7-1（d）]。

（4）波形冻结/恢复键：当波形在扫描显示时，按此键冻结波形；当波形在冻结状态时，按此键解除波形冻结，恢复波形扫描。按下波形冻结键后，当屏幕显示菜单 30 s 而仍无任何按键操作时，波形冻结会自动退出，返回到原来的监护画面［图 7-1（e）］。

（5）血压测量键：按此键开始一次血压测量，若监护仪正在血压测量中，按此键则停止血压测量［图 7-1（f）］。

（6）报警声暂停键：按此键对监护仪的报警声开启/关闭的时间和状态进行控制［图 7-1（g）］。

（7）打印键：按此键启动记录仪打印，再按一次随时停止打印，如启动后无人操作，系统将设置记录仪打印 90 s 后自动停止（报警触发，定时打印情况除外）［图 7-1（h）］。

（8）系统设置菜单键：按此键屏幕显示系统设置菜单，再按此键则菜单从屏幕上消失［图 7-1（i）］。

（9）旋钮：在菜单行显示的状态下，通过旋转旋钮切换旋转，屏幕下方出现菜单行中所需的功能项，当提示箭头指向某一功能时，按一下旋钮即为选中该项功能；然后旋转旋钮切换选择所需的选项；最后再按一下该旋钮确认。

（10）报警指示灯：为红/黄双色报警灯，报警灯的发光状态根据报警的级别而变。当发生危急报警时，报警灯显示为红色且闪烁发光；当发生警告报警时，报警灯为黄色且闪烁发光。

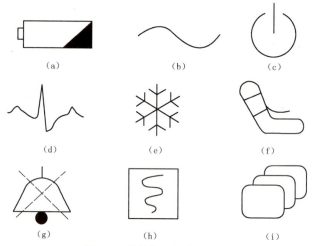

图 7-1　监护仪面板常见按钮

4. 心电监护仪的使用参数

（1）心率（HR）：心脏每分钟跳动的次数，正常值：成人为 60～100 次/min。

（2）呼吸/呼吸率（RESP）：肺部每分钟呼气和吸气的总周期数，正常值：成人为 16～24 次/min。

（3）心电（ECG）：是心肌产生电位变化的体表记录，有三电极和五电极之分。

（4）体温（TEMP）：为体表温度，正常值：36.0～37.0 ℃。

（5）血压（NIBP）：血液在血管内流动时对血管壁的侧压力，正常值：收缩压为 90～140 mmHg，舒张压为 60～90 mmHg。测压有无创血压和有创血压两种类型；测压模式有成人模式、儿童模式及新生儿模式；测压方式有手动测压、自动测压（定时范围为 1～240 min）及连续测压（连续 5 min 自动不间断测压）三种。

（6）血氧饱和度（SpO_2）：指动脉中氧合血红蛋白（HbO_2）与氧合血红蛋白（HbO_2）和非氧合血红蛋白（Hb）之和的比值，公式为：$SpO_2 = HbO_2/(HbO_2+Hb)$，正常值大于95％，一般认为90％～95％表示氧合良好。当 $SpO_2 \leqslant 90\%$ 时，为轻度低氧血症；当 $SpO_2 \leqslant 85\%$ 时，为重度低氧血症。

5.操作程序

常用监护系统有五电极系统和三电极系统，主要由中心监护仪和床边监护仪及电极系统组成。五电极系统由1个胸前电极和4个肢体导联组成，其中胸前电极为棕色，左、右臂分别为黑色和白色，左、右腿分别为红色和绿色；三电极系统由一个正极、一个负极和一个第三电极组成。

五电极监护系统肢体导联命名方法与常规心电图完全一致，分别为Ⅰ、Ⅱ、Ⅲ、aVR、aVL 和 aVF；胸前导联为"改良的胸前导联"（modified chest lead，MCL），分别命名为MCL_1（V_1）、MCL_2（V_2）、MCL_5（V_5）等，三电极系统监护导联的命名视正、负极放置的位置而定。无论何种方式都可形成Ⅰ、Ⅱ、Ⅲ导联或引出单级胸导联。常用的导联安装方法有以下几种：

综合Ⅰ导联：正极放在左锁骨中点下缘，负极放在右锁骨中点下缘，接地电极放在右侧胸大肌下方。描记的心电图波形类似标准的Ⅰ导联，但振幅较小［图 7-2（a）］。

综合Ⅱ导联：正极放在左腋前线第 4 肋间或左侧胸大肌下方，负极放在右锁骨中点下缘，接地电极放在右侧胸大肌下方。描记的心电图波形类似 V_5 导联，但波幅较大［图 7-2（b）］。

综合Ⅲ导联：正极放在左锁骨中线与肋弓交界处上方，负极放在左锁骨中点的外下方，接地电极放在右侧胸大肌下方。描记心电图波形类似标准Ⅲ导联［图 7-2（c）］。

改良监护胸导联（MCL_1）：正极放在胸骨右缘第 4 肋间，负极放在左锁骨下方 1/2 处，接地电极放在右肩或右侧胸大肌下方。描记出的心电图波形 P 波较为清楚［图 7-2（d）］。

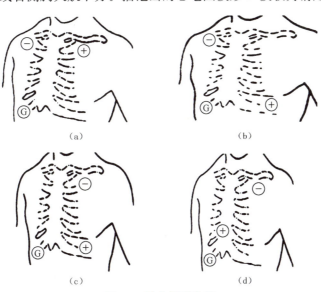

（a）　　　　　　　　　　（b）

（c）　　　　　　　　　　（d）

图 7-2　综合导联位置

（1）操作前准备。

①用物准备：床旁监护仪（性能完好已检查）、心电血压插件连接导线、配套血压袖带、经皮血氧饱和度监测仪红外线探头及连接导线、电极片、酒精纱布、治疗盘、弯盘、护理记录单。

②患者及其家属准备：向家属说明心电监护的项目和必要性。患者取平卧或半卧位，意识清楚者，须说明心电监护的必要性和监护过程中可能出现的一些问题，并给予心理和行为支持，以消除不良心理反应，取得患者的配合。

（2）操作步骤。

①核对患者及医嘱，并向患者解释操作的目的、必要性、操作步骤、注意事项及要求患者配合的事项，取得患者的配合。

②评估患者病情、意识状态及合作程度，评估患者局部皮肤、指（趾）甲状况及上肢活动情况。评估周围环境，光照情况，有无电磁波干扰等。

③根据病情，协助患者取平卧位或半卧位（由于病情限制取端坐位或坐位也可）。

④将心电监护仪妥善放置在床旁桌上，连接心电监护仪心电导联线、血压袖带、血氧探头连接线、体温探头、地线等附件连线及电源线。

⑤检查各连线连接是否紧密，接通电源，打开监护仪主开关，检查仪器是否正常，确认仪器正常工作后，将心电导联线与电极片相连，输入患者相关信息。

⑥清洁皮肤，放置标准导联（图 7-3）。用酒精纱布擦拭患者胸部贴电极处皮肤或用电极上附带的小砂轮行相应部位皮肤去脂并贴电极片（三电极、五电极片位置见后）。

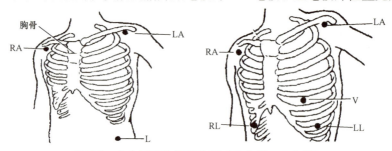

图 7-3　心电导联电极片位置（三电极、五电极）

⑦连接血压袖带。根据患者的臂长选择合适的血压袖带，排除袖带内所有气体后将袖带放在所测手臂的肘上 2～3 cm 处，并将气囊准确放置于肱动脉上，连接袖带的软管沿动脉旁贴放，保持袖带与监护仪之间的软管畅通无阻，并将手臂置于心脏同一水平线上，掌心向上，手动测压一次（图 7-4）。

⑧确定监测部位皮肤清洁后，将传感器固定在毛细血管搏动部位，如指（趾）端、耳垂、鼻翼、足背、舌、颊等部位。确保传感器与皮肤贴合严密，患者保持安静，以确保 SpO_2 测定准确（图 7-5）。

⑨调整监护仪，选择监护仪显示的导联。屏幕上心电示波出现，选择导联、振幅并调整报警。导联可根据病情特点进行选择。如果重点观察或诊断心律失常和传导异常，必须清楚地显示 P 波，常选下壁导联（Ⅰ、Ⅱ、aVF）和心前区导联（V_1 或 MCL_1）；如果监护

重点为发现心肌缺血，选择 V$_5$ 导联或与之相当的改良肢体双极导联。先进的床边监护仪可同时选择两个或更多的导联，此时最好选择 II 导联和 V$_5$ 导联，可以同时监测心律失常和心肌缺血。报警的设置则主要根据病情监测的需要设定最快与最慢心率范围，设定对心律失常及 ST 段的报警等。当患者的心率超出设定范围或出现心律失常时，监护仪自动发出声音和/或颜色警报。

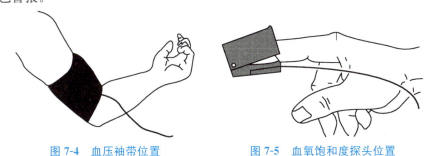

图 7-4 血压袖带位置　　　图 7-5 血氧饱和度探头位置

⑩设定血压报警界限。根据患者病情调整 SpO$_2$ 波幅及报警界限。

⑪观察心电监护图形 1～3 min，如有异常，及时通知医生。

⑫交代注意事项，告知患者及其家属不要自行移动或摘除电极片、血压袖带及传感器，并且避免在监护仪附近使用通信工具，以免干扰监测波形。

⑬整理床单位。

6. 注意事项

（1）常用电极安放位置：一般选择五电极的监测，安放位置如下。

右上（RA 白色）：胸骨右缘锁骨中线第 1 肋间。

右下（RL 绿色）：右锁骨中线剑突水平处。

中间（V 棕色）：胸骨左缘第 4 肋间。

左上（LA 黑色）：胸骨左缘锁骨中线第 1 肋间。

左下（LL 红色）：左锁骨中线剑突水平处。

三电极的安放位置一般为：RA（白色）电极放置于右锁骨下第 2 肋间，靠右肩；LA（黑色）放置于左锁骨下第 2 肋间，靠左肩；LL（红色）放置于左下腹，或左锁骨下第 6、7 肋间或肋缘。

（2）仪器须平放，注意周围通风，保持监护仪的干燥，避免潮湿，而且监护仪上不允许放置其他物品。

（3）每次使用监护仪前需检查仪器及各输出导联线是否有损害、破损、故障等问题，如仪器出现故障，应及时联系维修人员进行维修。

（4）放置电极片前清洁皮肤，导联线应从颈前引出不要从腋下引出，以免翻身时拉脱电极片，折断导联线影响心电监测。

（5）监护系统主要观察指标：①定时观察并记录心率和心律；②观察心电图是否有 P 波，P 波的形态、高度和宽度有无异常；③测量 PR 间期、QT 间期；④观察 QRS 波形是否正常，有无"漏搏"。QRS 振幅变化情况，一般应大于 0.5 mV，才能触发心率计数；⑤观察 ST 段有无抬高或降低，如有异常发现，应及时行床边十二导联心电图检查，以明确有无心肌缺血或心肌梗死的发生；⑥观察 T 波是否正常；⑦注意有无异常波形出现。

（6）心电监护时的注意事项。

①电极片长期应用易脱落，影响准确性及监测质量，应至少 48 h 更换 1 次，并注意皮肤的清洁、消毒。电极片是一次性使用的附件，使用后应作为医疗废物妥善处理。

②监护中发现严重异常时，最好请专业心电图室人员复查、诊断；提高诊断准确率。

③血氧饱和度监测。首先，明确影响 SpO_2 监测准确性的因素：a. 外部因素：监测传感器部分脱落时产生"黑色效应"，此时 SpO_2 监测值低于实际值；房间的亮度过高导致外来光线被传感器感知，影响 SpO_2 监测的准确性；监测部位的过度移动影响传感器信号的接收，从而影响 SpO_2 监测的准确性。b. 监测局部的血液循环情况：休克、局部低温、低血压或使用缩血管药物导致血管的收缩，监测局部灌注不良时，可影响 SpO_2 监测的准确性。c. 监测局部的皮肤因素：皮肤色素的沉积也会对 SpO_2 的数值有影响，如黑色素沉积，可造成 SpO_2 假性增高，染甲（黑或蓝色）或灰指甲可造成 SpO_2 假性降低。但皮肤黄染对 SpO_2 测定影响不大。d. 血液因素：异常血红蛋白血症（如碳氧血红蛋白）时 SpO_2 假性增高；血液内有色物质（如甲基蓝）可影响 SpO_2 监测的准确性；血液中存在脂肪悬液（如脂肪乳或异丙酚输注）可吸收部分光线，影响 SpO_2 监测的准确性；贫血在红细胞压积＞15％时不影响 SpO_2 监测的准确性。

其次，血氧监测很长一段时间后，患者手指会感到不适，应每 2 h 观察测量部位的末梢循环情况和皮肤情况，并及时更换另一个手指进行监护，同时注意爱护传感器，以免碰撞、坠落、在行磁共振成像过程中使用 SpO_2 可能会对传感器造成严重损伤。

最后，明确脉搏血氧饱和度和血气监测指标的关系。当患者血气监测的动脉血氧饱和度＞70％时，SpO_2 与动脉血氧饱和度的相关性良好。受氧解离曲线的影响，在动脉血氧饱和度为 90％～94％时，SpO_2 对动脉血氧分压的变化相对不敏感，因此，经皮血氧饱和度测定虽可减少动脉血气分析的次数，但并不能完全取代动脉血气分析。

④血压监护时应注意：a. 应选择合适尺寸的袖带，袖带宽度应为臂周长的 40％（新生儿 50％），或为上部臂长的 2/3，以免因充气压力的差别造成测量结果的误差。b. 袖套包裹不能太紧或太松，松紧程度应以能够插入 1～2 指为宜。c. 每次测量时将袖带内残余气体排尽，以免影响测量结果。患者在躁动、肢体痉挛及频繁测量时所测血压值会与真实血压有很大误差；严重休克患者心率小于 40 次/min，大于 200 次/min 时，所测结果需与使用血压仪监测的结果相比较；主动脉夹层动脉瘤的患者，双侧肢体血压会不同，需要结合临床观察。d. 血压测量侧肢体不应打点滴或有恶性创伤，否则会造成血液回流或伤口出血；对偏瘫患者，应在健侧手臂上测量。e. 测量分为自动监测和手动监测两种，自动监测时可自行设置监测时间，每 5 min、10 min、15 min、1 h、2 h 等测压 1 次。仪器在需要监测的时间点不断充气、放气，直至测出结果。手动监测是根据需要随时单击"启动/停止"键。连续监测时每 1～2 h 放松 1 次，病情平稳后延长测量时间或改为手动。f. 当无创血压袖带连续使用 72 h 以上，须注意袖带的更换、清洁、消毒。g. 如袖带捆绑的肢体与心脏不在同一水平，需对显示的数值进行调整：肢体每高出心脏平面 1 cm，需要在测得的血压数值上增加 0.75 mmHg 左右，同样，肢体每低于心脏平面 1 cm，需要在测得的血压数值上降低

0.75 mmHg 左右。

⑤不能关闭报警声。

（7）连接地线时应注意将带有铜片套的一端接在主机后面板的接地端子上（方法是旋开接地端子旋钮帽，把铜片套套上，然后旋紧钮帽）。地线另一端带有夹子，夹在建筑设施的公共接地端（自来水管、暖气片等与大地直接相通的地方）。切不可随便地将地线夹在与接地无关的病床或其他金属上。

（8）当仪器长期不使用时，应每月给仪器充电 1 次，以延长电池寿命，并注意监护仪的保养。

（9）清洁仪器时，使用无腐蚀性洗涤剂、表面活性剂、氨基或酒精类清洁剂，不要使用丙酮、三氯乙烯等强溶剂化学溶剂，以免损坏仪器表面及深层。清洁监护仪屏幕时，一定要格外小心，不要让溶液进入监护仪内，不要将溶液倾倒在监护仪上。

（10）患者转出后，监护仪、导联线、血压袖带、经皮血氧饱和度监测传感器等需进行消毒，以免交叉感染。

7. 常见的异常心电图

（1）窦性停搏：心电图表现为规则的 P—P 间距中突然出现 P 波脱落，形成长 P—P 间距，且长 P—P 间距与正常 P—P 间距不成倍数关系（图 7-6）。

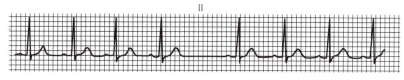

图 7-6 窦性停搏

（2）房性期前收缩：心电图表现为提前出现的异位 P′波，其形态与正常窦性 P 波不同，P′R 间期＞0.12 s，房性期前收缩前后 2 个窦性 P 波的间距小于正常 P—P 间距的 2 倍，QRS 波形态一般正常，但如同时伴有室内差异性传导会出现 ORS 波增宽并且形态的异常（图 7-7）。

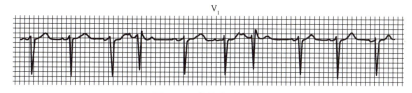

图 7-7 房性期前收缩

（3）阵发性室上性心动过速：该类心动过速发作时有突发、突止的特点，心电图表现为节律快而规则，频率一般在 150～250 次/min；QRS 波群形态一般正常，伴有束支阻滞或室内差异传导时，可呈宽 QRS 波；P 波为逆行波（Ⅱ、Ⅲ、aVF 导联倒置）（图 7-8）。

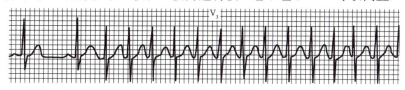

图 7-8 阵发性室上性心动过速

（4）心房扑动：心电图提示正常 P 波消失，代之连续的大锯齿状扑动波（F 波），F 波间无等电位线，波幅大小一致，间隔规则，频率为 250～300 次/min；F 波大多不能全部下传激动心室，而以固定房室比例（2∶1 或 4∶1）下传，故心律规则；QRS 波群形态正常，伴有室内差异传导或原有束支传导阻滞者 QRS 波群增宽变形（图 7-9）。

aVF

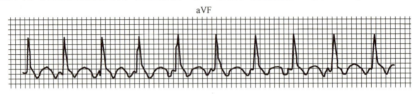

图 7-9　心房扑动

（5）心房颤动：心电图表现为正常 P 波消失，代以大小不等、形状各异、间隔不匀的颤动波（F 波），频率为 350～600 次/min；RR 间隔极不规则，心率通常在 100～160 次/min；QRS 波群形态一般正常，如果心率过快，伴有室内差异性传导时 QRS 波群增宽变形（图 7-10）。

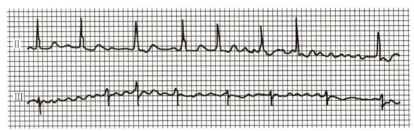

图 7-10　心房颤动

（6）房室交界性期前收缩：心电图表现为期前出现的 QRS-T 波，其前无窦性 P 波，QRS-T 形态与窦性下传者基本相同；出现逆行 P′波（P 波在 Ⅱ、Ⅲ、aVF 倒置，aVR 导联直立），可发生于 QRS 波之前（P′R 间期＜0.12 s）或 QRS 波群之后（P′R 间期＞0.12 s），或者与 QRS 波相重叠；大多为完全行性代偿间期（图 7-11）。

aVF

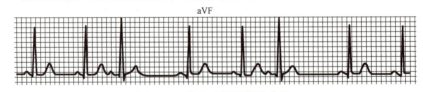

图 7-11　房室交界性期前收缩

（7）室性期前收缩：心电图提示期前出现的 QRS-T 波前无 P 波或无相关 P 波，期前出现的 QRS 形态宽大畸形，时限通常大于 0.12 s；T 波方向多与 QRS 的主波方向相反，往往为完全性代偿间期（图 7-12）。

V_1

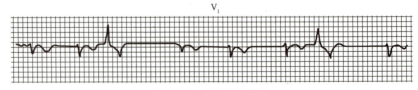

图 7-12　室性期前收缩

（8）阵发性室性心动过速：心电图表现心率多在 $100 \sim 250$ 次/min，节律可稍不齐；QRS 波宽大畸形，时限通常 >0.12 s，并有继发性 ST-T 改变；如能发现 P 波，并且 P 波频率慢于 QRS 频率，PR 无固定关系（房室分离），则可明确，偶尔心房激动夺获心室或发生室性融合波，也支持室性心动过速的心电图表现（图 7-13）。

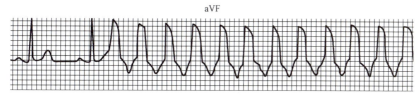

aVF

图 7-13 阵发性室性心动过速

（9）扭转型室性心动过速：心电图表现为发作时可见一系列增宽变形的 QRS 波群，以每 $3 \sim 10$ 个心搏围绕基线不断扭转其主波的正负方向，每次发作持续数秒到数十秒而自行中止，但极易复发或转为心室颤动。临床表现为反复发作的心源性昏厥或阿-斯综合征（图 7-14）。

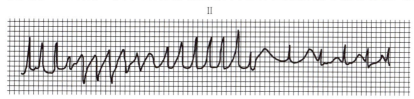

Ⅱ

图 7-14 扭转型室性心动过速

（10）心室扑动与心室颤动：心室扑动心电图特点为无正常 QRS-T 波群，代之以连续快速而相对规则的大振幅波动，频率可达 $150 \sim 300$ 次/min，由于心脏失去排血功能，患者会出现神志、意识的变化；心室颤动心电图表现为 QRS-T 波群完全消失，出现大小不等、极不匀齐的低小波，频率达 $200 \sim 500$ 次/min（图 7-15）。

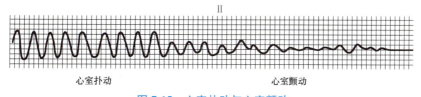

Ⅱ

心室扑动　　　　　　心室颤动

图 7-15 心室扑动与心室颤动

（11）Ⅰ度房室传导阻滞：心电图主要表现为 PR 间期延长，若 PR 间期 >0.20 s（老年人 PR 间期 >0.22 s），或 2 次检测结果进行比较，心率没有改变而 PR 间期延长超过 0.04 s，可诊断为Ⅰ度房室传导阻滞（图 7-16）。

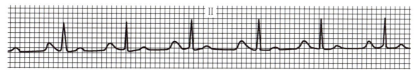

Ⅱ

图 7-16 Ⅰ度房室传导阻滞

（12）Ⅱ度房室传导阻滞：心电图提示部分 P 波后 QRS 波脱漏，可以分为两型：①Ⅰ型，也称 Morbiz Ⅰ型房室传导阻滞，表现为 P 波规律地出现，PR 间期逐渐延长（通常每次的绝对增加数多是递减的），直到一个 P 波后的 ORS 波脱落，代之以长间歇；②Ⅱ型，又称 Morbiz Ⅱ 型，表现为 PR 间期恒定（正常或延长），部分 P 波后无 QRS 波群（图 7-17）。

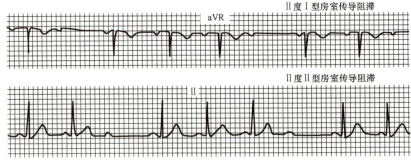

图 7-17　Ⅱ度房室传导阻滞

（13）Ⅲ度房室传导阻滞：又称完全性房室传导阻滞，心电图表现为 P 波与 QRS 波毫无关系（PR 间期不固定），各保持自身的节律，心房率高于心室率，常伴有交界性（多见）或室性逸搏（图 7-18）。

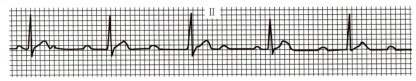

图 7-18　Ⅲ度房室传导阻滞

8. 停用心电监护仪的步骤

（1）病情稳定后，根据医嘱停用心电监护仪。备齐用物，携至患者床前，核对患者及医嘱，向患者解释停用心电监护仪的原因，告诉患者目前心电监护数据和病情情况，取得患者同意后，停用心电监护仪。

（2）先关掉心电监护仪电源开关，撤去血压计袖带，并观察缠绕袖带处皮肤情况。

（3）依次取下电极片，撤去导联线，取下电极片的过程中擦净导电糊，清洁患者皮肤。

（4）取下血氧饱和度传感器，并观察手指情况。

（5）整理床单元，询问患者需要。

（6）整理用物。

（7）准确记录停止心电监护仪的时间，以及患者停用心电监护仪时的生命体征情况，在确定患者无其他问题时离开病房。

9. 临床应用中常见的问题及原因

（1）报警显示导联脱落：显示的内容包括电极脱落、导联线与电极片脱落、导联线与主机端口脱落以及导联线内部导丝断裂。

（2）心电图人为干扰原因：当患者因寒战、紧张等造成肌肉颤动时，形成的波形类似于房颤波。因此，在行心电监护时，应排外肌电干扰、运动干扰、电极接触干扰以及外电设备等因素的干扰。

（3）心电监护无波形：可脱脂后，重新更换电极片。

（4）心电监护有波形无心率值：选择监护中心率的来源。

（5）误报警的原因：造成误报警的因素包括各种参数上、下界限调整不合格；心梗急性期及高血钾患者同时感知 R 波和 T 波，误报心率高 1 倍；外界干扰因素。

10. 监护仪的保养与消毒

（1）监护仪应放置于通风、干燥处，所用交流电保持电压（220±22）V，减少与高功率电器一起使用。

（2）保持仪器外部清洁无尘，定期用非腐蚀性洗涤剂清洁仪器外壳和电缆线，注意勿让液体流入机器内部。

（3）避免频繁开关仪器，若患者只是暂停监护仪，只需摘除监护电极扣便可，不必关机。

（4）工作人员在操作前需洗手，修剪指甲，以免损坏触摸按键或荧光屏。

（5）若打印的心电图太淡或深浅不一，可用沾有酒精的棉球清洗打印头表面，以去除上面残留的纸屑。

（6）监护仪的清洁：①关闭监护仪，断开与交流电的连接。②使用柔软的棉球，吸附适量的清洁剂，如 10% 的漂白液或肥皂水等，擦拭显示屏和设备的表面，必要时可用清洁的干布擦去多余的清洁剂。③用 75% 酒精擦拭电缆外表面及血氧探头表面，注意不要使液体流入电缆插头处，不可将探头全部浸入液体中。④血压袖带的清洁方法为：先拿掉橡胶袋，用肥皂水清洗，漂洗干净后在空气中晾干。特殊情况下可用 75% 酒精浸泡 30 min 后，再用清水漂洗后在空气中晾干。晾干后重新插入橡胶袋。

（7）不可用强溶剂，绝不可将任何部件直接浸泡在液体中，不要让液体进入监护仪的内部或任何接口。如若不小心将液体泼洒到监护仪上，应立即用干布擦干。

（8）若电缆有变质或损坏现象，应及时予以更换。

二、有创血流动力学监测

（一）中心静脉压测量

中心静脉压（central venous pressure，CVP）是指血液流经右心房及上、下腔静脉交界处的压力，正常值为 0.6~1.2 kPa（6~12 cmH$_2$O）。中心静脉压的大小取决于心脏射血能力和静脉回心血量之间的相互关系。若心脏射血能力强，能将回心的血液及时射到动脉内，中心静脉压则低。反之，由心力衰竭等原因造成的射血能力下降则会导致中心静脉压变高。中心静脉压监测在临床已得到广泛应用，以评估血容量、前负荷及右心功能。

1. 适应证

（1）急性循环衰竭患者，测定中心静脉压借以鉴别是否血容量不足，抑或心功能不全。

（2）需要大量补液、输血时，借以监测血容量的动态变化，防止发生循环负荷超重的危险。

（3）拟行大手术的危重患者，借以监测血容量维持在最适当水平，更好耐受手术。

（4）血压正常而伴少尿或无尿时，借以鉴别少尿为肾前性因素（脱水），抑或为肾性因素（肾功能衰竭）。

2. 禁忌证

(1) 穿刺部位皮肤有感染者。

(2) 凝血功能异常者。

3. 操作方法——开放式测量

(1) 操作前准备。

①评估患者。

a. 全身情况：患者的年龄、病情、意识状态及生命体征等。

b. 局部情况：中心静脉置管通畅情况，置管部位有无红肿、硬结、分泌物等。

②患者准备：测量前 10～15 min 无咳嗽、吸痰、呕吐、躁动、抽搐。

③操作者准备：衣帽整齐，修剪指甲，洗手和戴口罩。

④物品准备：无菌生理盐水、网兜、输液器、三通管、静脉输液延长管、压力刻度尺、直尺、无菌玻璃安瓿、胶布、输液架、无菌剪。

⑤环境准备：整洁，安全。

(2) 操作步骤。

①将输液架放置患者床旁，嘱患者平卧，用直尺零点对准右侧腋中线第 4 肋间，相当于右心房水平，确定零点校零，再把压力刻度尺贴于输液架上（胶布条为 30 cm）。

②用无菌剪剪 30 cm 输液导管作为测压管，测压管上端用无菌玻璃安瓿保护，并固定在压力刻度尺上。

③将三通管前后两端分别与中心静脉管（近心端连接股静脉、颈静脉穿刺的双单腔输液管的主管）和输液器相连，侧端连接测压管，排尽空气。

④固定三通管。三通管固定在零点位置，注意要固定稳妥牢固，防止导管脱落造成出血。

⑤转动三通，开通输液器与测压管，将无菌生理盐水通过输液器注入测压管内，液面高度应比评估的高出 2～4 cmH$_2$O（不能将水注出测压管）。

⑥再次转动三通管，使测压管与中心静脉管相通，同时打开中心静脉置管处三通管测压。

⑦当测压管内的液面下降至不能下降时，对应的刻度尺上的数字即为当时的 CVP 值。

⑧测压完毕后，要及时将深静脉置管处三通转到输液位置，继续补液，以免堵塞静脉（图 7-19）。

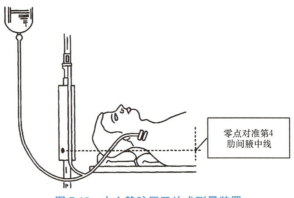

零点对准第4
肋间腋中线

图 7-19　中心静脉压开放式测量装置

4. 操作方法——封（密）闭式测量

（1）操作前准备。

①评估患者。

a. 全身情况：患者的年龄、病情、意识状态及生命体征等。

b. 局部情况：中心静脉置管通畅情况，置管部位有无红肿、硬结、分泌物等。

②患者准备：测量前 10～15 min 无咳嗽、吸痰、呕吐、躁动、抽搐。

③操作者准备：衣帽整齐，修剪指甲，洗手和戴口罩。

④物品准备：一次性压力传感器、压力导联线、肝素稀释液或无菌生理盐水、弯盘、无菌巾、碘酒、酒精、无菌棉签、无菌持物镊子、加压包、10 mL 注射器。

⑤环境准备：整洁，安全。

（2）操作步骤。

①将导线连接于压力模块上。

②设置监护仪 CVP 通道、报警限及标度。

③将肝素稀释液或生理盐水注入压力包内，加压 150～300 mmHg，并悬挂于输液架上。

④消毒肝素稀释液或生理盐水瓶口，将一次性压力传感器冲管端插入液面下，打开冲管阀排气。

⑤将一次性压力传感器与导线连接。

⑥患者取平卧位，暴露中心静脉导管。

⑦在中心静脉接口处铺无菌巾（戴无菌手套）。

⑧关闭 CVP 导管开关，打开 CVP 接口，消毒管端。

⑨接生理盐水注射器，打开开关，抽回血。

⑩判断 CVP 导管是否通畅，检查 CVP 导管的深度。

⑪将一次性压力传感器与 CVP 导管连接，并冲管。

⑫将传感器置于患者右心房水平（即第 4 肋间腋中线）。

⑬归零：先将传感器通向患者端关闭，使传感器与大气相通，按归零键。

⑭屏幕显示归零结束，关闭大气端，将传感器与 CVP 导管相通。

⑮观察屏幕 CVP 典型波形，稳定后记录参数（图 7-20）。

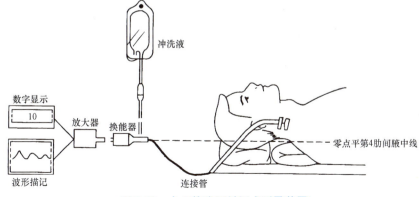

图 7-20 中心静脉压封闭式测量装置

5. 注意事项

（1）CVP 管可作为输液途径，未测压时可保持持续输液。

（2）测量时，只能通过液面下降测压，不可让静脉血回流入监测导管。

（3）防进气。当 CVP 为负值时，很容易吸入空气，导致空气栓塞。

（4）防感染。穿刺部位每日消毒 1 次，测压管每日更换。有污染时，随时更换。在中心静脉置管与补液通道的三通处应用无菌纱布覆盖。

（5）监测时，嘱患者平卧，使零点与患者右心房保持在同一水平上，患者改变体位时要重新调节零点。

（6）监测 CVP 的补液通道不能输入血管活性药物，以免测压时药物输入中断或输入过快引起病情变化。

（7）如使用呼吸机正压通气 PEEP 治疗，吸气压大于 245 kPa（25 cmH$_2$O）时，胸膜腔内压增加，会影响 CVP 值，测压时可暂脱呼吸机。

（8）咳嗽、吸痰、呕吐、躁动、抽搐均影响 CVP 值，应在安静 10～15 min 后监测。

（9）如怀疑有管腔堵塞，不能冲注，先回抽，当无法抽吸动时，只能拔除，以防止血块栓塞。拔除深静脉置管后，需按压穿刺处 10 min 以上，用无菌纱布覆盖，保护穿刺点。

（10）CVP 高于或低于正常范围时，应及时报告医生进行处理。

6. 同时监测 CVP 与 BP 的比较意义见表 7-1。

表 7-1　补液与 CVP 和 BP 的关系

CVP	血　压	原　　因	处　理
低	低	血容量不足	充分补液
低	正常	血容量轻度不足	适当补液
高	低	心功能不全/容量相对过多	强心，舒张血管
高	正常	容量血管收缩	舒张血管
正常	低	CO 低，容量相对不足	补液试验

7. 影响 CVP 监测的因素

（1）病理因素：CVP 升高见于右心及全心衰竭、心房颤动、肺梗死、支气管痉挛、输血补液过量、纵隔压迫、张力性气胸及血胸、各种慢性肺部疾病、心包填塞、缩窄性心包炎及导致胸腔内压升高的其他疾病等；CVP 降低的原因有失血、脱水引起的低血容量、周围血管张力减退等。

（2）神经体液因素：交感神经兴奋导致静脉张力升高，体内儿茶酚胺、抗利尿激素、肾素和醛固酮等分泌增加，均可引起 CVP 不同程度升高；低压感受器作用加强，使血容量相对减少和回心血量不足，会导致 CVP 降低。

（3）药物因素：快速补液，输入去甲肾上腺素等血管收缩药物，CVP 会升高。用血管扩张药或右心功能较差患者应用洋地黄改善心功能后，在输入 5% 葡萄糖或脂肪乳后测压，CVP 会降低，所以冲管时要用等渗液。

（4）其他因素：缺氧、肺血管收缩、气管插管、气管切开、患者挣扎或骚动、胸膜腔内压升高、腹腔手术和压迫等会使 CVP 升高；麻醉过深或椎管内麻醉时，零点位置不正确，体位偏高，CVP 会偏低；气管插管过深至右心室，CVP 会偏低，过浅 CVP 偏高；三通过多，气泡等都会影响 CVP 的值。

（二）有创动脉血压监测

有创直接动脉血压的监测是将动脉导管置入动脉内直接测量动脉内血压的方法。它在临床麻醉和 ICU 中的应用日益增多，早期用水银或弹簧血压计测压装置，只能测量出动脉平均压。随着器材的改进和现代化电子技术的发展，已可测量血管内整个心动周期的压力变化，通过换能器把机械性的压力波转变为电子信号，经放大由示波屏直接显示动脉压力波形和由数字标出 SBP、DBP、MAP 的数值，并可连续记录、储存，供分析研究。

1. 适应证

（1）各类危重患者，如循环机能不全、体外循环下心内直视手术、大血管外科及颅内手术等患者，均需连续监测周围动脉内压力。

（2）严重低血压、休克和需反复测量血压的患者，以及用间接法测压有困难或脉压狭窄难以测出时，采用直接动脉内测压，即使压力低至 30～40 mmHg，亦可准确地测量。

（3）术中血流动力学波动大，患者需用血管收缩药或扩张药治疗时，连续监测动脉内压力，不但可保证测压的准确性，且可及早发现使用上述药物引起的血压突然变化，如嗜铬细胞瘤手术。

（4）术中需进行血液稀释、控制性降压的患者。

（5）染料稀释法测量心排血量时，由周围动脉内插管连续采取动脉血样分析染料的浓度。

（6）需反复采取动脉血样作血气分析和 pH 测量的患者，为减少采取动脉血样的困难，以及频繁的动脉穿刺引起的不适和损伤，一般也主张作动脉内插管，既可对循环动力学进行监测，又可在患者稳定状态下采样，以提高测量数据的准确性。

2. 禁忌证

（1）严重的凝血疾病。

（2）严重的血小板减少症。

（3）穿刺局部的组织感染或血管病变严重。

（4）Allen 试验阳性者。

3. 穿刺部位

周围浅表动脉只要内径够大、可扪到搏动，均可供插管。具体选用何处动脉要结合手术部位、麻醉和手术时患者体位、局部动脉通畅情况以及预计留管的时间等综合考虑。原则上应该选择即使插管引起局部动脉阻塞，其远端也不会发生缺血性损害的动脉。桡动脉常为首选，此外肱、腋、尺、股和足背动脉均可采用。

（1）桡动脉：最常用左侧。在腕部桡侧腕屈肌腱的外侧可清楚摸到桡动脉搏动。由于此动脉位置表浅，相对固定，因此穿刺插管比较容易。桡动脉与尺动脉在掌部组成掌深、浅血管弓，形成平行的血流灌注。桡动脉插管后发生了阻塞或栓塞，只要尺动脉平行循环良好，手部血流灌注不会引起障碍。因此在作桡动脉插管前应测试尺动脉供血是否畅通。清醒患者可用改良的 Allen 试验法测试。操作步骤如下：

①患者若手部寒冷，应先将手浸于温水中，使动脉搏动更清楚，且便于察看手掌部的颜色。

②测试者用手指压迫桡动脉，终止血流；嘱患者将手举过头部并做握拳、放松动作数次，然后紧紧握拳。

③保持对桡动脉的压迫，嘱患者将手下垂，并自然伸开。

④手、掌部颜色由苍白转红的时间。若尺动脉畅通和掌浅弓完好，转红时间多在 3 s 左右，最长也不超过 6 s。若颜色恢复延迟至 7～15 s 为可疑，说明尺动脉充盈延迟、不畅。当手部颜色在 15 s 以上仍未变红，说明尺动脉血供有障碍。

⑤测定桡动脉通畅情况可重复以上试验，用压迫尺动脉代替对桡动脉的压迫。

对于不能配合的患者如幼儿、意识不清和全麻后患者，可采用多普勒血流检测仪或手指体积描记图以判断手掌部的血流供应及平行循环供血情况。遇有尺动脉血供不足，应避免作桡动脉插管。但据最近国外对 1 699 例患者统计，其中有 3.9% 的患者提示尺动脉血供不足，但仍进行了桡动脉插管，结果并未发生明显的血流异常或手部缺血性损害。应该指出，对于老年、周围血管硬化者，无选择性地进行桡动脉插管测压，有可能造成手部供血不足和组织坏死，不得不慎重。

（2）肱动脉：在肘窝部容易摸到，外侧是肱二头肌肌腱，内侧是正中神经，通常由此处作穿刺插管。在肘关节部位肱动脉与远端的尺、桡动脉之间有侧支循环，遇有侧支循环不全，肱动脉完全阻塞的后果是严重的，会影响前臂和手部的血供。早年经由肱动脉插入导管后可有 17% 的患者出现肱动脉阻塞，其中 2/3 可无症状。近年由于测压导管管径细，留置时对肱动脉内血流影响小，对内膜损伤轻微，因此在肱动脉内一般不会形成血栓，但冲洗时导管内的凝血块脱落，或不慎误入空气泡，就可随血流阻塞远端的尺、桡动脉，引起血流异常的发生率可高达 41%。采用连续冲洗预防血凝，可增加肱动脉插管的安全性。

（3）腋动脉：腋窝部腋动脉远近之间有广泛的侧支循环，腋动脉结扎或血栓形成并不会引起远端肢体的血流障碍。腋动脉管径粗，靠近主动脉，即使周围动脉收缩搏动摸不清，腋动脉常维持其压力和搏动，有利于穿刺。一般在腋窝的最高点，摸清动脉搏动，直接经皮穿刺并不困难。需要时可将导管插入 15～20 cm，使管端达主动脉弓以直接测量主动脉内压力，记录压力波形和由此估计患者的心排血量。经此动脉插管不但成功率高，且患者舒适、方便，即使较长时间留管，并发症发生也只在 0.1%～0.2%，均无肢体或手指坏死，值得推广。但冲洗时务必防止血凝块、其他颗粒物质或空气误入而引起脑血管栓塞。此外，穿刺时如果发生血肿，可引起神经压迫损伤。遇此情况应作紧急探查，必要时作减压手术。

（4）尺动脉：可代替桡动脉插管，特别是经 Allen 试验证实手部血供以桡动脉为主者，选用尺动脉可提高安全性，但成功率较低。

（5）股动脉：位于腹股沟韧带中点的下方，外侧是股神经，内侧是股静脉。血管搏动清楚，穿刺成功率高，但管理不方便，潜在的感染机会较大，不适宜较长时间保留导管，

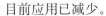

目前应用已减少。

（6）足背动脉：是胫前动脉的延续，在伸拇长肌腱外侧向下平行至足背部皮下。足底外侧动脉是胫后动脉的终末支，是供应足部的另一主要动脉，胫前、后动脉在足部建立动脉弓，足背动脉插管前要了解胫后动脉的血供情况，以免引起蹋趾缺血性坏死。方法是压迫、阻断足背动脉，然后压迫蹋趾甲数秒钟使大蹋趾变苍白，放松对趾甲的压迫，观察趾甲颜色转红的情况。若颜色迅速恢复，说明有良好的侧支血流，进行足背动脉穿刺插管是安全的。一般穿刺成功率可达 70％～80％，血栓发生率也较桡动脉为低；可与桡动脉交替选用。但有 5％～12％的患者足背动脉摸不清，且常是双侧性的。

（7）其他：新生儿抢救可经脐动脉插管。经颞浅动脉插管，即使形成血栓也不会引起组织缺血的危险，感染机会也少，但需在耳前作切口，显露动脉后穿刺常有困难。

下面以经皮桡动脉穿刺置管为例介绍动脉穿刺测压流程。

4. 操作程序

（1）操作前准备。

①评估患者。

a. 全身情况：患者的年龄、病情、意识状态和生命体征等情况。

b. 局部情况：穿刺部位局部皮肤情况；检查尺动脉侧支循环情况，Allen 试验阴性者，可行桡动脉置管。

c. 心理状态：患者有无紧张、焦虑和恐惧等心理反应。

②患者准备：了解操作目的和意义，以及注意事项。

③操作者准备：衣帽整洁、洗手。熟悉穿刺动脉的生理解剖和动脉穿刺操作技术。

④用物准备。

a. 动脉套管针（根据患者血管粗细选择）、12 号或 16 号普通针头、5 mL 注射器、无菌手套、无菌治疗巾及 1％普鲁卡因。

b. 动脉测压装置：合适的动脉导管、充满液体带有开关的压力连接管、压力换能器、连续冲洗系统、电子监护仪。

c. 常规无菌消毒盘。

d. 其他用物：小夹板及胶布等。

⑤环境准备：环境清洁，减少人员走动。

（2）操作步骤。

①核对患者：备齐用物携至床旁，查对床号和姓名。做好解释和安慰工作，以取得患者合作。

②体位：患者取平卧位，前臂伸直，掌心向上并固定，腕部垫一小枕，手背屈曲 60°。

③摸清桡动脉搏动，常规消毒皮肤，术者戴无菌手套，铺无菌巾，在桡动脉搏动最清楚的远端用 1％普鲁卡因做浸润局麻至桡动脉两侧，以免穿刺时引起桡动脉痉挛。

④在腕褶痕上方 1 cm 处摸清桡动脉后，用粗针头穿透皮肤做一引针孔。

⑤用带有注射器的套管针从引针孔处进针，套管针与皮肤呈 30°，与桡动脉走行相平行进针，当针头穿过桡动脉壁时有突破坚韧组织的脱空感，并有血液呈搏动状涌出，证明穿

刺成功。此时即将套管针放低，与皮肤呈 10°，再将其向前推进 2 mm，使外套管的圆锥口全部进入血管腔内，用手固定针芯，将外套管送入桡动脉内并推至所需深度，拔出针芯。

⑥固定好穿刺针，必要时用小夹板固定手腕部。

⑦将外套管连接测压装置（图 7-21），将压力传感器置于无菌治疗巾上防止污染。每 24 h 局部消毒并更换 1 次治疗巾。

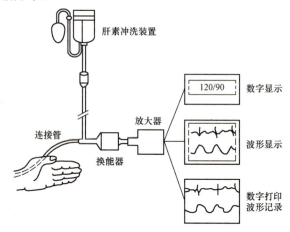

图 7-21　有创动脉血压监测

5. 动脉内压力波形的识别与分析

正常动脉压力波分为升支、降支和重搏波。升支表示心室快速射血进入主动脉，至顶峰为收缩压，正常值为 100～140 mmHg；降支表示血液经大动脉流向外周，当心室内压力低于主动脉时，主动脉瓣关闭与大动脉弹性回缩同时形成重搏波。之后动脉内压力继续下降至最低点，为舒张压，正常值为 60～90 mmHg。从主动脉到周围动脉，随着动脉管径和血管弹性的降低，动脉压力波形也随之变化，表现为升支逐渐陡峭，波幅逐渐增加，因此股动脉的收缩压要比主动脉高，下肢动脉的收缩压比上肢高，舒张压所受的影响较小，不同部位的平均动脉压比较接近（图 7-22）。

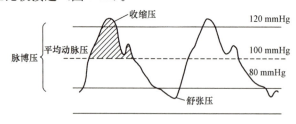

图 7-22　动脉血压及其波形

6. 护理要点

（1）严防动脉内血栓形成：除以肝素生理盐水持续冲洗测压导管外，尚应做好以下几点。

①每次经测压管抽取动脉血后，均应立即用肝素生理盐水进行快速冲洗，以防凝血。

②导管内如有血块堵塞应及时予以抽出，切勿将血块推入，以防发生动脉栓塞。

③动脉置管时间长短也与血栓形成呈正相关，在患者循环功能稳定后，应及早拔出。

④防止导管漏液，测压导管的各个接头应连接紧密，压力袋内肝素生理盐水袋漏液时，应及时更换，各个三通应保持良好性能，以确保肝素生理盐水的滴入。

（2）保持测压导管通畅。

①妥善固定套管、延长管及测压肢体，防止导管受压或扭曲。

②应使三通开关保持在正确的方向。

（3）严格执行无菌技术操作。

①穿刺部位每24 h用安尔碘消毒及更换敷料1次，并用无菌透明贴膜覆盖，防止污染。局部污染时应按上述方法及时处理。

②自动脉测压管内抽血化验时，导管接头处应用安尔碘严密消毒，不得污染。

③测压导管系统应始终保持无菌状态。

（4）防止气栓发生：在调试零点，取血等操作过程中严防气体进入桡动脉内造成气栓形成。

（5）防止穿刺针及测压管脱落：穿刺针与测压管均应固定牢固，尤其是患者躁动时，应严防被其自行拔出。

（6）测压时注意事项：直接测压与间接测压之间有一定的差异，一般认为直接测压的数值比间接测压高出5～20 mmHg；不同部位的动脉压差，仰卧时，从主动脉到远心端的周围动脉，收缩压依次升高，而舒张压依次降低；肝素稀释液冲洗测压导管，防止凝血的发生；校对零点，换能器的高度应与心脏在同一水平；采用换能器测压，应定期对测压仪校验。

7. 并发症监护

（1）远端肢体缺血：引起远端肢体缺血的主要原因是血栓形成，其他如血管痉挛及局部长时间包扎过紧等也可引起。血栓的形成与血管壁损伤、导管太硬太粗及置管时间长等因素有关，监护中应加强预防。具体措施如下：

①桡动脉置管前需做Allen试验，判断尺动脉是否有足够的血液供应。

②穿刺动作轻柔稳准，避免反复穿刺造成血管壁损伤，必要时行直视下桡动脉穿刺置管。

③选择适当的穿刺针，切勿太粗及反复使用。

④密切观察术侧远端手指的颜色与温度，当发现有缺血征象如肤色苍白、发凉及有疼痛感等异常变化，应及时拔管。

⑤固定置管肢体时，切勿行环形包扎或包扎过紧。

（2）局部出血血肿：穿刺失败及拔管后要有效地压迫止血，尤其对应用抗凝药的患者，压迫止血应在5 min以上，并用宽胶布加压覆盖。必要时局部用绷带加压包扎，30 min后予以解除。

（3）感染：动脉置管后可并发局部感染，严重者也可引起血液感染，应积极预防。

①所需用物必须经灭菌处理，置管操作应在严格的无菌技术下进行。

②置管过程应加强无菌技术管理。

③加强临床监测，每日监测体温 4 次，查血象 1 次。如患者出现高热、寒战，应及时寻找感染源。必要时，取创面物培养或做血培养以协助诊断，并合理应用抗生素。

④置管时间一般不应超过 7 d，一旦发现感染迹象应立即拔除导管。

第二节　呼吸系统功能监测

呼吸系统功能监测是重症监护过程中极其重要的一个环节，因为呼吸是细胞与其周围环境间进行气体交换的重要过程。患者的通气功能、换气功能、呼吸运动情况等都是呼吸功能监测的基本内容，了解危重症患者通气与换气的动态变化，便于病情观察及对呼吸治疗的有效性做出合理的评价。

一、 呼吸运动监测

（一）呼吸频率

呼吸频率（respiratory rate，RR）是指每分钟的呼吸次数，反映患者通气功能及呼吸中枢的兴奋性，是呼吸功能监测中最简单的、最基本的监测项目。可用简单的目测计数，也可以用仪器测定。正常成人 RR 为 16～20 次/min，小儿随年龄减小而增快，如成人 RR<6 次/min 或>35 次/min 均提示呼吸功能障碍。

（二）呼吸幅度、 呼吸节律及呼吸周期的吸呼比率

1. 呼吸幅度　呼吸运动是由膈肌和肋间肌的收缩和松弛来完成的，正常情况下吸气为主动运动，呼气为被动运动，此时肺脏弹力回缩，胸廓缩小。吸气时可见胸廓前部肋骨向上外方移动，膈肌收缩，使腹部向外隆起，而呼气时则前部肋骨向下内方移动，膈肌松弛，腹部回缩。正常男性和儿童的呼吸以膈肌运动为主，胸廓的下部及上腹部的动度较大，而形成腹式呼吸；女性呼吸则以肋间肌的运动为主，故形成胸式呼吸。实际上这两种运动均不同程度的同时存在。某些疾病可使呼吸形式发生改变，如肺部疾病或骨折时，胸式呼吸减弱而腹式呼吸增强。腹膜炎或腹腔内巨大肿瘤，膈肌向下运动受限，则腹式呼吸减弱而胸式呼吸增强。

2. 呼吸节律　指呼吸的规律性，正常呼吸应是节律自然而均匀。常见的异常呼吸类型有：

（1）潮式呼吸：又称陈施（Cheyne-Stones）呼吸，是一种由浅慢逐渐变为深快，然后再转为浅慢，随之出现一段呼吸暂停后，又开始上述变化的周期性呼吸。产生机制是：由于呼吸中枢的兴奋性降低，使调节呼吸的反馈系统失常。只有严重缺氧，二氧化碳严重潴留，才能刺激呼吸中枢，产生深快呼吸，待二氧化碳排出后，呼吸中枢失去有效刺激，呼吸变为浅慢直至暂停，周而复始。多发生于中枢神经系统疾病，如脑炎、脑膜炎、颅内压

增高及某些中毒（如巴比妥中毒）。老年人深睡时也可发生，此为脑动脉硬化、中枢神经供血不足的表现。

（2）间停呼吸：又称 Biots 呼吸，表现为有规律呼吸几次后，突然停止一段时间，又开始呼吸，即周而复始的间停呼吸。产生机制同潮式呼吸，预后多不良，多在临终前发生。

（3）点头运动：又称胸锁乳突性呼吸。表现为头随呼吸上下移动，是呼吸中枢衰竭的表现。

（4）抑制性呼吸：胸部发生剧烈疼痛所致吸气相突然中断，呼吸运动短暂地突然受到抑制，表情痛苦，呼吸较正常浅而快。常见于急性胸膜炎、肋骨骨折及胸部严重外伤等。

（5）叹气样呼吸：一段正常节律中插入一次深大呼吸，并常伴有叹息声，多为功能性改变，见于神经衰弱、精神紧张或抑郁症。若反复发作叹气样呼吸，则是临终前的表现。

（6）呼吸过度：呼吸的深度增加但有规则，多见于剧烈运动、情绪激动或过度紧张、严重代谢性酸中毒。当严重代谢性酸中毒时，细胞外液碳酸氢根不足，pH 降低，通过肺脏排出 CO_2 进行代偿，以调节细胞外酸碱平衡，故出现深而慢的呼吸，多见于糖尿病酮症酸中毒和尿毒症酸中毒，又称为 Kussmaul 呼吸。

（7）呼吸浅快：常见于呼吸肌麻痹、胸肺部疾患、休克、腹水、肥胖等。

3. 呼吸周期的吸呼比率　又称吸呼比，指一个呼吸周期中吸气时间与呼气时间之比。正常为 $1:1.5\sim1:2$，吸呼比的变化反映肺的通气与换气功能。可通过目测或使用人工呼吸机（非控制性呼吸）呼吸活瓣的运动情况进行评估，精确测量时需通过呼吸功能检测仪来测定。

二、 呼吸功能监测

（一）肺容量监测（静态肺容量）

在呼吸运动过程中，根据肺和胸廓扩张和回缩的程度、肺内容纳气量产生的相应改变，分为彼此互不重叠的 4 种基础容量和由 2 个或 2 个以上基础容量组成的 4 种叠加容量。它们的相互关系见图 7-23。这 8 种容量均属于静态肺容量，是肺呼吸功能监测的基本项目。

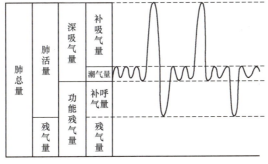

图 7-23　肺容量及其组成

1. 潮气量（tidal volume，TV）　指静息状态每次吸入或呼出的气量。正常值 8～12 mL/kg。严格地说，TV 的吸入量和呼出量并不相等，因 O_2 摄入量大于 CO_2 排出量，故吸入 TV 稍大于呼出 TV，但差别有限，一般用肺量计测定时可忽略不计。TV 与年龄、性别、体表面积、呼吸习惯、机体新陈代谢率有关。TV 反映人体静息状态下的通气功能，在使用呼吸机时还可通过测定吸气与呼气 TV 的差值反映出呼吸导管的漏气情况。

2. 补吸气量（inspiratory reserve volume，IRV）　指平静吸气后再吸入的气量。正常成人 2 500～2 600 mL。它反映肺的吸气储备功能、胸廓弹性及气道通畅情况。

3. 补呼气量（expiratory reserve volume，ERV）　指平静呼气后所能呼出的最大气量。正常成人约 1 000 mL。ERV 反映肺的气储备功能。在仰卧、肥胖、妊娠、腹水肠胀气时 ERV 减少。

4. 残气量（residual volume，RV）　指最大呼气后肺内残留的气量。

5. 深吸气量（inspiratory capacity，IC）　指平静呼气后能吸入的最大气量。IC＝TV＋IRV，正常成人约 3 000 mL。

6. 功能残气量（functional residual capacity，FRC）　指平静呼气后肺内残留的气量。FRC＝RC＋ERV。FRC 在生理上起着稳定肺泡气体分压的缓冲作用，减少了通气间歇对肺泡内气体交换的影响。如果没有 FRC，呼气末期肺泡将完全陷闭，流经肺泡的血液在陷闭的瞬时，将失去与肺泡进行气体交换的机会，就会产生静-动脉分流。但若 FRC 增加提示肺泡扩张，FRC 减少说明肺泡缩小或陷闭。

7. 肺活量（vital capacity，VC）　指最大吸气后能呼出的最大气量。VC＝IRV＋TV＋ERV，正常人约 4 500 mL。VC 反映了的呼吸代偿功能。VC 受呼吸肌强弱、肺组织和胸廓弹性及气道通畅程度的影响。

8. 肺总量（total lung capacity，TLC）　指深吸气后肺内所含的气量。TLC＝VC＋RC，正常成人为 5 500～6 000 mL。肺气肿时 TLC 增加，在肺不张、肺纤维化、胸腔积液、气胸、气腹等情况下 TLC 减少。

不同肺疾患时的肺容量变化见表 7-2。

表 7-2　不同肺疾患时的肺容量变化

肺容量	限制性疾患	阻塞性疾患	神经肌肉疾患
VC	减低	正常或减低	减低
FRC	减低	增高	正常
RV	减低	增高	增高或正常
TLC	减低	正常或减低	减低或正常
RV/TLC	减低	增高	不等

（二）通气功能监测

通气功能监测又称动态肺容量测定，是指单位时间内随呼吸运动进出肺的气量和速度，主要反映气道的状态。

1. 每分通气量（minute ventilation，V_E，MV）　指在静息状态下每分钟吸入或呼出的气体总量。$V_E = V_T \times RR$，正常成人约为 6 L/min，严重缺氧和紧张、恐惧等精神、神经因素能使每分通气量增加。通常每分通气量大于 10 L/min 提示通气过度，小于 3 L/min 则通气不足。行机械通气治疗时，V_E 需高于一般情况 20%。

2. 肺泡通气量（alveolar ventilation，V_A）　指每分钟吸入气量中到肺泡进行气体交换的有效通气量。由于无效腔的存在，V_E 并不能代表真正进入肺泡的气体量。$V_A = (V_T - V_D) \times RR$，正常值为 4.2 L/min，反映肺真正的气体交换量。

3. 用力肺活量（forced vital capacity，FVC）和用力呼气量（forced expiratory volume，FEV）　FVC 指深吸气（吸气至 TLC 位）后用最快速度、最大用力呼气所能呼出的最大气量。FEV 指根据 FVC 计算出一定时间内所呼出的气量及占用力肺活量的百分比，表示为 FEV/FVC。正常者 FVC 在 3 s 内呼完，$FEV_1/FVC > 70\%$。在第 1、2 s 呼完表示限制性通气障碍，呼气延长表示阻塞性通气障碍。$FEV_1/FVC < 70\%$，说明气流阻塞，见于阻塞性肺病。FEV_1 大于正常值，提示限制性通气功能障碍。

4. 最大通气量（maximum voluntary ventilation，MVV）　指尽力做深快呼吸时，每分钟所能吸入或呼出的最大气量。一般测量 15 s 最深最快的呼出或吸入气量，再换算成每分钟最大通气量。MVV 减少，可能有气道阻塞性肺疾病；肺水肿、肺实变、肺纤维化；胸廓和神经肌肉疾病如脊柱后侧突、膈神经麻痹等。

（三）换气功能监测

1. 一氧化碳弥散量（DL_{CO}）　指一氧化碳在肺泡肺毛细血管膜两侧的分压差为 1 mmHg 时，1 min 内透过界面的气体量（mL）。DL_{CO} 反映气体通过肺泡毛细血管界面的能力，它取决于肺泡毛细血管膜的面积和肺毛细血管容积。在以血红蛋白水平校正后，DL_{CO} 小于预计值的 80%，提示弥散缺陷。

2. 肺泡-动脉血氧分压差 $[P_{(A-a)}O_2]$　是一项换气功能的指标，无法直接从血气分析的结果中测得，一般可在血气分析的基础上，依公式计算得出。其正常值为 15~30 mmHg，但可受年龄因素的影响。$P_{(A-a)}O_2$ 测定的主要临床价值在于有助于对低氧血症的产生原因的分析，如有弥散障碍、通气与血流灌注比例失调时，除 PaO_2 下降外，$P_{(A-a)}O_2$ 可增高，而通气不足的患者虽 PaO_2 下降，但 $P_{(A-a)}O_2$ 正常。

3. 肺内分流率（Q_s/Q_t）　肺内分流指心排血量不经过肺毛细血管而直接进入体循环中的血流。Q_s/Q_t 是判断肺内分流最准确的指标，可反映肺内通气与血流灌注比例是否正常。Q_s/Q_t 的精确值需要通过肺动脉导管取混合静脉血来测定，亦可经光导混合静脉血氧饱和度仪连续动态观察。Q_s/Q_t 正常值为 3%~5%。分流增加可见于以下情况：①先天性心脏病，左至右分流；②肺不张与肺萎缩；③肺部感染；④肺水肿；⑤急性呼吸窘迫综合征（ARDS）。

4. 氧合指数（PaO_2/FiO_2）　正常值为 500 mmHg，当肺弥散功能正常时，PaO_2 随 FiO_2 的升高而相应升高。若随 FiO_2 升高，PaO_2 不能相应升高，除提示患者有一定程度肺弥散功能障碍外，主要提示患者可能存在不同程度的肺内分流所致的低氧血症。$PaO_2/FiO_2 <$

300 mmHg 时，考虑急性肺损伤；$PaO_2/FiO_2<200$ mmHg 时，考虑急性呼吸窘迫综合征。

5. 无效腔率（V_D/V_T）　　无效腔量也称生理无效腔量（voidvolume，V_D），它分为解剖无效腔量和肺泡无效腔量。解剖无效腔量是从口腔到细支气管这部分在呼吸周期中不参与气体交换的量。肺泡无效腔量指肺泡通气良好而相应的血流灌注不良时，气体交换不能充分进行的那部分无效通气量。正常人肺泡无效腔量极小，可以不计。病理情况下，解剖无效腔量一般变化不大（除应用支气管扩张剂以外），故 V_D 主要反映肺泡无效腔量。临床上一般监测 V_D/V_T 的比值，主要临床意义是判断肺泡的无效腔通气，即换气功能。因此，V_D/V_T 主要取决于肺泡通气/血流比率正常。V_D/V_T 正常值为 0.3～0.5，可用呼吸功能监测仪直接测定，也可根据 Bohr 公式计算。V_T 增加，提示肺泡通气/血流比率失调，无效通气量增加。

三、 呼气末二氧化碳监测

呼气末二氧化碳（end-tidal carbon dioxide，$ETCO_2$）监测包括呼气末二氧化碳分压（pressure ofend-tidal CO_2，$P_{ET}CO_2$）和呼气末二氧化碳浓度（concentration of end-tidal CO_2，$C_{ET}CO_2$）。呼出气体二氧化碳波形及其趋势图监测属于无创性监测方法，不仅可以监测通气，也能反映循环功能和肺血流情况。

（一）$P_{ET}CO_2$ 监测的原理

可根据红外线光谱原理、质谱原理或分光原理来测定呼气末部分气体中的 CO_2 分压，其中红外线光谱法应用最为广泛。

（二）$P_{ET}CO_2$ 监测的临床意义

1. 监测通气功能　　无明显心肺疾病的患者 V/Q 比值正常。一定程度上 $P_{ET}CO_2$ 可以反映 $PaCO_2$。$P_{ET}CO_2$ 正常值为 35～45 mmHg。

2. 维持正常通气量　　全麻期间或呼吸功能不全使用呼吸机时，可根据 $P_{ET}CO_2$ 来调节通气量，避免发生通气不足和过度，造成高或低碳酸血症。

3. 确定气管的位置　　$P_{ET}CO_2$ 对于判断导管位置迅速、直观，非常敏感，特别是口腔手术经鼻插管，利用 $P_{ET}CO_2$ 波形导引指导，导管越接近声门口，波形会越明显，以此来指导将导管插入声门。如果导管插入食管，则不能观察到 $P_{ET}CO_2$ 波形。因此，$P_{ET}CO_2$ 对导管误入食管有较高的辅助诊断价值，是证明导管在气管内的方法之一。

4. 及时发现呼吸机的机械故障　　如出现接头脱落、回路漏气、导管扭曲、气管阻塞、活瓣失灵以及其他机械故障等情况，$P_{ET}CO_2$ 图形在临床上可以发生变化。呼吸环路接头脱落、回路漏气常见于气管导管与螺纹管之间的脱落，螺纹管与麻醉机之间的脱落或呼吸囊连接处的脱落，头面部手术的操作容易造成接头处脱落而观察者往往由于遮挡而难以发现，如作了 $P_{ET}CO_2$ 监测，可及时发现二氧化碳波形消失，同时伴有气管压力骤然下降。导管扭曲打折，气道阻塞、活瓣失灵，也会发生二氧化碳波形的消失或明显的下降，同时也会发现气道压力猛增，这时只要能及时发现并排除阻塞就可转危为安。如导管为部分梗阻表现为 $P_{ET}CO_2$ 增高，同时伴有气道压力增高，压力波形变尖，平台降低，应及时解除梗阻。

四、脉搏血氧饱和度监测

脉搏血氧饱和度（pulse oxygen saturation，SpO_2）是用脉搏血氧饱和度仪经皮测得的动脉血氧饱和度值。它是临床常用的评价氧合功能的指标，是临床麻醉和 ICU 常规监测项目之一。脉搏血氧饱和度仪是利用氧合血红蛋白和还原血红蛋白吸收光谱不同设计而成，随着动脉的波动吸收光量，脉搏血氧饱和度监测能及时发现低氧血症，指导机械通气模式和吸入氧浓度的调整。正常值为 96%～100%。SpO_2＜90%，常提示有低氧血症，但一氧化碳中毒时例外。

五、呼吸力学监测

呼吸力学（respiratory mechanics，lung mechanics）是以物理力学的原理和方法对呼吸运动进行研究的一门学科。随着机械通气技术的快速发展及传感器和微计算机技术的进步，床旁呼吸力学监测已在临床广泛应用，熟知不同疾病状态下的呼吸力学特征对指导正确使用机械通气有重要意义。

（一）呼吸压力监测

随着呼吸运动胸腔容量发生变化，会引起一系列的压力变化。

1. 经肺压　指气道开口压与胸膜腔压之间的差值，它反映在相应的肺容量时需要克服肺的阻力，也是产生相应的肺容量变化消耗于肺的驱动压力。通常采用食管囊管法检测食管中下 1/3 交界处附近的压力来反映。

2. 经胸壁压　指胸膜腔压与体表压力的差值，它反映在相应的容量时胸廓的阻力，也是产生相应的胸廓容量变化所消耗的驱动压力。在呼吸肌肉完全放松，气道阻断的条件下，胸膜腔压反映胸壁压。

3. 经呼吸系统压　指呼吸运动过程中所需要克服的整个呼吸系统的总体压力，为经肺压和经胸壁压的总和。

4. 气道内压　指气道开口处的压力，常用于正压通气过程中的监测，通常在呼吸机导管近患者端或口腔处测定。在呼吸过程中的动态变化，通常用气道峰压、平台压和平均气道压等指标来描述。

（1）气道峰压：指用于克服气道阻力和弹性阻力产生潮气量所需的压力，当潮气量固定时，气道峰压增高提示气道阻力和/或肺胸廓的弹性阻力增加。在机械通气期间，应尽量保持其小于 40 mmHg，影响气道峰压的阻力因素包括呼吸机管路阻力、气管内导管阻力、气道阻力、肺弹性阻力和胸壁所致阻力；除此之外，还与吸气流速、潮气量、呼气末正压有关。

（2）平台压：指无气流时维持肺脏充气所需要的压力，用于克服胸肺弹性阻力。与潮气量、胸肺顺应性和 PEEP 有关。若吸入气体在肺内有足够的平衡时间，可近似代表肺泡压的大小，因而平台压与肺损伤的关系较气道峰压更为密切，所以临床上需要严格限制平台压。

（3）气道平均压：指数个周期中气道压的平均值，与影响气道峰压的因素及吸气时间长短有关。

5. 最大吸气压力　是反映呼吸肌吸气力量的指标，正常男性$< -75\ cmH_2O$，女性$< -50\ cmH_2O$。

6. 最大呼气压力　是反映呼吸肌呼气力量的指标，正常男性$> 100\ cmH_2O$，女性$> -80\ cmH_2O$。

7. 内源性呼气末正压（PEEPi）

（1）产生机制：可以用等压点学说来解释。在呼气过程中，肺泡端为上游气道，口腔端为下游气道，从上游气道到下游气道压力逐渐下降，其中必有一点气道内外压力相等，这一点称为等压点。由于呼气阻力增加、顺应性增加及肺实质的破坏，在用力呼气时等压点上移较快，在呼气早期小气道便发生动态闭陷，从而使呼气阻力进一步增加及呼气流速进一步降低，从而发生气流受限。呼气气流受限造成了呼气末肺泡内压高于大气压，导致 PEEPi 的产生。其产生的原因有呼气阻力增加、呼吸系统顺应性增高、呼气时间不足，呼气气流受限等。存在 PEEPi 的临床表现有：胸围增大、呼吸费力、心血管功能恶化而难以用循环系统疾病来解释、通气效果下降、容量控制通气时气道压力升高等。临床定量测定 PEEPi 的方法有两种，一种是呼气末气道阻断法，另一种是在食管放置球囊的方法。

（2）对机体的影响及其临床意义：在正常情况下，只要胸腔内压稍微下降即可产生吸气气流；但存在 PEEPi 时，患者必须首先产生足够的压力克服 PEEPi 才能产生吸气气流，胸腔内压下降量增加，呼吸系统做功增加。并且存在 PEEPi，肺过度扩张，易致肺损伤，尤其在时间常数大的肺泡更易发生。此外，由于 PEEPi 的存在，肺容积及胸腔内压的增高还会对循环系统产生抑制作用，造成右心功能的下降。

（3）临床应用：在 COPD 和支气管哮喘等具有呼气受限的疾病应尽量减少 PEEPi，以避免相关并发症。

具体的方法包括：通过抗炎和解痉等治疗以减少气道阻力和改善肺顺应性，在一定范围内减少每分通气量，合理调节呼气频率和呼吸比以延长呼气时间等。

（二）气道阻力监测

气道阻力是指气流通过气道进出肺泡所消耗的压力，用单位流量所需的压力差所表示，通常分为吸气阻力与呼气阻力。

吸气阻力＝（峰压－平台压）/吸气末流量。正常值为 $5\sim15\ cmH_2O/(L\cdot s)$。

呼气阻力＝（平台压－呼气早期压）/呼气早期流量。正常值为 $3\sim12\ cmH_2O/(L\cdot s)$。

（三）顺应性监测

顺应性是指单位压力改变所产生的容量变化，是反映弹性回缩力大小的指标，根据测量方法不同可分为静态顺应性与动态顺应性。顺应性的计算不但要考虑PEEP对平台压的影响，还必须把PEEPi的影响计算在内。其计算公式为：

$$静态顺应性（Cst）＝TV/（PS－PEEP－PEEPi）$$
$$动态顺应性（Cdyn）＝TV/（PD－PEEP－PEEPi）$$

顺应性降低的原因很多，包括肺僵硬（肺水肿、实变、纤维化、肺不张等）、胸壁僵硬（脊柱侧弯或其他胸壁畸形、肥胖、腹水或腹胀等）、肺受压（气胸、胸腔积液等）和动态肺充气。

六、 动脉血气分析监测

血液气体和酸碱平衡正常是体液内环境稳定、机体赖以健康生存的一个重要方面。血液气体分析可以了解O_2的供应和酸碱平衡状况，是抢救危重患者和手术中监护的重要指标之一。血气分析的标本有采于动脉和静脉血两种，临床上常用动脉血，但两者的差别更能准确地判断组织气体代谢及其伴随的酸碱失调的状况。血气分析标本采集的基本要求：①合理的采血部位（桡动脉、肱动脉、股动脉）；②严格地隔绝空气，采用肝素抗凝血；③标本采集后立即送检，若标本不能及时送检，应将其保存在4 ℃的环境中，但不能超过2 h；④吸氧者若病情允许可停止吸氧30 min后再采血送检，否则应标记给氧浓度或流量。

（一）血气分析的指标

1.动脉血氧分压（PaO_2） 指血液中溶解的氧分子所产生的压力。健康成人的PaO_2随年龄增大而降低，$PaO_2＝100\ mmHg－（年龄×0.33）±5\ mmHg$。并且在机体的不同部位氧分压不同，其中大气道最高，组织细胞最低。

【参考值】95～100 mmHg。

【临床意义】

（1）判断有无缺氧及缺氧的程度。

（2）判断有无呼吸衰竭的指标。若在海平面、安静状态下呼吸空气时PaO_2测定值＜60 mmHg，并可除外其他因素（如心脏内分流等）所致的低氧血症，可诊断为呼吸衰竭。呼吸衰竭根据动脉血气分为Ⅰ型和Ⅱ型。Ⅰ型是指缺氧而无二氧化碳潴留（PaO_2＜60 mmHg，$PaCO_2$降低或正常）；Ⅱ型是指缺氧伴有二氧化碳潴留（PaO_2＜60 mmHg，$PaCO_2$＞50 mmHg）。

2.肺泡-动脉血氧分压差 指肺泡血氧分压（PAO_2）与动脉血氧分压（PaO_2）之差 $[P_{(A-a)}O_2]$，是反映肺换气功能的指标，较PaO_2更为敏感，反映弥散、通气血流比例和动静脉分流的综合影响。正常人$P_{(A-a)}O_2$产生的原因主要是肺内存在生理性分流，正常支气管的静脉血未经氧合而直接进入肺静脉，其次营养心肌的最小静脉血直接进入左心室，使正常左心搏出的动脉血中也有3％～5％的静脉血掺杂。

【参考值】正常人呼吸空气时5～15 mmHg，随年龄增大而增大，但最大不超过30 mmHg。

【临床意义】

（1）$P_{(A-a)}O_2$ 增大伴有 PaO_2 降低：提示肺本身受累所致氧合障碍，主要见于左右分流或肺血管病变使肺内动静脉解剖分流增加致静脉血掺杂；弥漫性间质性肺病、肺水肿、急性呼吸窘迫综合征等所致的弥散障碍；通气血流比例严重失调，如阻塞性肺气肿、肺不张或肺栓塞。

（2）$P_{(A-a)}O_2$ 增大而无 PaO_2 降低：见于肺泡通气量明显增加，而大气压、吸入氧浓度与机体耗氧量不变时。

3. 动脉血氧饱和度　指动脉血氧与血红蛋白的结合程度，即氧合血红蛋白占总血红蛋白的百分比，或血红蛋白结合的氧量与血红蛋白氧容量之比，以公式表示如下：

$$SaO_2 = HbO_2 / 全部 Hb \times 100\% = HbO_2 / 氧容量 \times 100\%$$

一般情况下，每克血红蛋白实际结合 1.34 mL 的氧，有时存在高铁血红蛋白，正铁血红蛋白和其他变性血红蛋白等，因此 SaO_2 难以达到 100%。

【参考值】$95\% \sim 99\%$。

【临床意义】

（1）可作为判断机体是否缺氧的一个指标，但是反映缺氧并不敏感，而且有掩盖缺氧的潜在危险。主要原因为氧合血红蛋白解离曲线（ODC）呈 S 形的特征，即 PaO_2 在 60 mmHg 以上时，曲线平坦，在此段即使 PaO_2 有大幅度变化，SaO_2 增减变化亦很小，即使 PaO_2 降至 60 mmHg，SaO_2 仍可接近 90%，只有 PaO_2 在 60 mmHg 以下，曲线呈陡直，PaO_2 降低，SaO_2 即明显下降。因此在轻度缺氧时，PaO_2 已有明显下降，但 SaO_2 可无明显变化。

（2）ODC 受 pH、$PaCO_2$、温度和红细胞内 2，3-二磷酸甘油酸含量等因素的影响而左右移动，并进而影响 Hb 与氧结合的速度、数量；ODC 位置受 pH 影响而发生的移动，称为 Bohr 效应。pH 降低，曲线右移，氧合血红蛋白易释放氧，有利于提高组织氧分压；相反，pH 升高，曲线左移，会加重组织缺氧。

4. 混合静脉血氧分压（PvO_2）和血氧含量（CvO_2）　混合静脉血是指全身各静脉混合后的静脉血，最好取血部位为肺动脉，通常需要右心导管取肺动脉血。PvO_2 及 CvO_2 可作为组织缺氧的较好指标，二者反映氧输送量和氧利用的关系。PvO_2 的正常值为（40 ± 3）mmHg，若低于 35 mmHg，即认为有组织缺氧可能。$P_{(a-v)}O_2$ 是指动脉氧分压与混合静脉血氧分压之差。

【参考值】PvO_2：$35 \sim 45$ mmHg。$CvO_2 = 1.34 \times Hb \times SvO_2 + 0.003\ 1 \times PvO_2$，正常值约为 13 mL/dL。

【临床意义】

（1）氧摄取增加可使 PvO_2 和 CvO_2 下降：心排出量下降时，为满足机体代谢需要，组织摄取氧的能力增加，从而使 PvO_2 和 CvO_2 下降。

（2）$P_{(a-v)}O_2$ 反映组织摄氧的情况：$P_{(a-v)}O_2$ 变小，表明组织摄氧受阻；$P_{(a-v)}O_2$ 增大，表明组织需氧增加。

5. 动脉血二氧化碳分压（$PaCO_2$）　指动脉血中溶解状态的 CO_2 所产生的压力。组织

代谢所产生的 CO_2 由静脉血携带至右心，然后通过肺血管进入肺泡，随呼气排出体外。肺泡气与动脉血 CO_2 的差值可忽略不计，因此 $PaCO_2$ 是反映肺通气功能的可靠指标。

【参考值】35～45 mmHg，平均约 40 mmHg。

【临床意义】

（1）判断呼吸衰竭类型与程度：Ⅰ型呼吸衰竭时，$PaCO_2$ 正常或降低；Ⅱ型呼吸衰竭时，$PaCO_2 > 50$ mmHg。

（2）判断呼吸性酸碱失衡及代谢性酸碱失衡的代偿反应：$PaCO_2 > 45$ mmHg 提示呼吸性酸中毒或代谢性碱中毒的呼吸代偿；碱中毒抑制呼吸中枢，使呼吸变浅变慢，通气量下降，$PaCO_2$ 升高，但一般不会超过 55 mmHg；$PaCO_2 < 35$ mmHg 提示呼吸性碱中毒或代谢性酸中毒的呼吸代偿。代谢性酸中毒时，经肺脏代偿后 $PaCO_2$ 降低，最大降低极限可达10 mmHg。

6.pH　pH 是血液中氢离子浓度的反对数，是反映体液总酸碱度的指标，受呼吸及代谢因素的共同影响。pH 取决于血液中碳酸氢盐缓冲对（HCO_3/H_2CO_3），其中碳酸氢由肾调节，碳酸由肺调节，两者比值为 20∶1 时，血 pH 为 7.40。

【参考值】动脉血 7.35～7.45，静脉血较动脉血低，为 0.03～0.05。

【临床意义】可作为判断酸碱失调中机体代偿程度的重要指标。pH < 7.35 为失代偿性酸中毒，存在酸血症；pH > 7.45 为失代偿性碱中毒，存在碱血症。pH 正常可有三种情况：无酸碱失衡、无代偿性酸碱失衡和无混合性酸碱失衡。

7. 标准碳酸氢盐（standard bicarbonate，SB）　指在 37 ℃，血红蛋白完全饱和，经 $PaCO_2$ 为 40 mmHg 的气体平衡后的标准状态下所测得的血浆 HCO_3^- 浓度。

【参考值】22～27 mmol/L，平均 24 mmol/L。

【临床意义】SB 是准确反映代谢性酸碱平衡的指标，一般不受呼吸的影响。

8. 实际碳酸氢盐（actual bicarbonate，AB）　指在实际的 $PaCO_2$ 和血氧饱和度条件下所测得的 HCO_3^- 浓度。

【参考值】22～27 mmol/L，平均 24 mmol/L。

【临床意义】

（1）AB 受呼吸及代谢双重影响：AB 增高见于代谢性碱中毒，亦见于呼吸性酸中毒经肾脏代偿时的反应，慢性呼吸酸中毒时，AB 最大代偿可至 45 mmol/L；AB 降低见于代谢性酸中毒，亦见于呼吸性碱中毒经肾脏代偿的结果。

（2）AB 与 SB 的差值反映呼吸因素对血浆 HCO_3^- 的影响。若 AB↑＞SB↑，见于代谢性碱中毒、呼吸性酸中毒代偿；若 AB↓＜SB↓，见于代谢性酸中毒或呼吸性碱中毒代偿。

9. 缓冲碱（buffer base，BB）　体液中所有缓冲阴离子（碱性物质）的总和，包括 HCO_3^-、血浆蛋白、Hb^- 及 HPO_4^-。

HCO_3^- 是 BB 的主要成分。BB 是反映代谢因素的指标。

【参考值】45～55 mmol/L。

【临床意义】BB 增加提示代谢性碱中毒，BB 减小提示代谢性酸中毒。仅 BB 一项降低，应考虑为贫血（Hb 低）。

10. 碱剩余（base excess，BE）　指在 37℃，血红蛋白完全饱和，经 $PaCO_2$ 为 40 mmHg 的气体平衡的状态下，将血液标本滴定 pH7.40 所需酸或碱的量。

【参考值】±3 mmol/L。

【临床意义】BE 是反映酸碱失衡代谢性因素的指标。BE 正值时，表示缓冲碱增加；BE 负值时，表示缓冲碱减少。

11. 总 $PaCO_2$ 含量（TCO_2）　是反映化学结合量 CO_2（24 mmol/L）及物理溶解量 CO_2（1.2 mmol/L）之和。

【参考值】24＋1.2＝25.2（mmol/L）。

【临床意义】同 AB。

12. 阴离子间隙（anion gap，AG）　是指血浆中未测定的阴离子和阳离子浓度之差。计算公式为：$AG＝Na^+－（Cl^-＋HCO_3^-）$。

【参考值】8～16 mmol/L。

【临床意义】

（1）高 AG 代谢性酸中毒以产生过多酸为特征，常见于乳酸酸中毒、尿毒症、酮症酸中毒等。

（2）正常 AG 代谢性酸中毒有成高氯性酸中毒，可由 HCO_3^- 减少，如腹泻引起。

（二）酸碱平衡失调的类型

1. 代谢性酸中毒　指以原发性固定酸的增多或 HCO_3^- 的原发性减少导致的酸中毒。原因主要有以下几点：

（1）酸性物质产生过多：主要见于缺氧和其他代谢障碍性疾病。缺氧性疾病主要见于各种肺源性（低氧血症）、循环性（休克、低血压）、血液性（贫血）和组织性缺氧（碱中毒），使有氧氧化障碍，乳酸产生增多。代谢性疾病有糖尿病酮症酸中毒、饥饿性酸中毒等，使乙酰乙酸增多。上述情况导致血液中少见的阴离子增多，阴离子间隙（AG）升高，故称为高 AG 性酸中毒。酸性物质增多，主要由血液缓冲系统中的碳酸氢盐缓冲系统发挥作用，结果 HCO_3^- 继发性减少。

（2）酸性物质排出过少：主要见于急慢性肾功能障碍的患者，也为高 AG 性酸中毒。酸性物质在血液中增多，结果 HCO_3^- 继发性减少。

（3）碱性物质丢失增多：主要为 HCO_3^- 原发性丢失，包括消化道和肾脏丢失。因为除胃液外的消化液多为碱性，故大量丢失表现为细胞外液酸中毒。肾脏丢失增多多见于肾小管酸中毒。首先是血液中的碳酸氢盐缓冲系统发挥主要作用，随后细胞外 H^+ 向细胞内转移，细胞内缓冲物质发挥主要作用。血浆中 HCO_3^- 降低，Cl^- 从红细胞内移出进入血浆，血浆中 Cl^- 浓度增高，故习惯上称为高氯性酸中毒。

血气改变特点：AB、SB、BB 下降，pH 接近或达到正常，BE 负值增大，$PaCO_2$ 下降。机体不能代偿时，$PaCO_2$ 正常或增高，pH 下降。

2. 呼吸性酸中毒　指因呼吸功能障碍导致原发的血浆 $PaCO_2$ 升高，所致 H^+ 浓度增加，pH 下降的病理生理过程。常见于多种呼吸系统疾病如慢性阻塞性肺病、哮喘、胸廓畸形、呼吸肌麻痹等，可降低肺泡通气量，导致 CO_2 潴留，产生呼吸性酸中毒。

血气改变特点为急性呼吸性酸中毒时，$PaCO_2$ 增高，pH 下降，AB 正常或略升高，BE 基本正常。肾脏代偿时，$PaCO_2$ 每升高 1 mmHg，HCO_3^- 可增加 0.07 mmol/L；慢性呼吸性酸中毒时，$PaCO_2$ 增高，pH 正常或降低，AB 升高，AB>SB，BE 正值增大。$PaCO_2$ 每升高 1 mmHg，HCO_3^- 可增加 0.3~0.4 mmol/L。但是肾脏代偿有一定的限度，急性呼吸性酸中毒时，HCO_3^- 不超过 32 mmol/L，慢性呼吸性酸中毒时，HCO_3^- 不超过 45 mmol/L。

3. 代谢性碱中毒　指各种原因引起的血浆 HCO_3^- 浓度增高，血浆 pH 增高，在呼吸功能正常的情况下伴随 $PaCO_2$ 代偿性升高。

原因：临床上多分为医源性和非医源性。

（1）H^+ 丢失过多多见于呕吐或胃肠减压的情况下自胃液丢失、醛固酮增多症或应用利尿剂自肾脏丢失。

（2）HCO_3^- 补充过多见于下列两种情况：HCO^- 输入过多；或酸中毒的患者，尽管纠正酸中毒时 HCO_3^- 的补充量不多，但随着原发病的纠正，血液中显著增加的有机阴离子被代谢产生 HCO_3^-，发生碱中毒，因此该类患者酸中毒的纠正特别强调适度，即在严重酸中毒（pH<7.2）时补充碱性药物，也无须将 pH 纠正至正常，一般 pH>7.3 即可。

（3）电解质紊乱导致的转移性碱中毒：主要是低钾血症和低氯血症。

（4）慢性呼吸衰竭机械通气不当。

血气改变特点：AB、SB、BB 增高，pH 接近或达到正常，BE 正值增大，$PaCO_2$ 上升。机体不能代偿时，$PaCO_2$ 正常或降低，pH 下降或升高。

4. 呼吸性碱中毒　指由于过度通气使血浆 $PaCO_2$ 下降引起的一系列病理生理过程。各种导致肺泡通气增加，体内 CO_2 排出过多的疾病如癔症、颅脑损伤、脑炎、发热以及机械通气应用不当均可发生呼吸性碱中毒。

血气改变特点：$PaCO_2$ 下降，pH 正常或升高，AB 在急性呼吸性碱中毒时正常或略下降，慢性呼吸性碱中毒时下降明显，AB<SB，BE 负值增大。肾脏代偿效率在急、慢性期不同，急性呼吸性碱中毒时，$PaCO_2$ 每下降 1 mmHg，HCO_3^- 约可减少 0.2 mmol/L；慢性呼吸性碱中毒时，$PaCO_2$ 每下降 1 mmHg，HCO_3^- 约可下降 0.5 mmol/L。

5. 呼吸性酸中毒合并代谢性酸中毒　指急、慢性呼吸性酸中毒合并不适当的 HCO_3^- 下降，或者是代谢性酸中毒合并不适当的 $PaCO_2$ 增加所致的呼吸性酸中毒。多见于慢性阻塞性肺疾病，CO_2 潴留导致呼吸性酸中毒，同时因为机体缺氧，体内乳酸堆积导致代谢性酸中毒。

血气改变特点：$PaCO_2$ 上升、正常或轻度下降，pH 明显降低，AB、SB、BB 减少、正常或轻度升高，BE 负值增大。

6. 呼吸性酸中毒合并代谢性碱中毒　指急、慢性呼吸性酸中毒合并不适当的 HCO_3^- 升高，或者是代谢性碱中毒合并不适当的 $PaCO_2$ 增加所致的呼吸性酸中毒。多见于慢性阻塞性肺疾病，CO_2 潴留导致呼吸性酸中毒，同时因为利尿不当、低血钾、低血氯等引起代谢性碱中毒。

血气改变特点：$PaCO_2$ 上升，pH 正常、上升或下降，AB 明显增加，BE 正值增大。

7. 呼吸性碱中毒合并代谢性酸中毒　指呼吸性碱中毒合并不适当的 HCO_3^- 下降，或代谢性酸中毒伴有不适当的 $PaCO_2$ 减少所致的呼吸性碱中毒。多见于各种肺泡通气量增加的疾病，同时因肾功能障碍、机体排酸减少而产生代谢性酸中毒。

血气改变特点：$PaCO_2$ 下降，pH 升高或大致正常，AB、SB、BB 减少，BE 负值增大。慢性呼吸性碱中毒代偿最大范围 $12\sim15$ mmol/L，急性呼吸性碱中毒最大代偿范围为 18 mmol/L。若 HCO_3^- 的减少量在上述范围内则为机体代偿功能；若超出此范围，则有代谢性酸中毒存在。

8. 呼吸性碱中毒合并代谢性碱中毒　指血浆 HCO_3^- 的增加同时合并 $PaCO_2$ 的减少，可引起严重碱血症，预后差。多见于各种引起肺泡通气量增加的疾病而发生呼吸性碱中毒，同时因利尿剂使用不当而发生代谢性碱中毒。

血气改变特点：$PaCO_2$ 下降、正常或轻度升高，pH 明显上升，AB 增加、正常或轻度下降，BE 正值增大。

9. 呼吸性酸中毒合并高 AG 代谢性酸中毒和代谢性碱中毒　如慢性呼衰患者，因 CO_2 潴留出现呼吸性酸中毒，同时因缺氧而产生代谢性酸中毒，又因输入碱性液体或使用利尿剂不当致代谢性碱中毒。

血气改变特点：$PaCO_2$ 升高，AB、SB、BB 升高，BE 正值增大，Cl^- 降低，pH 多下降。

10. 呼吸性碱中毒合并高 AG 代谢性酸中毒和代谢性碱中毒　可见于呼吸性碱中毒伴代谢性碱中毒的基础上，再合并高 AG 代谢性酸中毒，也可见于呼吸性碱中毒伴高 AG 代谢性酸中毒基础上，由于补碱过多再合并代谢性碱中毒。

第三节　神经系统功能监测

人脑的功能是最复杂、最精密的。近年临床上监测大脑的技术和设备发展很快，但严格地说都还谈不上功能监测，故称之为脑功能障碍监测更为确切。目前临床上能够直接监测脑功能状态变化的仍是神经电生理，包括自发脑电和诱发脑电，如脑电图（EEG）、数量化脑电图（qEEG）及诱发电位（EP）等。其他与脑功能生理变化密切相关的脑监测方法有近红外光谱（NIRS）、脑氧饱和度（$rScO_2$）、经颅多普勒（TCD）、有创伤和无创伤颅内压监测（ICP）以及活体脑微透析技术等。更先进和强有力的脑功能研究工具——正电子发射断层扫描（PET）和功能型磁共振成像（MRI）提供了研究各种刺激条件下和认知过程中局部脑功能的变化。但是，这些复杂的研究工具尚不适用于危重患者脑监测。

一、颅内压监测

颅内压（ICP）监测是急性脑损伤治疗学上的重大进展。1960 年，Lundberg 发明了颅骨钻孔侧脑室内置管监测颅内压（ICP）的方法。1973 年开始应用蛛网膜下隙螺栓法监测颅内压。此后，创造了一系列新的方法，包括硬膜下、硬膜外导管测压等。而导管尖端压力传感器的发明，使得脑实质内置管监测颅内压的方法得到应用。此外，无创性颅内压监测新技术的出现为临床监测颅内压开辟了广泛的应用前景。

（一）颅内压的生理学意义

1. 颅内压的形成　正常人颅内有大约 1 400 g 脑组织、100～150 mL 血液和 75～150 mL 脑脊液，颅内压 5.3～15.0 mmHg。在密闭的颅内系统中，上述任何一种内容物的容量改变都能导致颅内压的变化。由于脑脊液介于颅腔壁的脑组织之间，且脑室和脑、脊髓的蛛网膜下隙互通，通常以脑脊液压代表颅内压。正常情况下，颅内压反映的是脑脊液形成与重吸收之间的平衡。脑脊液的生成速度是基本不变的（约 0.4 mL/min），而重吸收却依赖于脑脊液-静脉压力梯度。重吸收的最小压力梯度为 5.3 mmHg，在这一压力梯度上，重吸收的速度与压力梯度呈线性关系。脑血容量（CBV）也是形成颅内压的重要因素。而脑血容量与脑血流量的改变并非总是一致的。脑脊液压正常时，脑血流增加对颅内压的影响并不重要；当脑脊液压已升高时，增加脑血流对颅内压的影响就十分明显。颅内压增高时机体有一定的代偿机制减轻这一改变：①通过对脑静脉施压以减少颅内血容量；②脑脊液转移进入脊髓蛛网膜下隙；③增加脑脊液重吸收。而轻度高颅压对脑脊液的生成并无影响。颅内压升高的程度取决于颅内容物变化的幅度和速度。颅内容物增加一旦越过了颅腔代偿能力，颅内容物的少许增加就会引起颅内压大幅度上升，而且颅内压越高，这种上升的幅度就越大。

2. 影响颅内压的因素

（1）动脉二氧化碳分压（$PaCO_2$）：二氧化碳对颅内压的影响源自脑血流量的改变。当 $PaCO_2$ 在 20～60 mmHg 之间急骤变化时，脑血流量的改变十分敏感，与之呈线性关系，约为 2 mL/mmHg。$PaCO_2$ 超过 60 mmHg，脑血管不再扩张，因为已达到最大限度；低于 20 mmHg，脑组织缺血和代谢产物蓄积也将限制这一反应。

（2）动脉氧分压（PaO_2）：PaO_2 在 60～135 mmHg 范围内变动时，脑血流量和颅内压不变。PaO_2 低于 50 mmHg，颅内压的升高与脑血流量的增加相平行。如果低氧时间较长，由于脑水肿，在恢复正常氧合后颅内压也不能恢复原水平。此外，缺氧后脑血管自动调节也可能受损，从而导致动脉血压与颅内压之间呈被动关系。高 PaO_2 时轻度减少脑血流量，对颅内压影响很小。低氧血症持续过长，脑水肿已形成，即使改善 PaO_2，颅内压也未必恢复。缺氧合并 $PaCO_2$ 升高，将直接损害血-脑屏障，更易导致脑水肿，颅内压往往持续增高，病情更加凶险。

3. 动脉血压　正常人平均动脉压在 60～150 mmHg 范围，脑血流量依靠其自身的自动调节机制而保持不变，对颅内压的影响很小。超出这一限度，颅内压将随血压的升高或降低而呈平行改变。任何原因如长时间低血压、脑病理性损害，特别是高血压将会对颅内压产生重大影响。

4. 中心静脉压　中心静脉压或胸膜腔内压的变化通过两个途径能影响颅内压：①增加的压力可能在颈静脉和椎静脉中逆行传递，提高脑静脉压，从而升高颅内压；②胸、腹内压增加，如呛咳，导致椎管内的静脉扩张，从而升高脑脊液压力。

5. 其他 挥发性麻醉药和氯胺酮使脑血管扩张，脑血流增加，颅内压升高；静脉麻醉药硫喷妥钠、依托咪酯、异丙酚、麻醉性镇痛药（安定、异丙嗪、哌替啶、吗啡、芬太尼）都可使脑血流减少、脑代谢降低、颅内压下降；甘露醇等渗透性利尿剂使脑细胞脱水，成为降颅压的主要用药；肾上腺皮质激素，可通过稳定血-脑屏障，预防和缓解脑水肿。

（二）颅内压监测方法

ICP的监测方法可分为有创监测法和无创监测法，动态监测ICP对于判断病情和指导治疗显得尤为重要。

1. 有创监测法

（1）侧脑室内置管测压：无菌钻孔，硅管插入侧脑室，通过与脑外压力换能器连接持续测压，被认为是最标准的方法。此法简便、可靠，可以间断释放脑脊液以降低颅压和经导管取脑脊液样品及注药，具有诊断和治疗价值。缺点是属有创监测，有感染的危险；置管时间一般不超过1周；在脑室移位或压迫时，置管比较困难。气泡、血液、组织可能堵塞导管。为保证读数的准确，当患者头的位置发生改变时，需重新调整传感器的位置。

（2）硬脑膜下测压：硬脑膜下放置特制的中空螺栓可测定脑表面液压。其方法是：颅骨钻孔，打开硬脑膜，拧入中空螺栓至蛛网膜表面，螺栓内注入液体，然后外接压力传感器。此法测压准确，但硬脑膜开放，增加了感染的机会，现已很少应用。目前应用的是一些新的导管技术。

（3）硬脑膜外测压：目前比较常用的方法是将压力传感器直接置于硬膜与颅骨之间，在硬脑膜外连接测定颅内压。压力传感器只有纽扣大小，经颅骨钻孔后，水平置入约2 cm即可。硬脑膜外传感器法保留了硬脑膜的完整性，颅内感染的危险性较颅骨钻孔侧脑室内置管测压和蛛网膜下隙置管测压小。但是基线易漂移，硬脑膜外传感器法显示出的颅内压较脑脊液压力略高，相差2～3 mmHg。近年传感器已发展为纤维光束传感器（fiberoptic transducer），其置入部分为含探测镜的微型气囊，根据颅内压力变化造成镜面反光强度的改变来测定颅压。尽管技术还有进步，但硬膜外监测颅内压的准确性和可靠性仍受质疑。

（4）脑实质置管测压：目前，尖端应变计传感器和纤维光束传感器被应用于脑实质置管测压。作为脑室置管困难时的一种替代方法。但当脑肿胀时，脑脊液流动受限甚至停止，颅内压不是均衡分布。这时脑实质置管所测压力可能是区域压力而不是真正的颅内压。长期测压，基线易漂移。

（5）腰部脑脊液压测定：方法简单，校正及采集脑脊液容易，但有增加感染的可能，对已有脑疝的患者风险更大，也有损伤脊髓的报道。

2. 无创监测法

（1）囟门面积传感器：对1岁以内的婴儿可通过囟门这一特定条件来进行无创伤颅内压评估。囟门面积传感器的优点是简便，可以准确反映呼吸和循环的变化，但绝对值不可靠，囟门的大小也使这一技术受到限制。

（2）视觉诱发电位（VEP）：近年来VEP与颅内压的关系受到重视。现已证实颅内压的改变会影响 VEP。根据 VEP 参数计算显示颅内压。为无创伤监测颅内压提供了重要手段。

（3）经颅多普勒超声技术（transcranial Doppler ultrasound，TCD）：TCD 并不能定量地反映颅内压数值，但是连续监测可以动态地反映颅内压增高的变化。研究表明，大脑中动脉的血流速度与颅内压呈反比关系。颅内压增高，脑血流量下降，大脑中动脉的血流速度减慢。血流速度的波动与颅内压的变化呈平行关系。

（4）经颅超声波技术：将声波探头置于大脑双侧颞叶，向大脑发射超声波。提高的颅内压和脑组织弹性的改变将改变声波的速度。研究发现，颅内压的变化确实导致声波速度的同步变化。但两者的相关性及准确性还需进一步研究。

（三）颅内压监测的临床意义

1. 急性颅脑损伤最适合进行颅内压监测：一方面，因为外伤后 3～5 d 病情变化较大；另一方面，根据临床征象推断有无颅内压增高不可靠，从而难以指导治疗。颅内压监测有助于区别原发性与继发性脑干损伤。原发性脑干损伤的患者，临床表现严重而颅内压正常。脑外伤患者在颅内压监测过程中颅内压逐渐上升。在大于 40 mmHg 时，颅内血肿的可能性大。

2. 蛛网膜下隙出血采用导管法，在脑室颅内压监测的同时进行脑脊液引流，将颅内压控制在 15～20 mmHg，也是对蛛网膜下隙出血的重要治疗措施。

3. 急救各种原因导致颅内压增高患者，如呼吸心搏骤停、呼吸道梗阻等原因引起严重脑缺氧，脑水肿与颅内压增高，均可考虑行颅内压监测，协助控制颅内压。不但颅内压的数值有临床意义，而且其压力波形分析也很有价值。ICP 波形分 A 波、B 波与 C 波。A 波又称高原波，由一组 ICP 60～75 mmHg 的压力波构成，压力在一般水平，突然上升，持续5～20 min 后，下降到原压力水平。如高原波反复出现，预示 ICP 代偿能力耗竭，脑血管舒缩的自动调节趋于消失，颅内血容量增加，致 ICP 骤升。A 波出现频繁时，要考虑病情凶险，预后欠佳。B 波为压力 5～10 mmHg 的阵发性低幅波，代表 ICP 顺应性降低。C 波为偶发单一的低或中波幅波形，无特殊意义。

颅内压监测也有局限性，仅仅在脑代谢变化构成脑肿胀时，颅内压才会产生有意义的变化。颅内压在计算脑灌注压上有很大价值，但并不能精确地反映局部脑血流和脑功能。在非心脏停搏性的脑缺氧损伤，颅内压往往是正常的。无创伤性颅内压监测，如 VEP、TCD 等使用虽不受限制。但目前对其在测定颅内压绝对值的准确性和反应的敏感发生器（时间）上还需进一步研究。

二、 脑电监测

脑电监测的内容包括脑电图、诱发电位、肌电图等。

（一）脑电图

脑电图（electroencephalogram，EEG）是反映脑功能状态的一个电生理指标，是脑皮质神经细胞电活动的总体反应，受丘脑的节律性释放所影响。由于脑电活动与新陈代谢活动相关，因此，也受到代谢活动因素的干扰，如氧摄取、皮质血流量、pH 等。但因 EEG 记录及分析上的困难以及众多的干扰因素，EEG 原始波用于术中患者监测的价值及实用性一直存在争议。

近 20 多年来，随着现代医学和科学技术的发展，将计算机技术、信号处理技术与传统的常规 EEG 检测技术相结合，产生了数量化脑电图（quantitative electroencephalogram，QEEG），见图 7-24。QEEG 保留了原始 EEG 的全部信息，使脑电活动量化，EEG 变化有了客观标准，显示方式变得简明、直观。QEEG 用于麻醉和手术中麻醉深度的判断、术后镇痛深度的判断，以及低温、控制性降压期间中枢功能的监测，越来越受到重视。

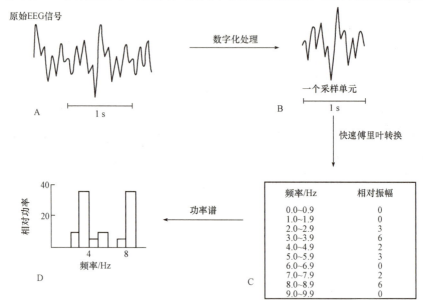

图 7-24　数量化脑电图

目前国际上流行的脑电图的识别采用的是频域法，该类分析法较为先进而精确，能保留原始脑电波的所有信息。其原理是采用一种复杂的数学模型（即 Foriers 分析）对原始脑电波进行分析。选取一段原始 EEG 波经微型计算机处理，将其分解成不同频率的标准正弦波，然后计算各频率下的功率强弱，来观察脑电活动的相对强度。将每单元的功率谱分析所得坐标曲线随时间的推移而排列即为压缩频谱，此时横坐标仍表示频率，纵坐标表示相对功率，因此可连续记录，便于前后对比并可在此基础上分析出 95％边缘频率和 50％中心频率等定量指标。随着功率谱研究的进展，人们发现 95％边缘频率和 50％中心频率并不很敏感，从而发展了双频谱分析法。双频谱分析是将某波段（脑电一般取 δ 波段，即 0.5～3.9 Hz）中相位锁定频率耦合对的能量从该波能量中减去，把剩余波面的能量和总能量进行比较。把双频谱分析的参数与其他一些 EEG 参数（如暴发抑制、波幅等）结合，并进行数学运算，最后形成以 0～100 之间数据表示的双频指数（bispectral index，BIS），由小到大相应代表深度意识抑制和清醒状态。大量研究结果表明，BIS 与中枢抑制药物（丙泊酚、硫喷妥钠、异氟烷、咪达唑仑等）的用量呈负相关，在一定程度上可反映镇静催眠深度。

但 BIS 不能反映氯胺酮的神志消失程度。

利用计算机技术将不同频率的脑电分布区用彩色图像显示，脑电信号的处理方法与功率谱分析相同，再用二维插值运算方法推算出未安装电极头皮部位的功率值。将脑电信号转换成一种定量和定位的脑波图像，其图像类似二维平面的 CT，把脑功能变化和形态定位综合为直观醒目、通俗易懂的图形称为脑电分布图（topographic maps），也称脑电地形图（brain electrical activity mapping，BEAM）。脑电地形图是继 CT 和核磁共振之后又一新的成像技术，是 20 世纪 80 年代具有国际水平的一项新的检查方法。此项检查技术既能进行病理诊断又可进行功能诊断。如与 CT 比较，CT 对大脑机能性损害的灵敏度、范围和程度等反映均不够理想，而脑电地形图可以提供，且脑电地形图具有较高的敏感性，它比常规脑电图曲线可带来更多的信息。对目测不易识别的脑电图的微细变化，脑电地形图能分析出来。脑电地形图对不对称异常方面更敏感，因此，脑电地形图优于常规脑电图检查。脑电地形图能把各种频率的改变部位、范围及量的差别，用彩色图形准确、客观地显示出来，而这往往是脑电图描述的弱点。目前，在我国，脑电地形图主要应用于精神分裂症、痴呆，以及癫痫、脑肿瘤、脑外伤、脑血管病的辅助诊断中。

（二）诱发电位

诱发电位（evoked potential，EP）是指于神经系统（包括感受器）某一特定部位给予适宜刺激，在中枢神经系统（包括周围神经系统）相应部位检出的与刺激有锁定关系的电位变化，即中枢神经系统在感受外在或内在刺激过程中产生的生物电活动。临床按给予刺激模式不同，诱发电位可分为躯体感觉诱发电位（somatosensory evoked potential，SEP）、听觉诱发电位（auditory evoked potential，AEP）、视觉诱发电位（visual evoked potential，VEP）和运动诱发电位（motor evoked potential，MEP）。按潜伏期长短不同，诱发电位可分为短、中和长潜伏期诱发电位。短潜伏期诱发电位因其重复性好，受镇静药物和觉醒水平或主观意志的影响小，是目前临床监测中应用最多的一种。中潜伏期诱发电位发生于脑皮质，与皮质特异性的感觉区相关较好，受镇静药物和过度换气等因素的影响，可用于镇静水平等的监测。长潜伏期诱发电位与注意力、期望、失落等情绪状态密切相关。

（三）肌电图

肌电图（electromyography，EMG）是应用电子学仪器记录肌肉静止或收缩时的电活动，以及应用电刺激检查神经、肌肉兴奋及传导功能的方法。肌电图是神经科疾病诊断、预后判断的一项非常重要的检查方法，通过此检查可以确定周围神经、神经元、神经肌肉接头及肌肉本身的功能状态。

1. 临床实际应用　通过测定运动单位电位的时限、波幅，安静情况下有无自发的电活动，以及肌肉大力收缩的波形及波幅，可区别神经源性损害和肌源性损害，诊断脊髓前角急、慢性损害（如脊髓前灰质炎、运动神经元疾病），神经根及周围神经病变（如肌电图检查可以协助确定神经损伤的部位、程度、范围和预后）。另外，对神经嵌压性病变、神经炎、遗传代谢障碍神经病、各种肌肉病也有诊断价值。此外，肌电图还用于在各种疾病的治疗过程中追踪疾病的恢复过程及疗效。

利用计算机技术，可作肌电图的自动分析，如解析肌电图、单纤维肌电图及巨肌电图等，提高诊断的阳性率。

2. 描记方法　实际使用的描记方法有两种：一是表面导出法，即把电极贴附在皮肤上导出电位的方法；二是针电极法，即把针电极刺入肌肉导出局部电位的方法。用后一种方法能分别记录肌肉每次的动作电位，而根据从每秒数次到二三十次的肌肉动作电位情况，发现频率的异常。

应用肌电图还可以诊断运动机能失常的原因。平常所用的针电极称为同心电极，它是把细针状电极穿过注射针的中心，两者绝缘固定制成的。

3. 肌电图检查　检查时将电极插入肌肉，通过放大系统将肌肉在静息和收缩状态的生物电流放大，再由阴极射线示波器显示出来。肌肉在正常静息状态下，细胞膜内为负电位，膜外为正电位；肌肉收缩时，细胞膜通透性增加，大量正离子转移到细胞内，使细胞膜内外与静息时呈相反的电位状态。于是收缩与未收缩肌纤维间产生电位差，并沿肌纤维扩散，这种扩散的负电位称为动作电位。

一个运动神经元及其触突支配的肌纤维称为一个运动单位。触突支配的肌纤维数目差异极大，少到 3～5 条，多达 1 600 条。当电极插入肌肉瞬间，可产生短暂的动作电位的爆发，称为插入电位。其后，肌肉在松弛状态下不产生电位变化，示波器上呈平线状，称为电静息。

当肌肉轻度收缩时，肌电图上出现单个运动单位的动作电位，这是脊髓前角 α 细胞所支配的肌纤维收缩时的综合电位活动，其时限为 2～15 ms，振幅 100～2 000 μV。动作电位波相可为单相或多相，四相以下为正常，五相波超过 10% 时为异常。在肌肉用力收缩时，参加活动的运动单位增多，此时运动单位的动作电位互相重叠而难以分辨，称为干扰相。

用两根针电极插入同一肌肉，两者距离大于一个运动单位的横断面直径时，每个电极记录的动作电位仅 10%～20% 同时出现，这种同时出现的电位称为同步电位。但在一些小肌肉（手的骨间肌、伸指短肌等）电位易于扩散到整个肌肉，同步电位值就会超过 20%。

神经损伤后，插入电位的时限明显延长，可达数秒甚至数分钟，且出现连续排放的正相峰形电位。这种情况见于损伤后 8～14 d，也见于神经再生期。肌肉放松时，肌电图上本应表现为电静息，但神经损伤后却出现多种自发电位。

（1）纤颤电位：常是一种无节律的双相棘波，时限为 0.2～3.0 ms，振幅 5～500 μV，多在神经损伤 18～21 d 后出现。若神经损害不恢复，肌肉变性后纤颤电位也随之消失，称为"病理性电静息"。

（2）正尖波：为一正相关性主峰向下的双相波，仅见于失神经支配的肌肉。时限 5～100 ms，振幅 50～4 000 μV。早于纤颤电位发生，在伤后 1～2 周即可见到。

（3）束颤电位：是一种时限 2～20 ms、振幅 100～4 000 μV 的近似于正常运动单位动作电位的自发电位。只有同纤颤电位同时发生才有病理意义。当脊髓前角细胞病变或慢性周围神经损伤后，未受损害的运动单位的触突代偿性增生，长入病变部分的肌纤维，导致其电位时限和振幅均明显增加，形成巨大的多相电位。

肌电图不但能诊断神经损害的程度，估计预后，还可鉴别肌肉萎缩是神经源性或肌源性，抑或失用性萎缩。后者在用力收缩时，除运动单位动作电位振幅减小、多相电位轻度增多外，多呈正常肌电图表现。这不但对治疗有意义，还是劳动力鉴定时的重要参考资料。

（4）适应人群：①脊髓疾病；②周围神经系统疾病；③神经根压迫症；④肌原性疾病；⑤神经肌肉接头疾病；⑥锥体系及锥体外系疾病。

（5）不适应人群：菌血症患者、血友病患者、乙肝患者。

（6）注意事项。

①检验前：在正规医院检测是否是菌血病患者，因为对菌血症患者进行肌电图测定，有时可能引起心瓣膜患者患细菌性心内膜炎；血友病或血小板明显减少或凝血时间不正常等，应避免肌电图检查。乙肝表面抗原阳性者，改用一次性同心针电极，以避免交叉感染；检查前要停药，如新斯的明类药物应于检查前 16 h 停用。

②检查时：肌电图检查多用针电极及应用电刺激技术，检查过程中有一定的痛苦及损伤，因此除非必要，不可滥用此项检查。另外，检查时要求肌肉能完全放松或做不同程度的用力，因而要求受检者充分合作。

③检查后：应避免对刚做过肌电图的肌肉进行肌肉的活检和肌酶谱的测定。

三、 脑血流监测

临床上监测脑血流（CBF）目的大致可分为两类。一类是预防脑缺血（氧）的发生，这类监测并不能定量测定 CBF，但由于脑缺血是阈值性的，一旦 CBF 减少引起脑氧合、氧代谢、脑功能发生改变，就可以通过一些间接的非定量的 CBF 监测手段反映出来，如 EEG、局部脑氧饱和度（SrO_2）、颈静脉球血氧饱和度（SjO_2）等。另一类是直接测量 CBF 和局部脑血流量（rCBF）的技术。rCBF 定量监测为研究 CBF 的调节、脑功能和脑代谢的关系提供了重要手段，但许多方法，如核素标记微球法，只能用于动物试验，并不能用于临床。本节仅介绍目前适用于临床监测的定量或半定量 CBF 测定方法。

（一）脑血流的生理基础

1.脑血流量变化的病理生理 正常人脑质量仅占体重的 2%～3%，但 CBF 每分钟为750～1 000 mL，占心排血量的 15%～20%。CBF 的分布并不均匀，平均为 54 mL/（100 g·min）。灰质的血流量高于白质。临界 CBF 的概念是以脑丧失电和代谢功能为边界。一般认为 CBF 为 16～17 mL/（100 g·min）时，脑电活动衰竭；CBF＞24 mL/（100 g·min）时，EE 不出现缺血表现。体感诱发电位（SEP）在 CBF 为 20 mL/（100 g·min）时尚能完全维持，但此后开始迅速改变，在 12 mL/（100 g·min）时完全消失。离子泵衰竭的 CBF 阈值大约在 10 mL/（100 g·min）。脑水肿形成的 CBF 阈值在 20 mL/（100 g·min），CBF 低于此阈值，水分开始向细胞内转移。

2.脑血流的调节 CBF 主要取决于脑灌注压（CPP）和脑血管阻力（CVR）及其关系：CBF＝CPP/CVR。CPP 增高超过正常 30%～40%，或降低 30%～50%，CBF 可保持不变。也就是说，平均动脉压在 60～150 mmHg 范围内，CBF 依靠其自身的自动调节机制而维持稳定。CBF 自动调节机制可能主要是通过调节脑血管阻力来完成。脑血管阻力的主要因素是脑血管直径，次要因素是血液黏滞性。CBF 与脑活动和脑代谢之间密切相关。增加脑活动可使局部脑血流量（rCBF）增加。rCBF 调节与局部组织代谢需要相适应，是通过扩张血管的代谢产物乳酸和 CO_2 浓度的局部变化来调节的。CO_2 是强力的脑血管床扩张剂。当 $PaCO_2$ 在 20～60 mmHg 之间变化时，正常脑的 CBF 变化与其呈线性关系；$PaCO_2 >$ 60 mmHg 或 <20 mmHg 时，脑血管不再扩张。PaO_2 未减少至 50 mmHg 以前，并不增加 CBF，当低于这一阈值时，脑血管扩张，CBF 开始增加。到目前为止，已证实肾上腺素能和胆碱能神经末梢广泛分布于各级脑血管。这些神经末梢释放的介质可作用于血管壁上的特异性受体，对脑血管产生舒缩作用，改变了 CBF。

（二）脑血流的测定方法

自从产生测量 CBF 的临床应用技术以来，特别是 Kety 和 Schmidt（1945 年）利用惰性气体（N_2O）的方法成功测量人 CBF 后，CBF 的测定技术和方法已有了很大发展。

1. N_2O 法　根据 Fick 原理，每单位时间内组织吸收指示剂的量等于动脉带到组织的量减去静脉血从组织带走的量。N_2O 是一种惰性气体，吸入后在体内不分解代谢，通过测定动脉和颈静脉血中 N_2O 浓度可根据公式求出 CBF。N_2O 法的优点是可定量地测定脑的平均血流量，结果准确。

缺点：①需作颈静脉和周围动脉插管多次取血；②需 10 min 以上的饱和期以达到血液和组织间惰性气体的平衡，因此，不能测定 CBF 的快速变化；③不能测定 rCBF；④静脉血样要避免脑外的污染。

2. 动静脉氧差法　同样，根据 Fick 原理，脑氧摄取量等于 CBF 乘以动静脉氧差。假设脑氧摄取稳定不变，则 CBF 为动静脉氧差的倒数，即 $CBF = 1/(A \sim V)O_2$。此方法需测定周围动脉和颈内静脉血氧。而且不适用于脑代谢发生变化的情况。

3. 核素清除法　颈动脉内或静脉内注射或吸入核素 [133]Xe，通过头部闪烁探测器测定放射性示踪剂从组织中的清除率得出时间-放射性强度变化曲线，即清除曲线。

4. 近红外光光谱法　近红外光光谱法测定 CBF 是近年发展的新技术。将红外光示踪剂以弹丸形式经中心静脉导管注入右房，示踪剂通过脑测出循环的光信号变化曲线，从而计算出示踪剂的脑通过时间。脑通过时间是用血流的速度来反映血流量的。

5. 经颅多普勒超声技术　常规的多普勒超声不能对颅内血管进行血流动力学的检测。经颅多普勒（TCD）是将脉冲多普勒技术与低发射频率相结合，从而使超声波能够穿透颅骨较薄的部位进入颅内，直接获得脑底血管多普勒信号，进行脑底动脉血流速度的测定。TCD 的特点是可以无创伤、连续、动态地监测脑血流动力学。但是 TCD 测定的是脑动脉的血流速度，而不是脑血流量（CBF）。

6. 正电子发射断层扫描（positron emission tomography，PET）　PET 的全称为正电子发射计算机断层扫描。它是一种最先进的医学影像技术，PET 技术是目前唯一的用解剖形态方式进行功能、代谢和受体显像的技术，具有无创伤性的特点。它是目前临床上用以诊断和指导治疗肿瘤最佳手段之一。PET/CT 是目前全球最高端的医学影像诊断设备，堪称"现代医学高科技之冠"。

四、 脑氧供需平衡监测

在 ICP 增高或全身低血压下，脑灌注压可降低，产生继发性脑缺血缺氧，加重脑水肿，使 ICP 进一步增高形成恶性循环。因此在监护 ICP 时，同时监测脑氧供需平衡状态，已成为早期发现和治疗低氧血症的重要措施。

（一）颈静脉球血氧饱和度监测技术

颈静脉血氧饱和度（jugular bulb venous oxygen saturation，$SjvO_2$）监测技术是 20 世纪 80 年代中期以后兴起的，通过颈内静脉逆行置管，测量颈静脉球部以上一侧大脑半球混合静脉血氧饱和度，反映脑氧供及氧需求之间的关系，间接提示脑代谢状况。$SjvO_2$ 监测的方法有两种：一种是间断抽血行血气分析得到氧饱和度；另一种是将光纤探头插入颈内静脉直接测定。$SjvO_2$ 的正常值是 55％～75％，其变化与脑氧摄取呈负相关。脑氧摄取增加，$SjvO_2$ 下降，$SjvO_2 < 50％$ 提示脑缺血缺氧。在脑严重充血和脑死亡等患者中，$SjvO_2$ 升高，原因可能与脑氧代谢下降及动静脉分流有关。

（二）近红外光谱仪技术

近红外光谱技术是 20 世纪 80 年代应用于临床的无创脑功能监测技术，又称脑血氧饱和度（$rScO_2$）监测，是继脉搏氧饱和度监测之后的又一新型无创氧饱和度监测方法，将探头固定在患者额部头皮，根据入射光在颅骨和脑组织的不同反射，实现连续无创监测脑组织的氧饱和度。

脑血氧饱和度是局部脑组织混合血氧饱和度，它的 70％～80％ 成分来自于静脉血，所以它主要反映大脑静脉血氧饱和度。目前认为 $rScO_2$ 的正常值为 64％±3.4％，＜55％ 提示异常，＜35％ 时出现严重脑组织缺氧性损害。影响 $rScO_2$ 的因素主要有缺氧、颅内压（ICP）升高、灌注压（CPP）下降。$rScO_2$ 对于脑缺氧非常敏感，当大脑缺氧或脑血流发生轻度改变时，$rScO_2$ 就可以发生变化。

（三）脑组织氧分压

脑组织氧分压（partial pressure of brain tissue oxygen，$PbtO_2$）是直接反映脑组织氧合状态的指标，它通过放置在脑局部的探头直接测量脑组织的氧分压。一般认为，$PbtO_2$ 的正常范围是 16～40 mmHg，10～15 mmHg 提示轻度脑缺氧，＜10 mmHg 则为重度缺氧。

第四节　肾功能监测

引起危重患者肾损伤的原因有很多，如基础疾病、药物、感染、机械通气等，肾功能状态严重影响患者的治疗和预后。但肾脏具有强大的储备功能，早期轻度的肾实质损害常不易被察觉，因此做好危重患者的肾功能监测，对临床早期诊断、及时治疗具有重要意义。

一、 尿液监测

1. 尿量　持续尿量监测是反映危重患者血容量以及重要脏器血液灌注的敏感指标。成年人尿量＜17 mL/h 或 400 mL/24 h 称为少尿，＜100 mL/24 h 称为无尿或尿闭，＞2 500 mL/24 h 称为多尿。尿量的变化可反映危重患者病情的变化，临床常用尿流量监测仪观察每小时尿量的变化。

2. 尿液成分分析　主要检查尿液中是否出现红细胞、白细胞、蛋白质和管型。病理性血尿常与泌尿系统炎症、结核、结石或肿瘤、外伤、药物等有关。尿液中白细胞的出现为泌尿系统感染所致。蛋白尿常与肾小球毛细血管壁通透性增加、肾小管对蛋白质的重吸收能力减弱及肾小管上皮损伤有关。管型尿可分为透明管型（蛋白质）、细胞管型（红细胞、白细胞或上皮细胞）、颗粒管型（退行性变的细胞碎屑）和脂肪管型。管型尿的出现常提示有肾实质的损害。

3. 尿渗量和尿比重　肾脏是通过对尿液浓缩或稀释作用来达到调节体液渗透量的平衡。尿渗量代表溶液中一种或多种溶质的总数量，而与微粒的种类及性质无关，因此只要溶液的渗量相同，不论其成分如何，都具有相同的渗透压。正常情况下，每日从尿中排出 400～800 mOsm 溶质，尿渗量正常值为 600～1 000 mOsm/kgH_2O，因此每日至少排尿 400 mL 才能排出最低限度的溶质。每日溶质排出量可用 24 h 尿量乘以 24 h 尿平均渗量计算。尿渗量持续低于 400 mOsm/kgH_2O 为低尿渗量，见于肾衰竭和尿崩症，尿渗量持续高于 800 mOsm/kgH_2O 为高尿渗量，见于循环衰竭、脱水、糖尿病等。也可用尿比重来估计尿中溶质数，健康人 24 h 尿比重正常值为 1.015～1.025。尿比重持续低于 1.015，意义与低尿渗量相同；尿比重持续高于 1.025，通常提示高尿渗量。

二、 血生化监测

1. 血尿素氮（blood urea nitrogen，BUN）水平的监测　是体内蛋白质的主要终末产物，正常情况经肾小球滤过而随尿液排出体外。成人正常值是 2.9～6.4 mmol/L。血尿素氮的增加程度与肾功能损害程度成正比，一些肾前和肾后因素引起的尿量减少或尿闭时可使血尿素氮升高。血尿素氮水平作为肾功能的监测指标，常常受肾外因素的影响，只有在尿素清除率降至正常的 50％时，血尿素氮才会逐渐升高。导致血尿素氮上升的肾外因素主要有消化道内积血、大手术、严重感染、烧伤、严重糖尿病等，蛋白质分解亢进、摄入大量蛋白质、使用某些利尿药（如噻嗪类、依他尼酸等）也可使血浆尿素氮水平轻度升高。

2. 血肌酐（Cr）　肌酐是肌肉中磷酸肌酸的代谢产物，由肾小球滤过排出体外。成人正常值是 83～177 μmol/L（1～2 mg/dL）。由于血肌酐不被肾小管重吸收，也很少受肾外因素影响，故作为肾功能指标优于血尿素氮。血肌酐基本能反映肾小球滤过率，但由于肾小球滤过率降至正常的 1/3 时，Cr 才明显升高，故不能作为早期诊断指标。尿与血肌酐的比值，可用于鉴别肾衰竭发生的原因。肾前性肾衰竭时，比值大于 40；肾性肾衰竭时，比值小于 10。

3. 血清胱抑素 C（cystatin C）　血液循环中的胱抑素 C 仅经肾小球滤过而被清除，是一种反映肾小球滤过率变化的内源性标志物，并在近曲小管重吸收，但重吸收后被完全代谢分解，不返回血液。因此，其血中浓度由肾小球滤过决定，而不依赖任何外来因素，是一种反映肾小球滤过率变化的理想同源性标志物。正常情况下，血清胱抑素 C 在血清和血浆中的浓度为 0.51～1.09 mg/L。当肾功能受损时，血清胱抑素 C 在血液中的浓度随肾小球滤过率变化而变化。肾衰时，血清胱抑素 C 在血液中浓度可增加 10 多倍；若肾小球滤过率正常，而肾小管功能失常，会阻碍血清胱抑素 C 在肾小管吸收并迅速分解，使尿中的浓度增加 100 多倍。

4. 内生肌酐清除率（endogenous creatinine clearance rate，Ccr）　是反映肾小球滤过功能的重要指标。正常成人 Ccr 的正常值为 80～100 mL/min。当 Ccr 降低至正常的 80% 以下时提示肾小球功能减退，如降至 51～70 mL/min 为轻度，降至 31～50 mL/min 为中度，降至 30 mL/min 以下为重度。多数急性和慢性肾小球肾炎患者都可发生 Ccr 降低。

第五节　消化系统功能监测

消化系统功能监测主要包括肝功能监测和胃肠功能监测。消化系统功能障碍时会引起机体与全身机能状态的改变。因此，做好危重患者的消化系统功能监测十分重要。

一、肝功能监测

肝功能监测是通过各种生化试验方法检测与肝脏代谢有关的各项指标，以观察肝功能的基本状况。常用的肝功能监测指标有以下几种。

（一）血清蛋白监测

血清蛋白（total protein，TP）是血清白蛋白（serum albumin，ALB）与血清球蛋白（serum globulin，GLB）的总称。血清总蛋白的正常值是 60～80 g/L；血清白蛋白的正常值是 40～50 g/L；球蛋白的正常值是 20～30 g/L；血清白蛋白/球蛋白（A/G）为 1.5：1～2.5：1。白蛋白的含量与肝细胞的数量成正比，白蛋白逐渐下降时预后多不佳。白蛋白少于 25 g/L，易出现腹水。A/G 倒置提示肝功能严重损伤。

（二）黄疸监测

黄疸可分为溶血性黄疸、肝细胞性黄疸和梗阻性黄疸。黄疸的出现是肝功能障碍的重要表现之一。生化试验主要表现为血清胆红素的升高。血清总胆红素（serum total bilirubin，STB）的正常值是 3.4～17.1 $\mu mol/L$，其中直接胆红素（DBIL）正常值是 0～7.32 $\mu mol/L$，间接胆红素（IBIL）正常值是 0～13.68 $\mu mol/L$。各种类型的黄疸都会出现 STB 的升高。溶血性黄疸主要表现为血液中间接胆红素的升高，梗阻性黄疸以直接胆红素升高为主，肝细胞性黄疸表现为直接胆红素和间接胆红素均升高。

（三）血清酶学监测

肝脏含有大量参与机体代谢、解毒的酶，当肝细胞膜受损或细胞坏死时，谷丙转氨酶（ALT）、谷草转氨酶（AST）、胆碱酯酶等入血增多。测定各种酶的变化，对了解和评估肝脏功能具有重要的临床价值。

凝血功能测定肝功能受损时检查凝血功能常用的指标有凝血酶原时间（PT）、活化部分凝血酶原时间（APTT）、凝血酶凝固时间及肝促凝血酶原激酶试验等。

（四）血氨检测

体内蛋白质产生具有毒性的氨，肝脏能够将氨合成为尿素，经肾脏排泄。血氨正常值为 18～72 $\mu mol/L$，肝功能严重受损时，血氨升高，易导致肝性脑病。

二、 胃肠功能监测

胃肠道缺血引起的胃肠黏膜屏障受损，造成细菌和内毒素移位，常是脓毒症和多器官功能衰竭综合征（MODS）重要的启动因素。胃肠黏膜内 pH（intramucosal pH，pHi）可反映器官局部的氧合状态，也可间接反映全身的缺氧情况。此监测对危重患者的复苏效果评价及预后评估具有高度敏感性、特异性，且因安全、无创、经济等优点不断得以推广应用。

（一）监测方法

1. 直接法　采用 pH 微电极直接进行监测。操作过程复杂，临床较少应用。

2. 间接法

（1）生理盐水张力法：通过置入特殊的葡萄糖盐水导管至胃腔，向其前端半透膜囊内注入一定量的生理盐水，30～90 min 后抽出囊内生理盐水，弃去前 1.5 mL 无效腔内液体，保留余下的 2.5 mL 作血气分析，同时抽取动脉血进行血气分析，利用 Henderson-Hasselbalch 公式：$pHi=6.1+lg（HCO_3^-/PCO_2×0.03×k）$，可以计算出 pHi。其中，0.03 为 CO_2 解离常数，k 为不同平衡时间对应的校正系数。

（2）空气张力法：将胃黏膜 CO_2 张力计插入胃腔并连接至胃张力监测仪，通过对张力仪气囊内空气进行自动采样，可直接测出 PCO_2。同样要求抽取动脉血进行血气分析，利用 Henderson-Hasselbalch 公式计算出 pHi。

（二）pHi 监测的临床意义

1. 正常值　pHi 的正常范围为 7.35～7.45。

2. 休克患者器官灌注状态评估 机体在维持其内环境和行使功能时所需要的能量直接来源于 ATP 的分解，当机体遭受创伤、失血及感染等因素发生休克后，组织细胞氧供应不足，ATP 的合成小于其分解而产生大量的 H^+，主要存在于胃黏膜内，引起 pHi 下降，组织细胞缺氧程度越严重，pHi 下降越明显。其次，pHi 监测提供了部分气管组织氧合充分与否的判定依据。胃肠道是休克时缺血发生最早、最明显的脏器，同时也是复苏后逆转最晚的脏器。休克早期单纯从临床表现与全身性输送指标等常难以发现局部或隐藏的器官低灌注状态。通过 pHi 监测能够早期预警，指导治疗，纠正缺血缺氧状态，预防 MODS。

3. 危重患者预后评估 在评估危重患者预后方面，pHi 监测被认为较其他监测方法更为敏感和可靠，已成为临床早期预后评估的重要指标之一。全身监测指标已完全恢复正常，而 pHi 仍低的状态称为"隐形代偿性休克"，是导致胃肠黏膜屏障受损害、造成细菌和内毒素移位，进而诱发严重的脓毒症和 MODS 的主要原因。通过对循环衰竭的危重患者研究表明，pHi 低值患者较 pHi 正常者死亡率明显提高。纠正低 pHi 可以改善复苏的预后已经通过研究得到证实。因此，对于复苏患者监测 pHi 的变化，并及时纠正低 pHi 状态具有重要意义。

第六节　水、电解质及酸碱平衡监测

人体类似一个装有电解质溶液的半透膜容器。体液系统之间的平衡对于输送营养物质到机体组织细胞以及排除代谢废物是必不可少的，它构成了人体内环境。体液容量、电解质组成、渗透压及酸碱度恒定在一定范围内，即保持人体内环境的恒定。临床上某些疾病的发生和发展，常常是由于内环境失控，使体液的渗透压、电解质和酸碱平衡发生紊乱，而内环境的紊乱又可促使病情进一步恶化，甚至威胁生命。因此，了解水、电解质、渗透压与酸碱平衡的基本概念、相互关系以及平衡失常的诊治与监护，对于危重症护理有着重要的意义。

一、水、电解质平衡监测

水、电解质平衡是细胞正常代谢、维持脏器功能乃至人体生命所必需的条件。当这种平衡因疾病、创伤、感染等因素或不正确的治疗措施而遭到破坏，超过了机体调节的限度，便会发生水、电解质平衡失常。

（一）常用的监测指标及临床意义

1. 血清钠 正常值为 135～145 mmol/L。低钠血症时血清钠小于 135 mmol/L，常见于大量消化液丧失、大面积创面渗液及使用排钠利尿剂等所致的低渗性缺水。高钠血症时血清钠高于 145 mmol/L，主要见于摄入水分不足或丧失水分过多而致的高渗性缺水。

2. 血清钾 正常值为 3.5～5.5 mmol/L。血清钾低于 3.5 mmol/L 时为低钾血症，主要由钾离子向细胞内转移、钾摄入不足或丢失所致。血清钾高于 5.5 mmol/L 称为高钾血症，最常见酸中毒所指的钾离子细胞外转移及肾脏排泄功能受损。此外，大量输血也能导致患者出现高血钾。

3. 血清镁 正常值为 0.8～1.2 mmol/L。血清镁小于 0.8 mmol/L 时称低镁血症，可见于饥饿、吸收障碍综合征及长期胃肠消化液丢失，如肠瘘患者等。血清镁高于 1.2 mmol/L 时称高镁血症，主要见于肾功能不全患者。

4. 血清钙 正常值为 2.10～2.55 mmol/L。低钙血症常见于急性重症胰腺炎、肾功能障碍及甲状腺受损等情况。血清钙低于 2.0 mmol/L 时具有诊断价值。高镁血症主要见于甲状旁腺功能亢进与骨转移癌患者。

（二）常见的水电解质紊乱

1. 水和钠的代谢紊乱

（1）等渗性缺水：又称急性缺水或混合性缺水，是水和钠成比例地丧失，细胞外液量减少；血清钠与细胞外液的渗透压维持于正常范围。患者可有少尿表现，但常不觉口渴。缺水量较大时可伴血容量不足症状，严重时可出现休克。

（2）低渗性缺水：又称慢性缺水或继发性缺水，是指水和钠同时缺失，但缺水少于缺钠，血清钠低于正常范围，细胞外液呈低渗状态。根据缺钠程度而有所不同，临床将低渗性缺水分为三度：①轻度缺钠，患者有疲乏感，头晕、手足麻木、口渴不明显。血清钠在 135 mmol/L 以下，尿中钠减少。②中度缺钠，除上述症状外，常有恶心、呕吐、脉搏细速、血压不稳定、视力模糊、尿量少。血清钠在 130 mmol/L 以下。③重度缺钠，患者神志不清、肌腱反射减弱或消失，出现木僵，甚至昏迷。常发生休克。血清钠在 120 mmol/L 以下。

（3）高渗性缺水：又称原发性缺水，是水和钠同时丧失，但缺水多于缺钠，血清钠高于正常范围。根据缺水程度而有所不同，临床将高渗性缺水分为三类：①轻度缺水，除有口渴外，多无其他症状，缺水量为体重的 2%～4%。②中度缺水，有极度口渴，伴乏力、尿少、尿比重高，唇干舌燥、皮肤弹性差、眼窝凹陷，常有烦躁，缺水量为体重的 4%～6%。③重度缺水，除上述症状外，出现躁狂、幻觉、谵妄，甚至昏迷等脑功能障碍的症状，缺水量为体重的 6% 以上。

（4）水中毒：又称稀释性低血钠，是机体摄入水的总量超过了排水量，导致水分在体内潴留，血浆渗透压下降，循环血容量增加。急性水中毒发病急，由于细胞内外液量增多，颅腔和椎管无弹性，脑细胞水肿造成颅内压增高症状，如头痛、失语、精神错乱、定向力失常、嗜睡、躁动、谵妄，甚至昏迷，进一步发展，有发生脑疝的可能，以致出现呼吸、心搏骤停症状。慢性水中毒症状一般不明显，往往被原发疾病的症状所掩盖，可有软弱无力、恶心呕吐、嗜睡等，体重增加，皮肤苍白而湿润。

2. 钾代谢异常

（1）高钾血症：临床表现无特异性，严重高钾血症患者可有微循环障碍表现，最严重时可致心搏骤停。血清钾超过 7 mmol/L 会有心电图改变，早期 T 波高尖，P 波波幅下降，继而出现 QRS 波增宽。

（2）低钾血症：最早的临床表现为四肢无力，以后可发展至躯干和呼吸肌，出现呼吸困难或窒息，并可出现肠麻痹症状。对心脏的影响主要表现为传导阻滞和节律异常。典型的心电图改变为早期 T 波低平或倒置，随后出现 ST 段降低、QT 间期延长和 U 波。

3. 钙代谢异常　临床危重患者常见的钙代谢异常是低钙血症。血清钙浓度降低时神经肌肉兴奋性增强，可表现为口周和指（趾）尖麻木与针刺感、手足抽搐、腱反射亢进及 Chvostek 征阳性。

4. 镁代谢异常　体内镁缺乏时临床表现与钙缺乏相似，可有肌震颤、手足抽搐及 Chvostek 征；血清镁浓度增高时常有乏力、腱反射消失和血压下降，严重时可发生心传导障碍，心电图与高钾血症相似。

二、 酸碱平衡监测

常用的监测指标及临床意义见第二节呼吸系统功能监测中的动脉血气分析监测。

第七节　凝血功能监测

除出血性疾病患者需监测出凝血情况外，很多危重患者如休克、大量输血、大手术后、产科患者、肝脏患者以及低温、体外循环心脏直视手术后患者，常表现有出凝血机制紊乱，需随时监测出凝血指标，以便及时诊断及治疗。

一、 正常止血、 凝血、 抗凝机制

（一）止血机制

正常人有很完善的止血机制，包括血管收缩、血小板凝聚和血液凝固三个重要因素。当机体损伤出血后，局部血管立即发生反应性收缩，以制止出血或血流缓慢，出血减少，并使血小板易于在损伤的血管壁处黏附和聚凝。此外，损伤的组织释放出二磷酸腺苷（ADP）等物质，使更多的血小板大量堆聚，将伤口堵住，接着这些大量凝集的血小板释放出血管收缩素，使血管维持较长时间的收缩，同时释放血小板第Ⅱ因子等凝血物质，促使血凝成血块，起到止血作用。因此，血管、血小板及凝血因子三者在止血作用上的相互关系密切。

（二）凝血机制

凝血机制十分复杂，凝血过程是按照前一个无活性酶原，转变为激活的酶，再次激活下一个因子（即底物）的一种连锁反应。整个凝血过程可分为三个阶段：①凝血活酶的形成；②凝血酶的形成；③纤维蛋白的形成。

（三）抗凝机制

正常机体血液呈液体状态，不发生凝血，主要因为：①血管壁内皮非常光滑，不会大量激活凝血因子及破坏血小板；②血液不断流动，在生理情况下局部凝血酶浓度不会达到引起血管内凝血的程度；③机体内存在着强大的抗凝系统，使血液不凝固。正常情况下，凝血与抗凝两个系统维持动态平衡，如平衡失调可发生出血倾向（抗凝系统占优势）或血栓形成（凝血系统占优势）。

二、临床监测

所有凝血病最先引起临床医护人员注意的往往是患者存在出血倾向，如小伤口出血不止、已停止出血的伤口再度出血、小的针孔渗血，甚至无明显诱因出现皮下大片瘀斑，而此时的凝血病实际上已经比较严重。消耗性凝血病早期可能有高凝表现，但容易被忽略，严重者往往合并难以纠正的休克和器官衰竭。

对经历大容量复苏却没有给予足够的凝血物质，以及合并休克、低温、严重酸中毒的重症患者，如果发生出血倾向，均应考虑发生稀释性或功能性凝血病的可能。而在产科急症、Sepsis等病例则应高度警惕消耗性凝血病的发生，特别是有短暂高凝的经历，同时伴有进展急剧的休克、全身炎症反应和器官衰竭的表现者。

三、实验室监测

1. 血小板计数　正常对照参考值（100～300）×10^9/L，稀释性凝血病和消耗性凝血病均显示血小板计数降低，而功能性凝血病可以正常。

2. 出血时间（BT）　正常对照参考值1～3 min（Duke法）或1～6 min（Ivy法），主要决定于血小板数量也与血管收缩功能有关。血小板计数<100×10^9/L可以导致BT延长。但在由低温和酸中毒导致的功能性凝血病，虽然BT延长，血小板计数可以正常。BT缩短见于高凝早期。由于方法不一，试验受干扰因素较多，以及敏感性和特异性较差，故试验价值有限。

3. 活化凝血时间（ACT）　正常参考值1.14～2.05 min，为内源性凝血途径状态的筛选试验，较试管法敏感，延长见于凝血因子减少及抗凝物质（如肝素、双香豆素或纤溶产物）增加；缩短可见于高凝早期。

4. 激活的部分凝血活酶时间（APTT）　正常参考值31.5～43.5 s，为反映内源性凝血途径的试验。凝血因子减少或抗凝物质增加导致APTT延长；缩短可见于高凝早期。

5. 凝血酶原时间（PT）、凝血酶原时间比值（PTR）和国际标准化比值（INR）　是为反映外源性凝血途径的试验。PT正常参考值11～14 s（Quick一期法）。为使结果更准确，采用受检者与正常对照的比值，称为PTR，正常参考值为0.82～1.15。为进一步达到国际统一，又引入国际敏感度指数（ISI）对PTR进行修正，即INR=PTR^{ISI}时间，正常参考值与 PTR 接近。凝血因子减少或抗凝物质增加可导致上述三项试验延长，而高凝则导致缩短。

6.凝血酶时间（TT）　是测定凝血酶将纤维蛋白原转化为纤维蛋白的时间，正常参考值为 16～18 s。纤维蛋白原含量不足（<100 mg/dL）或有抗凝物质，如在肝素、纤维蛋白裂解产物存在的条件下，可使 TT 延长。

7.纤维蛋白原含量（Fig、Fbg）　正常参考值为 2.0～4.0 g/L，下降提示消耗增加。由于炎症反应导致纤维蛋白原增加，故敏感性较低，较严重的消耗方可导致其下降，故特异性较好。

8.纤维蛋白原降解产物（FDP）　ELISA 法正常参考值<10 mg/L。FDP 包括纤维蛋白原和纤维蛋白降解产物，故对反映纤溶的特异性较差。

9.D-二聚体（D-dimmer）　胶乳凝集法阴性，ELISA 法正常参考值<400 μg/L。D-二聚体只来自纤维蛋白降解产物，故对诊断血栓性疾病和消耗性凝血病等继发性纤溶疾病有较高的特异性。原发性纤溶 D-二聚体不会升高，此对于鉴别继发性与原发性纤溶十分重要。

10.血浆鱼精蛋白副凝试验（3P 试验）　高凝产生过量的纤维蛋白单体，鱼精蛋白能使纤维蛋白单体聚合成胶状或条状物。3P 试验可检出>50 μg/mL 的纤维蛋白单体，故具有较高的敏感性。消耗性凝血病的早、中期试验呈阳性，但后期可以呈阴性。

 思考题

1.哪些因素可以影响中心静脉压监测的准确性？

2.简述桡动脉穿刺前的注意事项。

3.危重患者系统功能监测的主要内容有哪些？

4.简述血气分析常用指标的正常值与临床意义及在危重患者监护中的作用。

5.胃肠黏膜内 pH 监测的主要临床意义是什么？

第八章　重症患者营养支持技术

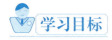 **学习目标**

1. 了解肠内肠外营养支持的适应证、禁忌证。
2. 熟悉肠内、肠外营养液输注的操作流程。
3. 掌握肠内、肠外营养液输注途径、相关问题及注意事项。

重症患者由于处于高代谢状态，对能量和蛋白质的需求量大，由于疾病的原因，许多患者无法经口摄取营养，或不能经口摄取足够的营养。营养状态是影响患者病程进展的重要因素之一。临床上大量证据显示，营养不良可增加疾病的发生率、影响手术效果，推迟呼吸机的撤机时间，以及增加患者的死亡率。对患者采取正确的评估方式，进行及时营养状态评估，采取合适的营养支持途径，将有利于疾病的恢复、减轻病死率，挽救患者生命。

第一节　危重症与营养支持

重症医学是对住院患者发生的危及器官功能和生命的急性病理生理变化进行全方位支持和综合治疗的学科。在重症医学的综合治疗中，关键是保护和改善全身与各器官的氧输送并使之与氧消耗相适应，即灌注与氧合。灌注与氧合的目的是维持与改善全身与各器官组织的新陈代谢，而代谢的底物以及部分代谢过程的调理，营养支持是重要的手段。

一、营养支持的目的

1. 供给细胞代谢所需要的能量与营养底物，维持组织器官结构与功能。
2. 通过营养素的药理作用调理代谢紊乱，调节免疫功能，增强机体抗病能力，从而影响疾病的发展与转归。

营养支持并不能完全阻止和逆转重症患者严重应激的分解代谢状态和人体组成改变，但合理的营养支持，可减少蛋白质分解及增加合成，改善潜在和已发生的营养不良状态，防治其并发症。

二、 营养支持的原则

重症患者常合并代谢紊乱与营养不良，需要给予营养支持。严重应激后机体代谢率明显增高，出现一系列代谢紊乱，体重丢失平均 0.5～1.0 kg/d，机体营养状况迅速下降及发生营养不良（体重丢失≥10％）是重症患者普遍存在的现象，并成为独立因素影响危重症预后。

1. 重症患者的营养支持应尽早开始，进入 ICU 24 h 内尽早给予营养支持。延迟的营养支持将导致重症患者迅速出现营养不良，并难以为后期的营养治疗所纠正。此外，营养摄入不足和蛋白质能量负平衡与发生营养不良及血源性感染相关，并直接影响 ICU 患者的预后。

2. 重症患者的营养支持应充分考虑受损器官的耐受能力。对危重症患者来说，维持机体水、电解质平衡为第一需要。在复苏早期、血流动力学尚未稳定或存在严重的代谢性酸中毒阶段，均不是开始营养支持的安全时机。此外，还需考虑不同原发疾病、不同阶段的代谢改变与器官功能的特点。存在严重肝功能障碍、肝性脑病、严重氮质血症、严重高血糖未得到有效控制等情况下，营养支持很难有效实施。

第二节　营养支持技术

一、 胃肠外营养支持

胃肠外营养（parenteral nutrition，PN）是指通过静脉途径提供完全充足的营养素，以维持机体正氮平衡，预防和纠正热量及蛋白质缺乏所致的营养不良，增强患者对严重创伤的耐受力，加强伤口愈合，促进患者康复。如所需的能量完全依靠胃肠外营养，则称为全胃肠外营养（total parenteral nutrition，TPN）；如所需的能量部分依靠胃肠外营养，则称为部分胃肠外营养（partal parenteral nutrition，PTN）。肠外营养液含有蛋白质、脂肪、葡萄糖、电解质、维生素及矿物质等。

（一）操作目的

患者所需的部分或全部营养物质经静脉途径提供，替代胃肠道提供机体所需要的已知营养素。

（二）操作原则

1. 适应证和禁忌证

（1）适应证：凡不能或不宜经口摄食超过 5～7 d 的患者。①不能从胃肠道进食者，如高流量消化道瘘、食管胃肠道先天性畸形、短肠综合征、急性坏死性胰腺炎等；②消化道需要休息或消化不良者，如肠道炎性疾病（溃疡性结肠炎和 Crohn 病）、长期腹泻等；③处于高分解代谢状态者如严重感染、大面积烧伤、复杂手术特别是腹部大手术后；④需要改善营养状况者，营养不良的术前应用、放射治疗和化学治疗期间胃肠道反应重者、妊娠剧吐或神经性厌食者。

（2）禁忌证：患者的消化道功能正常，并可充分利用者，严重水、电解质紊乱，酸碱平衡失调或并发休克。

2. 营养液的配制

（1）认真阅读产品使用说明书，查阅公开报道的药物配伍资料作为参考。

（2）在营养液中添加药物时可先行配伍检测，若配伍禁忌的药物分开输液，在串接给药前后选用中性生理盐水冲洗管路。

（3）听取药师意见，使营养处方组分合理化，检查溶液是否有配伍变化和配伍禁忌，协助临床医师实现个体化给药。

3. 输注途径的选择

（1）中心静脉：常用置管途径有锁骨下静脉、颈内静脉、颈外静脉、高位大隐静脉、高位头静脉，以高渗葡萄糖为主要热源者或长期输注（＞2 周）须经中心静脉输注。中心静脉管径粗，血流速度快、血流量大，输入的液体很快被血液稀释，而不引起对血管壁的刺激。

（2）周围静脉：以碳水化合物和脂肪乳剂作混合热源者，预计患者只需短期（＜2 周）营养支持或中心静脉置管条件较差者经周围静脉输注。

4. 输注方法的选择

（1）持续输注法：将全天的营养液在 24 h 内持续均匀输注到人体的方法。

优点：胰岛素分泌稳定，血糖值波动小，对机体内环境的影响相对恒定，患者早期使用，易于适应。

缺点：胰岛素一直处于高水平状态，阻止脂肪分解，促进脂肪的合成，并使葡萄糖以糖原形式储入肝脏，容易引起脂肪肝与肝大。

（2）循环输注法：是在持续输注营养液较稳定的基础上，缩短输注时间，使患者有一段不输液体的间期。

优点：适用于需长期接受胃肠外营养，并且胃肠外营养的质与量均已稳定，病情也稳定的患者。

缺点：心功能不全和不能在短期内输入大量液体的患者不宜采用循环输注法。

5. 操作流程

（1）将电解质、微量元素、水溶性维生素、胰岛素加入葡萄糖或氨基酸溶液中。

（2）磷酸盐加入另一瓶氨基酸溶液中，配制应不间断地一次完成，不断加以摇动使混合均匀。

（3）将含有添加剂的氨基酸、葡萄糖与脂肪乳剂分别经 TNA 容器的 3 个输注口注入。先注入葡萄糖和氨基酸。

（4）混入脂肪乳剂。

（5）配制应不间断地一次完成，并不断加以摇动使之混合均匀。

（三）相关问题

1. 导管相关并发症

（1）气胸。

原因：与锁骨下穿刺置管有关。

预防：穿刺前 B 超定位，穿刺后胸部 X 线检查。

观察：患者静脉穿刺时或置管后有无胸闷、呼吸困难、同侧呼吸音减弱。

处理：少量可自行吸收，多者需反复穿刺抽吸或经胸腔闭式引流。

（2）空气栓塞。

原因：在置管、输液及拔管的过程中，空气进入人体内。

预防：①置管时预防：穿刺时患者置于头低脚高位，使静脉压升高；穿刺静脉时，令患者吸气后憋住；尽量使用密闭置管方法，卸下注射器时防止空气进入。②输注时预防：防止输液管各链接部位脱落；应用带有报警装置的输液泵；拔管后紧压静脉置管处 3～5 min。

观察：少量进入可无症状，大量进入后患者呼吸困难或发绀，神志不清。

处理：应立即将患者置头低脚高的左侧卧位，必要时紧急剖胸，穿刺右心室抽气。

（3）静脉血栓形成。

原因：与导管质量和病情有关。

预防：①采用硅胶静脉置管；②应用肝素稀释液封管；③置管后，拍片确认导管尖端位置正确。

观察：输注前观察透明管壁内有无血凝块形成，封管过程中阻力大小。

处理：发生后应尽快拔除导管，剪下导管尖端送细菌培养。必要时用肝素、链激酶等治疗。

2. 感染性并发症

（1）导管性脓毒症。

原因：与输入液污染、插管处皮肤污染或其他部位感染的病原菌经血行种植于导管有关。

预防：①穿刺置管严格无菌操作；②穿刺 24 h 后消毒置管口皮肤，更换透明敷贴并注明时间，以后每周定期更换；③规范配制和使用 TNA；④更换营养液注意无菌操作；⑤针对体内原有感染灶进行积极治疗。

观察：体温升高，表现在拔管前出现持续高热，伴有寒战、发热，在导管拔出后 8～12 h 逐渐消退。24 h 仍不退热者，遵医嘱用抗生素。

处理：观察 8 h 仍不退热者，拔出中心静脉导管，导管尖端送培养。

（2）肠源性感染。

原因：长期 TPN，肠道缺乏食物刺激而影响胃肠激素的分泌、体内谷氨酰胺缺乏引起的肠黏膜萎缩。肠屏障功能减退、肠内细菌和内毒素移位有关。

预防：当患者胃肠道功能恢复，尽早开始肠内营养。肠外营养添加谷氨酰胺等保护胃黏膜。

观察：腹泻。

处理：肠道抗菌治疗。

3. 代谢性并发症

（1）糖代谢紊乱：包括高血糖，甚至产生高渗性非酮性昏迷和低血糖。

①高血糖和高渗性非酮性昏迷。

原因：患者对葡萄糖的耐受力及利用率低、输注葡萄糖浓度过高、速度过快。

预防：葡萄糖的输注速度应小于 5 mg/（kg·min），一旦血糖升高，立即报告医师。

观察：血糖异常升高、渗透性利尿、脱水、电解质紊乱、神志改变等。

处理：停止输注葡萄糖液或含大量糖的营养液；输注低渗或等渗盐水以纠正高渗环境，加用适量胰岛素以降低血糖；避免血浆渗透压下降过快引发急性脑水肿。

②低血糖。

原因：外源性胰岛素用量过大或高浓度葡萄糖输入时，促进机体持续释放胰岛素。若突然停输葡萄糖后可出现低血糖，因很少单独输注高浓度葡萄糖溶液，此类并发症少见。

观察：患者主要表现为脉搏加速、面色苍白、四肢湿冷和低血糖性休克。

处理：一旦发生，立即推注或输注葡萄糖溶液。

（2）脂肪代谢紊乱：包括必需脂肪酸缺乏及高脂血症；肝胆系统并发症：包括胆汁淤积性肝炎、胆石症和肝功能衰竭；氨基酸代谢异常：主要表现在谷氨基酸、牛磺酸、半胱氨酸的缺乏；水、电解质和酸碱平衡失调：常见高钾血症与低钾血症、磷代谢异常、低镁血症等。

预防：①逐步增加的输注量，使内源性胰岛素的分泌量逐渐增加以适应高浓度葡萄糖的输注。②调整营养配方，严密监测血糖及电解质。③持续、匀速输注营养液。停止肠外营养时应逐渐减量，避免血糖波动。④应用脂肪过程中缓慢滴注及密切监测血脂及呼吸情况，以确保脂肪有效利用与清除。⑤加强监测，每日准确记录 24 h 出入量；遵医嘱 1～2 次/周测量体重；每天定时监测血糖、尿糖、酮体；2 次/周查电解质；1～2 次/周查血气分析；1 次/周查肝、肾功能。

（四）注意事项

1. 穿刺置管过程严格无菌操作，持续输液时应每日更换输液导管、肝素帽或接头。保持穿刺部位的清洁干燥，穿刺后第 1 个 24 h 更换无菌敷料，以后每 2～3 d 更换 1 次，每次更换时用碘附常规消毒穿刺点，出现辅料污染、脱落时随时更换。

2. 观察穿刺点部位有无红肿或血肿，有无出血，穿刺点上方有无线索状发红、发硬、水肿或疼痛，及时间问患者自觉症状，防止局部感染。

3. 妥善固定导管，观察记录导管长度。

4. 保持导管通畅，输液前后应用肝素盐水冲管、封管。24 h 不输液，早晚封管一次。

5. 严密观察有无临床感染征象，及时记录体温变化。

6. 掌握药液使用要点，确保输液安全。

（1）营养液需现用现配，配置好药液要求在 4～25 ℃环境内 24 h 内输完。若配置后暂不使用，应保存在 4 ℃冰箱内，最长时间不超过 48 h，输注前 0.5～1.0 h 取出置室温复温后再输。

（2）高营养液中原则上不可加入其他药物。

（3）抗生素或抗癌药物绝不能添加其中。

（4）对需要补充碱制剂以纠正酸中毒的患者，尽量避免在营养液中应用碳酸氢钠，主要是防止不溶性碳酸钙的形成。

（5）输液过程中，每 2～3 d 测定血电解质 1 次，必要时每天测定。如有条件，应测定每天氮平衡情况。最初几天应每 6 h 测定尿糖，每天测血糖 1 次，以后每天测尿糖 1 次，定期复查肝、肾功能。

二、 胃肠内营养支持

肠内营养输液泵的使用见第九章。

思考题

某男性患者，79 岁，1 年前行"左颊部黏膜增生物扁平苔癣＋异体真皮创面修复术"，术后 5 个月复发，再次入院行左颊癌扩大切除术，左颈部淋巴结转移（1/12），术后未放疗。半年后于常规体检时左颈中部及上部发现转移癌，收入院行放疗及靶向治疗。患者放疗后逐渐出现进食困难，呛咳，并引起肺部感染，临床医生给予瑞能 600 mL。目前患者精神状况欠佳，进食量极少，腹泻（大便 4～6 次/d）。近 2 个月体重逐渐降低 4 kg，辅助检查：ALB 36.99 g/L 、CRE 51.38 μmol/L、UREA 2.84 mmol/L、GLU 5.46 mmol/L、TC 3.47 mmol/L、TG 0.71 mmol/L。请问：

（1）何时给予营养支持？支持途径应如何选择？

（2）如何实施对患者进行营养筛查？

（3）营养治疗方案制订过程中如何与临床医生、患者、家属及其相关人员沟通？

（4）如何实施、监测与评价营养治疗方案？

第九章 治疗泵的临床应用与护理

学习目标

1. 了解微量泵使用的注意事项；常用药物使用的注意事项；肠内营养输液泵的操作步骤及患者的护理。

2. 熟悉微量泵的临床应用范围及应用特点；微量泵使用过程中常见问题及解决方法；肠内营养输液泵的应用指征。

3. 掌握微量泵的使用方法及微量泵常用功能键的使用；微量泵常见报警原因及纠正；微量泵的药液配制方法。

静脉输液是一种最常用的临床治疗方法，是护理专业的一项常用给药治疗技术。临床上应根据药物和患者不同情况配以适当的输液速度。输液过快，可能会导致中毒，更严重时会导致水肿和心力衰竭；输液过慢则可能发生药量不够或无限地延长输液时间，使治疗受影响并给患者和护理工作增加不必要的负担。常规临床输液，普遍采用挂瓶输液，并用眼睛观察，依靠手动夹子来控制药滴速度，不易精确控制输液速度，而且工作量大。随着医学科学的迅速发展，在临床治疗方面，相继出现了各种治疗泵，如容量输液泵、微量注射泵、肠内营养输液泵等。输液泵是由计算机控制输液的装置，精确控制液体输注速度，由于这些治疗泵具有操作简单、使用方便、节省人力、给药剂量精确，并能持续、定量、自控给药等特点，保证了患者输液安全，同时可减轻护士的工作强度，因而在临床上的应用越来越广泛。

第一节 概 述

治疗泵是一种能够准确控制输液滴数或输液流速，保证药物能够速度均匀，药量准确并且安全地进入患者体内发挥作用的一种仪器。同时，治疗泵还能提高临床给药操作的效率和灵活性，降低护理工作量。治疗泵通常是机械或电子的控制装置，常用于需要严格控制输液量和药量的情况，如在应用升压药物，抗心律失常药物，婴幼儿静脉输液或静脉麻醉时。

常用的治疗泵有两种：容量输液泵（简称输液泵）和微量注射泵。输液泵主要是替代传统的重力式液体输注，达到更加准确和更加安全给药的目的；微量注射泵也称微量泵，是对输液泵在微量给药方面的一个补充。相对于微量泵来说，输液泵的优势在于：大流量输注，流速范围更宽，液体类型限制少，耗材便宜、药物浓度低、刺激性小；而微量泵的优势在于小容量给药时精度更高，配药容量更灵活，但是因为微量泵容量小，药物浓度就会较高，刺激性较大。从本质上来说，输液泵和微量泵之间没有区别，而为了保证长时间输液精度，大部分情况下以微量注射泵为主。本章以微量泵和肠内营养输液泵为例来介绍治疗泵的临床应用。

新近发展起来的耗材受控性输液泵，体积小巧，既满足了一般输液泵的需求，也可以保证小流量下的给药精度。

危重患者的抢救、治疗需要使药物以恒定的速度灌注；癌症患者的化疗需通过调节输入的速度和时间将化疗药物均匀持续地注入，既达到化疗的最佳效果，又能最大限度地降低化疗药物的不良反应；糖尿病患者需要把血糖控制在比较理想的水平，用药需模拟体内胰岛素的分泌规律，以往的做法基本上是一次注射较大剂量的胰岛素，这不仅造成巨大的浪费，而且药效作用时间也较短，因此急需一种流量和流速可控的持续输送装置来输送少量的药物并精确控制其输送速度和流量；对老人、儿童和体质较弱者输送某些特殊药物，如麻醉药、降压药硝普钠、TPN（三磷酸吡啶核苷酸）等时，输液速度和用药量尤其需要认真精确控制，否则会产生严重的后果。此外，普通输液器对输液完毕和输液过程中偶然出现的故障，如气泡、阻塞等都不能自动报警，也不能及时切断输液通路，从而产生不良后果。因此，需要用智能型输液泵来控制药液的输送，并进行异常报警。

微量注射泵的问世是护理工作的一个飞跃，它具有用药准确、调节迅速、使用方便、安全等优点，是 ICU 的必备仪器，临床上多用于输入血管活性药物或心律失常药物，以便精确控制用药量，并能最大限度地减少液体的注入，非常适合心脏病患者使用，尤其在急诊危重患者的抢救治疗中更为突出，深受广大医护人员的欢迎。

凡是要求定剂量（尤其是小剂量）、定时间进入患者体内的药物、液体、血液等治疗均可选择微量泵。目前临床上应用范围包括：

（1）在 ICU 及 CCU 作心血管活性药物的连续输注。

（2）早产儿、新生儿的生理维持输液、输血等。

（3）注射激素。

（4）维持注射镇痛、镇静药物。

（5）在血液透析和体外循环时注射抗凝剂。

（6）持续、稳定注射化疗药物。

（7）注射催产素、胰岛素。

（8）其他：如注射抢救药物、持续气道湿化等。

微量注射泵的临床应用特点：微量泵为便携式仪器，体积小，重量轻，携带方便，操作简便，节省人力；剂量准确、微量，可最大限度地减少液体的输入；装有控制器，持续、定时控制用量，每小时滴入量可控制在 0.1～999.0 mL，避免药物因浓度大小起伏波动产生副作用；常用的注射器容量为 50 mL、20 mL；泵内有蓄电池，交流电中断时保证持续用药，也可以方便地离开病房；有功能检测系统，可检测出应用中出现的非正常情况；对抢救危重病例，减轻护理工作劳动强度具有明显优越性。

第二节　微量泵的临床应用和管理

目前生产的输液泵，产品型号多样，但具备的功能都大体相同，操作方法方式类似。下面以浙江大学的 WZS-50F6 为例介绍微量泵的临床应用。

一、微量泵的使用方法

1. 连接电源，打开开关，检查各功能键。
2. 配好药液的注射器与输液延长管相连，排尽空气备用。
3. 正确固定注射器于微量泵：将注射器针筒放入针筒半圆槽中，针筒圈边紧贴针筒座，然后移动顶块，使针筒推杆尾部卡入顶块的槽内，压上针筒上的压块。
4. 设定输液速度，排气：按上下键调整至需要的速率；按"快进"键，再按住"快进"键不放直到针尖部有液滴排出再松手。
5. 连接静脉通路，核对所需的速率，然后按"启动"键开始输液。

二、微量泵常用功能键的使用

1. 更改速率　先按"暂停"键，停止输液；按"∧"或"∨"调节至所需速率；再按"启动"键重新启动输液（注：输液后调速键全部锁定，调速键只能在暂停输液的状态下使用）。
2. 快速输注功能　有输出量计入总量和不计入总量两种方式。在暂停输注状态下，按下"快进"键，然后再按住此键不动，则速率自动设置为最大速率，如 50 mL 注射器速率为 1 200 mL/h，微量泵屏幕上显示的为最大速率；在正常输注状态下，同时按下"快进"键和"总量"查询键，则按照仪器设定的最大速率进行输注，微量泵显示屏上动态显示本次快速输注的量，并计入总量，松开"快进"键和"总量"查询键，则微量泵按照原速率继续输注。
3. 输出液量查询　任何状态下按"总量"查询键都可以查看已输入的液体总量；任何状态下同时按"总量"查询键和"静音"键，可使累计总量复零。

三、微量泵常见报警原因及纠正

1. 管路阻塞报警
原因：输液管路有压折或患者静脉通路阻塞。

排除方法：按"静音"键消除报警声；检查输液泵导管有无折叠，针头是否堵塞等，恢复通畅；如果管路阻塞的原因为针头阻塞，则需重新穿刺。

2. 残留提示报警（注射将结束时报警）

原因：药液即将输注完毕，剩余药量为（1.5±0.8）mL。

排除方法：按"静音"键消除报警声；立即更换药液或按"暂停"键结束输注。当药液在 3 mL 以下时，微量泵会自动报警，红灯亮闪（NEA.EMPTY），此时可将注射器和滑座向后移动 1～2 cm，红灯停止闪亮，可使注射器内剩余药液全部匀速注入体内，避免药液浪费，保证药物足量供给，确保有效血药浓度。夜间消除报警声，使患者睡眠充足，消除紧张心理。此时，可准备好另一注射器的药物；更换药液需同时更换延长管。

3. 注射完毕报警（注射结束时报警）

原因：药液输注完毕，LED 显示屏显示速率为 0.5 mL/h。

排除方法：按"静音"键消除报警声；立即更换药液或按"暂停"键结束输注。

4. 电池欠压报警/电池电量耗尽报警

原因：电池欠压报警提示蓄电池电量即将耗尽，间断发出声光报警，此时微量泵还能以 5 mL/h 的速率工作 30 min 左右。

排除方法：按"静音"键消除报警声；连接主电源；电池电量耗尽报警，按"静音"键不能消除报警声，需立即连接电源。

5. 其他常见的报警原因 电源线脱落报警；针筒没有夹住报警；注射器推杆安装错误报警；遗忘操作报警等。需仔细查找原因并处理。

6. "静音"键的使用 除电池电量耗尽报警外，其余报警声均可按"静音"键消声，消声 2 min 后如没有按要求操作，报警重复；重复报警声可按"暂停"键永久消除。

四、 微量泵的操作流程

1. 评估患者 了解患者病情、血管及用药情况。
2. 护士准备 着装整洁，洗手、戴口罩。
3. 遵医嘱准备药液并检查，正确配制药液。
4. 选择并连接微量泵延长管，排气备用。
5. 将注射器固定于微量泵上。
6. 将用物携至床旁，核对、解释并取得合作。
7. 接通电源，打开开关，微量泵开机自检。
8. 设定注射速率。
9. 将微量泵延长管与静脉穿刺针相连接，按"启动"键。

五、 微量泵使用的注意事项

1. 使用前应检查微量泵功能是否正常，药液流出是否通畅，使用中观察绿灯是否闪亮。

2. 微量泵注射器标签上应注明患者姓名、床号，药物名称、剂量、浓度、输注方法，加药者，加药时间，输液者，输液时间，并详细交班。

3. 使用微量泵输注药物时应单走一条静脉通道，并有一路液体按照维持剂量持续输注，以确保静脉通路的通畅。

4. 药液现用现配：使用微量泵的多为危重患者，应用期间不能随意中断药液，应在注射器内药物尚未用完时提前配好备用。

5. 输注血管活性药物时，使用前后分别测量血压作对比。

6. 若针头出现堵塞，不能挤压导管，以免一次性进入大量药液，应重新进行穿刺。

7. 搬动患者时，微量泵也应同时搬动。

8. 应备好应急电源，以免断电。

9. 注射泵应放在稳妥处。若应用中出现故障，应及时换泵，然后修理。

六、 微量泵在临床使用中的常见问题及解决方法

1. 药液外渗　在推注过程中如发生药物外渗，微泵的报警系统不能及时反应，如果不及时采取积极正确的措施，将会发生严重的后果。

护理对策：加强巡视观察。严密观察用药后的局部反应，有无回血、外渗，尤其从中心静脉输入时，密切观察局部皮肤颜色、有无回血肿胀，一旦发现药物外渗，应立即停止推注，重新选择静脉，并做好局部处理。

2. 静脉回血　与速度过慢、延长管过长或折叠扭曲、双通道同时注射等因素有关。

护理对策：向患者及其家属说明使用方法及治疗目的、注意事项，防止自行调节。

3. 静脉炎和静脉硬化　微量泵给药时一般均进行留置针穿刺，并且药物浓度相对较高，静脉留置针留置的时间过长，超过 7 d，使得静脉炎和静脉硬化的危险性增高。

护理对策：使用微量泵前，先选择好血管，一般选择血管较粗直、易固定并便于观察的上肢部位进行静脉穿刺，静脉回流缓慢和半坐卧位决定了下肢输液时静脉炎多。因为输液时，液体和药液滞留于下肢静脉的时间比滞留于上肢静脉的时间长。另外，免疫力低下是发生静脉炎的一个重要因素，因为免疫力显著降低对穿刺所造成的静脉壁创伤的修复能力和对机械性刺激（留置导管造成的）、化学性刺激（药液及液体引起的）及细菌所致局部炎症的抗炎能力也随之减弱，在使用外周静脉留置针时较易发生静脉炎，所以应尽量避免在下肢和较细的外周静脉进行穿刺输液。微量泵输液为专用通道，尽量不与其他药物共用一条静脉。一般留置针使用 5 d 后即要更换，避免长期输液造成静脉炎和穿刺局部炎症。

4. 针头堵塞　由于延长管有一定弹性，容量大，针头堵塞后，微量泵仍继续输送药液，但药液并未进入血管，而是积聚在延长管内，当延长管压力增加到一定限度时，微量泵才报警，这对危重患者是不利的。

护理对策：使用微量泵注射药物时，应密切观察用药效果及反应。如无明显原因而出现血压、心率较大变化，应将微量泵延长管部分与头皮针接头处脱开，观察血管是否通畅。

5. 微量泵速率调节错误　由于操作者不熟悉速率设置键，或更换药物后未及时更改速率，或在个别情况下速率设置被他人无意中误触而改变了速率，使药物进入体内过多或不足，导致不良后果。

护理对策：加强工作责任心，操作规范化，熟悉微量泵性能，正确掌握其使用方法和各功能键的设置，了解注意事项，并对常见的问题有高度的认识。

6. 微量泵故障　常见的有速率不准确，蓄电池耗尽。由于微量泵保养不当和不注意微量泵的清洁，特别是高黏度药液黏附在推进器和导轨摩擦处，因此影响速率的准确性。

护理对策：及时清洗泵表面污物、残液，防止腐蚀机器，用后由专人保管。

7. 多药合用，发生配伍禁忌　为使患者免受再次静脉穿刺的痛苦，临床中从静脉留置针肝素帽处插入 2～3 个通道同时进行输液的现象十分普遍，如果药物之间存在配伍禁忌，则会降低疗效。如急性胰腺炎患者使用生长抑素时不可以与别的药物配伍使用。

应用微泵抢救危重患者，提高了工作效率，能按需随时调节药物输入速度和剂量，使血药浓度稳定，避免了由于外界干扰造成输液速度时快时慢难于控制的现象，因此保证微泵作用的正常发挥具有非常重要的意义。

第三节　微量泵的药液配制及应用

虽然血管活性药物种类多样，用药剂量也千差万别，但通常微泵用药的剂量多在 $0.01～1.00\ \mu g/(kg\cdot min)$ 之间，一般均稀释至 50 mL，故临床上常用 50 mL 注射器进行输注。

一、配制步骤

1. 明确医嘱，确认应用的某种药物剂量，见表 9-1。

表 9-1　药物剂量

药名	微量泵药液浓度配制 / [mg·(50mL)$^{-1}$]	数字显示 / (mL·h^{-1})	输入剂量 / [μg·(kg·min)$^{-1}$]	临床常用剂量 / [μg·(kg·min)$^{-1}$]
多巴胺	常用：体重（kg）×3 特殊：体重（kg）×6 体重（kg）×1.5	1	1.0 2.0 0.5	5～20
多巴酚丁胺	常用：体重（kg）×3 特殊：体重（kg）×6 体重（kg）×1.5	1	1.0 2.0 0.5	5～20
肾上腺素	常用：体重（kg）×0.03 特殊：体重（kg）×0.06	1	0.01 0.02	0.01～0.02
异丙肾上腺	常用：体重（kg）×0.03	1	0.01	0.01～0.10

续表

药名	微量泵药液浓度配制 /［mg·（50mL）⁻¹］	数字显示 /（mL·h⁻¹）	输入剂量 /［μg·（kg·min）⁻¹］	临床常用剂量 /［μg·（kg·min）⁻¹］
硝普钠	常用：体重（kg）×3 特殊：体重（kg）×1.5	1	1.0 0.5	0.5～8
硝酸甘油	常用：体重（kg）×0.3 特殊：体重（kg）×0.6 体重（kg）×1.5 体重（kg）×3	1	0.1 0.2 0.5 1.0	1～5 最大剂量 10
苄胺唑啉	常用：体重（kg）×0.3 特殊：体重（kg）×3	1	0.1 1.0	0.5～10
氨力农	常用：体重（kg）×3	1	1.0	6～10
米力农	常用：体重（kg）×0.3	1	0.1	0.25～0.75

2. 确立该药物的系数，常用系数为 3、0.3、0.03。

3. 确定 50 mL 溶液中应含的药物总剂量。

药物总剂量（mg）＝患者体重（kg）×系数（mg/kg）

4. 药液配制。用总药量加稀释液配制成总量为 50 mL 的溶液。

5. 调节速率。调节速率的原则：当该药物的常用系数为 3 时，微量泵速率 1 mL/h 就相当于 1 μg/（kg·min）；当该药物的常用系数为 0.3 时，微量泵速率 1 mL/h 就相当于 0.1 μg/（kg·min）；当该药物的常用系数为 0.03 时，微量泵速率 1 mL/h 就相当于 0.01 μg/（kg·min）。例如，硝酸甘油、肾上腺素等药物通常使用的剂量较小，因而常将系数 3 缩小到 10％或 1％，即药物剂量（mg）＝患者体重（kg）×0.3 mg·kg（或 0.03 mg·kg），微量泵速率为 1 mL/h 即为 0.1 μg/（kg·min）［或 0.01 μg/（kg·min）］。

二、 药液配制举例

一法洛四联症患儿体重为 20 kg，医嘱：持续微量泵输入多巴胺 5 μg/（kg·min）（注：多巴胺的系数为 3，规格为 20 mg/2 mL，用法为溶于 5％的 GS 溶液中）。

1. 确定医嘱为持续微量泵输入多巴胺 5 μg/（kg·min）。

2. 该药物系数为 3。

3. 计算 50 mL 溶液中所需多巴胺的总剂量：药物总剂量＝20×3＝60（mg）。

4. 药液配制：多巴胺的规格为 20 mg/2 mL，则 60 mg 多巴胺需要的药量为 3 支 6 mL，配成 50 mL 溶液，还需要 5％的 GS 溶液 44 mL。配制方法为先抽吸 44 mL 5％的 GS 溶液，再抽吸 3 支 6 mL 多巴胺溶液，混匀备用。

5. 调节速率：多巴胺系数为 3，医嘱为持续微量泵输入多巴胺 5 μg/（kg·min），则应调节微量泵的输入速率为 5 mL/h。

三、 公式的衍化

以上介绍的是常用剂量，还可根据临床需要稀释成双倍或 1/2 倍剂量，相当于常用系数加倍或减半。当系数加倍时，若该药物的常用系数为 6，则微量泵速率 1 mL/h 就相当于 2 μg/（kg·min）；若该药物的常用系数为 0.6，则微量泵速率 1 mL/h 就相当于 0.2 μg/（kg·min）；若该药物的常用系数为 0.06，则微量泵速率 1 mL/h 就相当于 0.02 μg/（kg·min）。同理，当系数减半时，若该药物的常用系数为 1.5，则微量泵速率 1 mL/h 就相当于 0.5 μg/（kg·min）；若该药物的常用系数为 0.15，则微量泵速率 1 mL/h 就相当于 0.05 μg/（kg·min）；若该药物的常用系数为 0.015，则微量泵速率 1 mL/h 就相当于 0.005 μg/（kg·min）。

四、 其他药物的计算公式

某些时候，需用药物原液或将药物稀释成 1 mg/mL，这时上述公式就不适用了。如 50 mg 粉剂型硝普钠，用 50 mL 稀释液稀释，药物浓度为 1 mg/mL；压宁定临床多用原液泵入。

假设患者体重为 50 kg，应用硝普钠 0.1 μg/（kg·min），微量泵维持输注。

（1）硝普钠（50 mg）浓度＝1 mg/mL。

（2）每小时所需的药量＝医嘱速度 [μg/（kg·min）] ×体重（kg）×60 min/h＝0.1 μg/（kg·min）×50 kg×60 min/h＝300 μg/h。

（3）输注速度＝每小时所需的药量（μg/h）÷1 000 μg/mg÷药物浓度（mg/mL）＝300 μg/h÷1000 μg/mg÷1 mg/mL＝0.3 mL/h。

根据上述计算方法，假如药物浓度为 a mg/mL，患者体重为 b kg，医嘱速度为 c μg/（kg·min），则注射速度＝$0.06bc/a$（mL/h）。这一公式适用于各种浓度药物的注射速度演算。

五、 常用药物使用的注意事项

（一）应用多巴胺的注意事项

1. 输注时应单独一条静脉通路输入或与硝普钠用三通管相连走同一条静脉通路。

2. 速度恒定，避免意外中断或加快，使患者血压波动，避免从此通路加其他药物、测 CVP，还应注意避免导管不通、扭曲，三通方向错误等问题。

3. 大剂量用药时，注意有无药液外渗，以防组织坏死；外渗时局部疼痛，可用利多卡因加地塞米松局部封闭治疗，也可用喜疗妥软膏、烧伤湿润膏外涂。

4. 密切观察病情变化和对多巴胺的反应，如血压、心率、末梢循环、尿量等情况。

5. 现用现配，避免输液中断，更换时动作迅速，更换前后应分别测量血压。

6. 血压平稳后停用多巴胺，应逐渐减量并观察，在保证循环稳定的前提下撤离，避免同其他操作如呼吸机、拔气管插管等一起进行。

（二）应用硝普钠的注意事项

1. 应用硝普钠时应注意补足血容量。

2. 硝普钠应避光使用，防止药物变性。应用棕褐色避光注射器，也可用黑布或锡纸遮盖注射器。药液需现用现配，使用超过 4 h 需更换。

3. 硝普钠最好使用单一导管，必要时可与多巴胺或多巴酚丁胺用三通相连走同一通路。

4. 将药物名称浓度明显地标注在输液泵上，速度要恒定，避免意外中断或加快，以免血压骤变。

5. 密切观察病情变化和对硝普钠的反应，如血压、末梢循环情况，并详细记录。

6. 经常检查输液针头是否脱出，更换输液器和调节用量时应迅速准确，撤离药物应逐渐减量，保持病情稳定。

7. 长期应用硝普钠时，应定期检查血氰化物的浓度，预防氰化物中毒。

第四节　肠内营养输液泵的临床应用

传统的肠内营养输注方法所用输液管内的压力取决于输液装置的悬挂高度，以克服静脉回血压。但如果输液管较细，输注的液体浓度较高、较黏稠、静脉压增高等，影响滴速，可引起回血；通过手动调节输液夹来控制滴速，会因为患者体位的改变、输液导管扭曲受压等而改变滴速；另外，不同的输注速度和营养液黏稠度也会影响液滴的大小，从而影响输液速度及总输注量。

营养液输注速度不当会引起患者血糖明显波动，发生高渗非酮症性昏迷或低血糖反应及其他代谢性并发症风险增高；可能造成或加重患者胃肠道不适。

肠内营养输液泵是一种由计算机控制输液的装置，可以精确控制营养液的输注速度，附加多种故障自动识别报警功能，设置计划输入的液体量，并可显示输液速度和输入量，可经中心控制室得到近期内输入液体记录，有效减少了肠内营养的胃肠道不良反应，降低误吸发生率，提高 EN 耐受性和安全性，有利于血糖控制，并且为吸收能力受限的患者提供最大程度的营养支持。常在综合医院内科、外科、神经科、儿科及 ICU 病房等使用。

使用肠内营养输液泵还具有以下优点：①使用方便，便于掌握；②符合生理，保持肠道黏膜的完整性和正常分泌功能，增加胃肠黏膜抵抗力；③降低吸入性肺炎的发生；④减少细菌和内毒素易位及腹泻、脓毒血症、多器官功能不全综合征的发生率；⑤节省护理时间。

一、 肠内营养输液泵的应用指征

1. 对接受 2～3 周及以上 EN，或长期采用 PEG 进行 EN 的患者使用输液泵辅助。

2. 对危重症患者（如短肠综合征、IBD、部分肠梗阻、肠瘘、急性胰腺炎等）、重大手术后患者在刚开始接受 EN 时。

3. 血糖波动较大的患者。

4. 老年卧床患者进行 EN 时。

5. 对输入 EN 的速度较为敏感的患者。

6. 下列情况均推荐使用输液泵：当 EN 液黏度较高时（如高能量密度的 EN 液）；进行直接的十二指肠或空肠喂养时；当喂养强调以准确时间为基础（在限定的准确时间内完成输注）时（如为避免潜在的药物和营养素的相互作用）；为避免在短时间内输注大剂量、高渗透压的营养液时；家庭 EN。

需要注意的是，肠内营养输液泵是专门为肠内营养支持设计的，不能用于其他目的（如药物输注），也不能被其他用途的输液泵所替代。使用肠内营养输液泵的有关人员必须接受专门的训练。

二、 肠内营养输液泵的操作步骤

1. 向患者解释说明肠内营养输液泵的操作目的及方法，取得患者的配合。

2. 护士做好自身准备，洗手，戴口罩。

3. 备好肠内营养输液泵及其他用物；检查肠内营养泵功能。

4. 用温开水冲洗喂养导管。

5. 选择肠内营养输液泵专用泵管，将肠内营养制剂与泵管连接，排气，滴管内液面约占滴管高度的 1/4，滴管放在滴管槽内固定，滴管下方的软管以逆时针方向套入转轮凹槽，蓝色接头端卡在转轮上方的 T 形凹槽内，安装好后，末端接头与鼻胃管或空肠造瘘管连接。

6. 按照输液泵的说明书调节输注模式（包括总量、速度、温度等）：打开电源开关，旋钮转到"SET RATE"，输液泵开始自检；调节流速在 1～300 mL/h（若有需要，可将旋钮转到"SET DOSE"，设定剂量）；泵管需每 24 h 更换一次。输液结束时，将旋钮转到"OFF"，则输液结束。

7. 输注结束后，关闭输液泵，泵管输注端与喂养导管分离，用温开水冲洗喂养导管，封闭喂养管口并观察导管固定的情况。

三、 肠内营养输液泵功能键的使用

1. 了解输液量　将旋钮转向"VOL FED"，即可显示已输注的总量。

2. 清除输液总量记录　将旋钮转向"CLEAR VOL"，即可清除。

3. 改变暂停时间　未经设定时，按下"HOLD"键，暂停时间为 5 min；如调整暂停时间，将旋钮转向"HOLD"，再选择需设定的时间长度（1～90 min）。

4. 锁定功能　"SET RATE"＋↑或↓，则锁定。重复上述操作解除锁定。"SET DOSE""CLEAR VOL"同。

四、 应用肠内营养输液泵患者的护理

1. 评估　进行肠内营养之前，应对患者情况作全面评估，包括患者的一般病情、意识状态、吞咽功能、咳嗽反射、胃肠道功能、喂养的量与方法、鼻饲管位置、是否使用呼吸机、患者采取的卧位、有无禁忌证等作充分的评估。严格掌握肠内营养的适应证及禁忌证，对于意识改变、吞咽功能障碍、咳嗽反射强的患者，注意防止因导管的意外脱出而引起的误吸。每次输入营养液前应确认喂养管的位置，并定期检查。

2. 妥善固定胃管防止移位滑脱　每次喂养前均应抽吸胃液，听诊有无气过水声，观察原有标记等以确认鼻胃管或鼻肠管的位置，防止或减少因胃管移位而引起的误吸、反流。每间隔 2 h 用 20 mL 温水冲洗胃管，防止胃管堵塞。

3. 喂养管的护理　准确及时地记录喂养管的位置，注意观察并及时发现和处理导管堵塞、扭曲、脱位等问题；每次输注后或每输 2～8 h 用 20～50 mL 清水冲洗喂养管；如患者需要用药则尽可能应用液体药物，经管给药前后均要用 30 mL 温开水冲洗以防堵管，给药时应暂停肠内营养；一旦发生导管堵塞，可用 20 mL 空针抽取生理盐水进行加压冲洗，无效时改用生理盐水 20 mL 加糜蛋白酶 1 支冲洗，并用导丝反复试插，动作轻柔，防止刺破导管，两种方法交替使用。如以上措施均未成功，必要时可重新置管。定期用生理盐水棉球擦拭营养管外端进行清洁，并经常轻轻转动，避免因长时间压迫食管发生溃疡，注意口腔、鼻腔的护理。

4. 体位　危重患者进行肠内营养期间，可适当抬高床头约 30°，抬高床头不但有利于患者的呼吸，防止因长期卧床引起的坠积性肺炎，而且可以预防行肠内营养支持的患者因食物反流而引起的误吸；同时抬高床头 30°有利于减少引起皮肤破损的剪切力；在进行胸肺物理治疗或床上擦浴、需要体位引流者可暂停肠内营养。但颈椎、胸椎、腰椎损伤和骨盆骨折的患者不宜抬高床头。

5. 保持呼吸道通畅，加强气囊管理　喂养前应先吸净气道及口腔内的分泌物，做好口腔护理，吸痰动作应轻柔，以免强烈刺激引起反流；定期检查气囊充气量，以保持气道不漏气的最低压力为宜，以免长期压迫气道造成组织坏死。气囊放气前应先吸净气囊周围的分泌物。

6. 应用肠内营养泵输液速度的调整　开始时速度应慢，为 20 mL/h，输注期间密切观察患者是否存在腹胀、呕吐、腹泻以及胃潴留情况，以判断患者对肠内营养的耐受程度；12～24 h 后输注速度可逐步增至 40～80 mL/h，最多不能超过 120 mL/h，每日总摄入量 1 000～1 500 mL。控制速度的同时要注意营养液的温度和浓度，一般保持营养液的温度为 35～37 ℃，从低浓度、低剂量开始，减少肠内营养并发症的发生。

7. 胃内残留量的判断　危重患者特别是机械通气患者，病情较重，胃肠道排空延迟容易引起胃潴留，人工气道吸痰时易刺激患者咳嗽增加腹压，易引起胃内容物反流导致误吸。因此，在肠内营养期间，每间隔 4～6 h 回抽胃内容物 1 次，如发现胃内容物>150 mL，或胃内残留量大于前 1 h 输注量的两倍为胃内残留量过多，应减慢或停止输注；同时在鼻饲

期间应定时听诊肠鸣音，以确定有无胃动力缺乏。必要时按医嘱给予胃动力药，促进胃肠的排空。

8.误吸的处理　发生误吸后应立即停止营养液泵入，使患者侧卧位或头偏向一侧，清除气道内吸入物，抽出胃内容物，必要时留置胃肠减压。引起肺部感染者及时加用抗生素治疗，控制感染。

虽然胃肠内营养的优势已得到广泛认同，但也存在一定的局限性。合理的胃肠内营养置管位置、置管方式、给饲方式及营养配方也需要根据病情进行复杂的个体化选择。但空肠内营养的优势更为明显。随着营养方案的不断改进，内镜置管技术的成熟与普及，肠内营养技术将不断完善，在营养支持治疗中发挥其重要的作用。

 思考题

1.使用输液泵/微量泵时应先评估患者的哪些方面？

2.试述输液泵报警的原因。

3.在应用输液泵期间，应如何指导患者配合治疗？

4.应用输液泵/微量泵的注意事项有哪些？

5.某患者50 kg，需用硝酸甘油0.4 μg/（kg·min），配制成50 mL的溶液。请问：如何配制，微量泵的速度为多少？（注：硝酸甘油系数为0.3，规格5 mg/mL）

6.某患者70 kg，需要用多巴胺5 μg/（kg·min），用20 mL注射器抽多巴胺40 mg加生理盐水至20 mL，泵速（mL/h）应为多少？（注：多巴胺系数为3，规格20 mg/2 mL）

7.某高血压患者，体重60 kg，需用硝普钠降压，初始量为0.5 μg/（kg·min），将50 mg粉剂型硝普钠用50 mL稀释液稀释，则该患者的输注速度应为多少？（注：硝普钠系数为3，规格50 mg/支）

第十章 重症监护室常见导管的护理

📑 学习目标

1. 了解常见各类导管应用的适应证和禁忌证。
2. 熟悉各类导管的常见并发症。
3. 掌握各类导管的操作程序及护理。

第一节 概 述

ICU 护理中非常关键的一部分是各种类型导管的护理，这些导管是反映病情变化的重要窗口，护士应正确固定、密切观察、精确计量，做好导管的护理工作。

一、各种导管的评估

1. 导管的名称标记和位置是否正确。
2. 导管的固定方法是否妥当。
3. 冲洗吸引是否通畅，设置负压是否正确。
4. 记录是否齐全：有无色质的描述，出入量计量是否准确等。
5. 导管周围皮肤是否正常。

二、各种导管的固定

1. 胃管、鼻胆管 做好"三固定"，即吊线固定于鼻部上方，胶布固定于脸颊，别针和皮筋固定于床单位上。同时，胃管和鼻胆管上应有明确的刻度标记，必须将其有效长度做好记录，班班交接，防止导管滑动和移位。

2. 胃造瘘管、胆囊造瘘管、T 管、空肠造瘘管、胸腔闭式引流管 遵循双固定的原则，即导管以缝线固定于皮肤，别针和皮筋固定于床单位上。

3.腹腔三腔冲洗管和双腔负吸管　遵循"三固定"原则，即导管在切口部位以缝线固定于皮肤，内套管以缝线固定于外套管，导管的敷料外部分以别针固定于床单位上。

三、 各种导管的护理要点

遵循通畅、无菌、观察、计量的"八字"原则。

1.每根导管均做好明显标记，标明导管的名称、深度等。

2.负压吸引维持一定压力并经常检查是否有效，防止引流管受压、扭曲或被血管阻塞。

3.密切观察引流液的色、质、量，若颜色异常或量过多过少、冲洗液出入量不平衡，及时通知医生做相应处理。

4.保护引流管周围皮肤清洁干燥，用凡士林纱布保护皮肤，若有渗出及时换药。

5.严格无菌操作，每天更换引流瓶、引流袋及冲洗导管，引流瓶及引流袋的位置均应低于引流管放置部位，防止逆行感染。

6.生命体征平稳后可采取半卧位，并经常更换体位以利引流。

7.精确记录冲洗引流出入量，并重视患者主诉。有问题及时通知医生。

第二节　常见导管的护理

一、 三腔二囊管压迫止血术及护理

三腔二囊管是治疗食管-胃底静脉曲张破裂出血的方法之一。其基本结构是一个胃管带有一个食管气囊及一个胃气囊（图10-1），充气后分别压迫胃底和食管下段而止血。

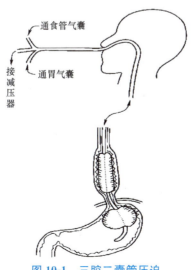

图 10-1　三腔二囊管压迫

（一）适应证

用于抢救胃底食管曲张静脉破裂出血、药物治疗无效的患者。

（二）禁忌证

1. 绝对禁忌证　出血停止；近期胃、食管连接部手术史；近期因食管下段、胃底静脉曲张接受硬化剂治疗。

2. 相对禁忌证　严重心衰；严重呼衰；不能确定静脉曲张破裂出血部位。

（三）操作程序

1. 操作前准备

（1）评估患者：评估患者病情，估计出血量，患者对病情的认知程度；检查有无鼻息肉、鼻甲肥厚和鼻中隔偏曲，选择鼻腔较大侧插管，清除鼻腔内分泌物和结痂。

（2）患者及家属准备：向患者及家属解释操作目的、配合事项。

（3）操作者准备：洗手、戴口罩、戴帽子。

（4）物品准备：三腔二囊管、止血钳3把、无菌手套、弯盘1个、治疗碗1个、50 mL注射器、纱布、液状石蜡、棉签、线绳、蝶形胶布、治疗巾、0.5 kg重物滑轮牵引固定架、压力计、剪刀、治疗卡。

（5）环境准备：环境清洁。

2. 操作步骤

（1）备齐用物携至床旁，再次核对。协助患者平卧位或半坐卧位。烦躁的患者予以适当约束。

（2）检查导管：仔细检查三腔二囊管，确保胃管、食管囊管、胃囊管通畅并分别做好标记，检查气囊无漏气及压力后抽尽囊内气体，测量胃管插入长度，以液状石蜡充分润滑后备用。

（3）让患者服液状石蜡10 mL。

（4）插管：协助患者取半坐卧位。戴手套，铺治疗巾，置弯盘于口角，清洁鼻腔后自鼻腔插入三腔二囊管，插到咽喉部时（10～15 cm），嘱患者做吞咽动作，以利插入。当插入65 cm处时抽出胃液，提示管端已达幽门部。

（5）注气：向胃囊内注气250～300 mL后，将开口部反折并用止血钳夹住以防漏气，然后缓慢向外牵拉三腔二囊管，如遇阻力则表示胃囊已达胃底部，此时牵拉三腔二囊管的手不要放松，在保持中等抗力的情况下用宽胶布固定三腔二囊管。胃囊充气压迫后仍有出血时可再向食管囊内注气100～200 mL，使气囊压迫食道下段1/3处，同样用止血钳夹住管端以防漏气（图10-2）。

（6）测量并记录囊内压力，一般胃囊内压为40～50 mmHg，食管囊内压为30～40 mmHg。测压后再分别向囊内注气5 mL，以补充测压时外逸的气体。

（7）三腔管外端结一绷带，坠以0.5 kg重的沙袋牵引固定，沙袋距地面30 cm，避免囊管向胃内滑动。用牵引架持续牵引三腔二囊管，牵引线与患者身体成 30°～40°（图 10-3）。

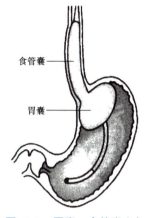
食管囊
胃囊

图 10-2　胃囊、食管囊充气

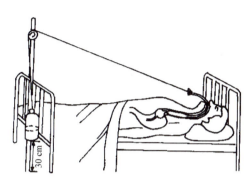
30 cm

图 10-3　三腔二囊管牵引

（8）将胃管连接胃肠减压器。

（9）观察指导患者。

（10）整理用物、洗手、记录。

（四）注意事项

1. 三腔二囊管压迫期间护理

（1）病情观察：密切观察患者神志、血压、脉搏、呼吸、心率、出血情况，准确记录出入量。

（2）定时抽吸胃内容物：观察出血是否停止，记录抽吸液性状、颜色、量。若有鲜红血液，提示仍有出血。若抽吸不畅，提示管腔堵塞，须及时处理。

（3）每日清洁鼻腔、口腔：向鼻腔滴液状石蜡，做好口腔护理。

（4）嘱患者勿咽唾液：及时吸出食管囊上液体。

（5）每日放气 15～30 min：先放牵引线，再放食管囊气，最后放胃囊气。放气前口服液状石蜡 5～10 mL，润滑气囊壁，防止气囊与食管黏膜相连。

（6）注意观察牵引位置是否良好，定时测试食管气囊和胃气囊的压力，维持囊内恒定张力以达到压迫止血的目的。患者翻身时护士应协助固定三腔二囊管，防止用力过猛引起气囊滑出。翻身后，立即检查并调整好三腔二囊管位置。

（7）三腔二囊管压迫期限一般为 3～4 d，若出血不止可适当延长。

（8）避免窒息：若患者突然呼吸困难，可能是食管囊上窜，应立即剪断管子，放气、拔管。

2. 拔管护理

（1）拔管指征：三腔二囊管压迫 2～3 d 后若无继续出血，可放气、观察，观察 24 h 无出血，服液状石蜡 20～30 mL 并抽尽气囊内气体，以免损伤食管黏膜。10 min 后拔管，夹紧胃管，指导深吸气后，于慢慢呼气时轻柔拔管。

（2）拔管后禁食 24 h，以后给予流质饮食，再给半流质饮食过渡到普通饮食。

（五）常见并发症

1. 鼻翼压迫坏死。
2. 呼吸困难，甚至窒息。
3. 吸入性肺炎。
4. 食管下端及胃黏膜缺血坏死。
5. 食管穿孔（因操作不当所致，甚为罕见）。

二、 胃肠减压术及护理

胃肠减压是利用负压吸引原理，将胃肠道积聚的气体和液体吸出，以降低胃肠道内压力，改善胃肠壁血液循环，有利于炎症的局限，促进伤口愈合和胃肠功能恢复的一种治疗方法。

（一）适应证

1. 急性胃扩张。
2. 上消化道穿孔或胃肠道有梗阻。
3. 急腹症有明显胀气者或较大的腹部手术前后等。

（二）禁忌证

1. 鼻咽部有癌肿或急性炎症的患者。
2. 食管静脉曲张、上消化道出血、心力衰竭和重度高血压的患者。
3. 吞食腐蚀性药物的患者。

（三）操作程序

1. 操作前准备
（1）评估患者。
①患者病情、生命体征、意识状态及合作程度、胃肠减压的目的。
②患者鼻腔情况，有无鼻中隔偏曲，鼻腔黏膜有无炎症、肿胀，有无息肉等。
③患者有无人工气道。
④患者有无食管及胃肠梗阻或术后情况。
⑤患者有无凝血障碍。
（2）患者准备：了解胃肠减压的目的、注意事项。
（3）操作者准备：按规定着装，洗手、戴口罩。
（4）用物准备：治疗碗且内盛温开水、一次性胃管、手套、棉签、纱布、治疗巾、20 mL 注射器、液状石蜡棉球、弯盘、手电筒、别针，必要时备压舌板、听诊器等。

（5）环境准备：环境清洁，无异味。

2. 操作步骤

（1）备齐用物携至患者床旁，核对，向患者及其家属解释操作目的及配合方法，戴手套。

（2）有义齿者取下义齿，能配合者取半坐位或坐位，无法坐起者取右侧卧位，昏迷患者取去枕平卧位，头后仰；铺治疗巾，置弯盘于口角，检查患者鼻腔，清洁鼻孔；取出胃管，检查胃管是否通畅，测量胃管插入长度，成人插入长度为 45～55 cm。测量方法有两种：一是从前额发际至胸骨剑突的距离；二是由鼻尖至耳垂再到胸骨剑突的距离。

（3）用液状石蜡棉球滑润胃管前端。沿选定的鼻孔插入胃管，先稍向上而后平行再向后下缓慢轻轻地插入。插入 10～15 cm（咽喉部）时，嘱患者做吞咽动作，当患者吞咽时顺势将胃管向前推进，直至预定长度。初步固定胃管，检查胃管是否盘曲在口中。

（4）确定胃管位置。通常有三种方法：一是抽取胃液法，这是确定胃管是否在胃内最可靠的方法；二是听气过水声法，即将听诊器置患者胃区，快速经胃管向胃内注入 10 mL 的空气，听到气过水声；三是将胃管末端置于盛水的治疗碗内，无气泡逸出。确认胃管在胃内后，用纱布拭去口角分泌物，撤弯盘，摘手套，用胶布将胃管固定于面颊部。

（5）连接减压装置：调整减压装置，与胃管连接，妥善固定于床旁。

（6）整理记录：①整理用物、床单位，协助患者取舒适体位；②观察患者的主观反应，向患者交代注意事项；③洗手，查对床头牌，并在医嘱本签名，记录执行时间和胃肠引流液的颜色、性质、量。

（四）注意事项

1. 插管动作要轻稳，特别是在通过咽喉食管的 3 个狭窄处时，避免损伤食管黏膜。操作时强调是"咽"而不是"插"。

2. 在插管过程中患者出现恶心时应暂停片刻，嘱患者做深呼吸，以分散患者的注意力，缓解紧张，减轻胃肌收缩；如出现呛咳、呼吸困难提示导管误入喉内，应立即拔管重插；如果插入不畅，切忌硬性插入，应检查胃管是否盘在口咽部，可将胃管拔出少许后再插入。

3. 昏迷患者插管时，应将患者头向后仰，当胃管插入会厌部约 15 cm，左手托起头部，使下颌靠近胸骨柄，加大咽部通道的弧度，使管端沿后壁滑行，插至所需长度。

（五）胃肠减压护理

1. 胃肠减压期间应禁食、禁饮，一般应停服药物。如需胃内注药，则注药后，应夹管并暂停减压 0.5～1.0 h。适当补液，加强营养，维持水、电解质的平衡。

2. 妥善固定。胃管固定要牢固，防止移位或脱出，尤其是外科手术后胃肠减压，胃管一般置于胃肠吻合的远端，一旦胃管脱出应及时报告医生，切勿再次下管。因下管时可能损伤吻合口而引起吻合口瘘。

3. 保持胃管通畅。维持有效负压，每隔 2～4 h 用生理盐水 10～20 mL 冲洗胃管 1 次，以保持管腔通畅。

4. 观察引流物颜色、性质和量，并记录 24 h 引流液总量。观察胃液颜色，有助于判断胃内有无出血情况，一般胃肠手术后 24 h 内，胃液多呈暗红色，2～3 d 后逐渐减少，颜色变淡。若有鲜红色液体吸出，说明术后有出血，应停止胃肠减压，并通知医生。引流装置每日应更换 1 次。

5. 加强口腔护理。预防口腔感染和呼吸道感染，必要时给予雾化吸入，以保持口腔和呼吸道的湿润及通畅。

6. 观察胃肠减压后的肠功能恢复情况，并于术后 12 h 即鼓励患者在床上翻身，有利于胃肠功能恢复。

通常在术后 48～72 h，肠鸣音恢复，肛门排气后可拔除胃管。拔胃管时，先将吸引装置与胃管分离，捏紧胃管末端，嘱患者吸气并屏气，迅速拔出，以减少刺激，防止患者误吸。擦净鼻孔及面部胶布痕迹，妥善处理胃肠减压装置。

（六）常见并发症

1. 体液丢失、电解质紊乱　胃管引流可导致患者消化液大量丢失，使 Cl^-、H^+、K^+ 减少，当胃管插至幽门以下的消化道，或有胆汁、胰液逆流时，Na^+ 可减少。

2. 呼吸道感染　胃管放置后，可干扰通气，影响咳嗽、咳痰，容易引起患者肺部感染。

3. 经口呼吸　因鼻孔内有胃管，使一侧鼻腔通道受阻，影响经鼻呼吸，患者不得已经口呼吸，可引起口咽部干燥，并可导致严重并发症，如腮腺炎等。

4. 鼻孔溃疡及坏死　如果胃管长期置于一侧鼻孔而不改变胃管的位置，可压迫一侧鼻腔黏膜或软骨，从而引起溃疡及坏死。

5. 胃内容物及胆汁反流　引起食管炎和食管狭窄，导管本身还会引起食管黏膜的侵蚀和糜烂，甚至出血。

三、　脑室引流术及护理

（一）目的

1. 保持脑室引流管通畅，维持正常颅内压。
2. 防止逆行感染。
3. 便于观察脑室引流液形状、颜色、量。

（二）适应证

梗阻性脑积水、脑室内出血、颅内感染、脑脊液漏者、高颅压或脑疝患者的急救。

（三）操作程序

1. 操作前准备
（1）评估患者。

①评估患者的病情、意识状态、生命体征、有无头痛等主观感受，检查瞳孔以及引流情况。

②评估颅内病变的性质、部位；手术部位敷料有无渗血、渗液。

③评估患者是否了解操作目的、意义，能否配合。

（2）患者准备：了解脑室引流的操作目的及注意事项。

（3）操作者准备：准备充分，着装整齐，洗手、戴口罩。

（4）用物准备：治疗车、无菌治疗盘、新引流袋、换药碗 2 个、无菌纱布数块、棉球多个、无菌治疗巾 2 张、棉签、安尔碘、量尺、弯盘、无齿血管钳、无菌手套、手电筒。

（5）环境准备：环境是否安静、清洁，冬季注意患者保暖。

2. 操作步骤

（1）备齐用物携至床旁，查对，讲解配合方法。

（2）移床位，用无齿血管钳夹住引流管近端，取下床头，消毒引流管接口处（由接口向上和向下消毒）。

（3）取下引流管接口处的无菌纱布，戴无菌手套，铺无菌治疗巾于管下，消毒接口，由近到远，断开，再次消毒引流管接口周围，接新引流袋，用无菌纱布包住接头处，胶布固定。

（4）脱手套，取下治疗巾，再铺巾于患者头下方，安床头，测量引流管最高点位置，距侧脑室平面上 10～15 cm，做好标志，固定，松开无齿止血钳，观察引流情况，在引流袋上注明更换时间。

（5）查对，协助患者取舒适体位，整理床单位，交代注意事项。

（6）操作后处理。

①指导患者取适合卧位。

②告诉患者不能随意移动引流袋位置。

③告诉患者保持伤口敷料清洁，不可抓挠伤口。

④用物处置。

⑤洗手、记录。

（四）护理要点

1. 应当让患者头枕无菌治疗巾。

2. 严密观察患者的意识、瞳孔、生命体征变化。

3. 严格无菌操作，每日更换引流袋，预防感染，妥善固定，引流管开口需高于侧脑室 10～15 cm，以维持正常的颅内压。

4. 严密观察并记录引流液的颜色、性状及量；正常脑脊液无色透明，无沉淀，术后 1～2 d 脑脊液可略呈血性，以后转橙黄色，脑室引流不宜超过 5～7 d，若引流液由清亮变混浊，伴有体温升高，可能发生颅内感染，应及时报告医生。

5. 注意保持引流通畅，引流管不可受压、扭曲、打折，保持引流管通畅。适当限制患者头部活动范围，患者翻身及治疗活动时，动作应轻柔，先行保护好引流管，避免牵拉，以免脱出。搬运患者时应将引流管夹闭，以免管内引流液逆流入脑室。发生引流不畅时，立即告知医师。

6. 正常脑脊液每日分泌 400～500 mL，每日引流量以不超过 500 mL 为宜，注意患者有无引流过度的表现：出汗、头痛、恶心、心动过速。特殊情况如颅内感染患者因脑脊液分泌过多，引流量可相应增加，但应注意水、电解质平衡。

7. 针对患者的精神症状如躁动等，应予以适当约束。

四、T 管引流术及护理

T 管（T-shape drainage tube）用于引流胆汁，一端通向胆总管，一端通向十二指肠，由腹壁戳口穿出体外，接引流袋。其目的是：①引流胆汁和减压：防止胆汁排出受阻，导致胆总管内压力增高、胆汁外漏引起腹膜炎。②引流残余结石：使胆道内残余结石，尤其是泥沙样结石通过 T 管排出体外；也可经 T 管行造影或胆道镜检查、取石。③支撑胆道：防止胆总管切开处粘连、瘢痕狭窄等导致管腔变小（图 10-4）。

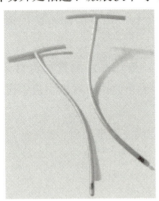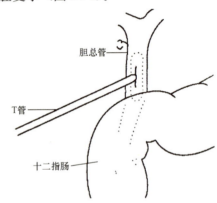

图 10-4　T 管引流

（一）目的

1. 防止患者发生胆道逆行感染。
2. 通过日常护理保证引流的有效性。
3. 观察胆汁的颜色、性质、量。

（二）操作程序

1. 操作前准备
（1）评估患者。
①全身情况：患者的病情、全身皮肤黏膜黄染情况。
②局部情况：T 管引流、伤口渗出情况。
（2）患者准备：了解 T 管引流的操作目的及注意事项。
（3）操作者准备：衣帽整齐，修剪指甲、洗手和戴口罩。

（4）用物准备：量杯、无菌引流袋、碘附、生理盐水、棉签、纱布、胶布。

（5）环境准备：环境清洁，无异味，冬季注意患者的保暖。

2. 操作步骤

（1）备齐用物携至床旁，查对患者的床号和姓名。

（2）协助患者摆好体位，暴露 T 管及右腹壁，注意遮挡患者。

（3）将固定于腹壁外的 T 管，连接引流袋，引流袋应低于 T 管引流口平面。

（4）维持有效引流，引流管勿打折、勿弯曲。嘱患者保持有效体位，即平卧时引流管应低于腋中线，坐位、站立或行走时不可高于腹部手术切口，防止引流液逆流。

（5）观察引流液的颜色、性质、量，切口及引流管口周围皮肤的情况；注意患者的主诉，观察有无低钾、低钠等症状；注意观察体温、大小便颜色及黄疸消退情况，有无腹痛情况等。

（6）根据患者情况，每天或隔日更换引流袋 1 次。具体方法是：铺治疗巾于所换引流管口处的下方，用止血钳夹住引流管近端，新引流袋经检查后挂于床边，出口处拧紧；一手捏住引流管，一手捏住引流袋自接口处断开，将旧引流袋放入医用垃圾袋中；由内向外消毒引流管口周围，将新的引流袋与引流管连接牢固，松开止血钳，观察有无引流液引出并妥善固定。

（7）T 管拔除后，局部伤口以凡士林纱布堵塞，1～2 d 会自行封闭。观察患者伤口渗出、有无体温变化、皮肤巩膜黄染、呕吐、腹痛、腹胀等情况。

（三）注意事项

1. 严格执行无菌操作，保持胆道引流管通畅。正常成人每天分泌胆汁 800～1 200 mL，呈黄绿色、清亮、无沉渣，有一定黏性。术后 24 h 内引流量为 300～500 mL，恢复饮食后可增至每日 600～700 mL，以后逐渐减少至每日 200 mL 左右。如胆汁过多，提示胆道下端有梗阻的可能；如胆汁浑浊，应考虑结石残留或胆管炎症未被控制。

2. 妥善固定好管路，操作时防止牵拉，以防 T 管脱落。

3. 保护患者引流口周围皮肤，局部涂氧化锌软膏，防止胆汁浸渍引起局部皮肤破溃和感染。

 思考题

1. 胃肠减压有哪些常见并发症？如何预防？

2. T 管引流术护理中的注意事项有哪些？

第十一章 氧治疗与气道管理

学习目标

1. 了解做好使用人工气道患者的气道管理的方法。
2. 熟悉氧治疗的原则。
3. 掌握氧治疗的方法、并发症和监护技术。

氧治疗（oxygen therapy）简称氧疗，是指利用各种方法将氧气（一般高于空气的氧浓度或氧分压）输送给人体，用以提高氧输送量（delivery of oxygen，DO_2），纠正组织缺氧的一种治疗方法。自 1775 年 Joseph Priestley 发现分子氧，以及随后 Lavoisier 证明在呼吸气体中含有氧，1780 年氧气用于临床。到 19 世纪，吸氧已经成为临床很多疾病治疗方案中的一部分。但至今国际上尚未制定出一个公认的氧疗指南，有些临床医生对氧疗也存在一些模糊认识，或者未加重视。氧是维持人体生命的必需物质，是维持脏器功能的基本条件。氧气疗法是危重病患者救治中不可缺少的手段和措施。合理应用氧疗，能最大限度地发挥氧疗在危重病救治中的作用，减少不合理氧疗给人体带来的危害。

第一节 氧治疗

一、 氧治疗的原则

理论上讲，低氧血症均为氧疗的指征。$PaO_2 < 60$ mmHg（8.0 kPa），$SaO_2 < 80\%$ 均需氧疗。但对于不同疾病引起的低氧血症，其氧疗的效果也不一样，在氧疗时应有所注意。

（一）换气障碍

主要病变为弥散障碍，早期只有缺氧而无 CO_2 潴留，$PaO_2 < 60$ mmHg（8.0 kPa），$PaCO_2 \leqslant 35 \sim 45$ mmHg（$4.7 \sim 6.0$ kPa），可通过提高吸入氧浓度来纠正缺氧，且不会引起氧疗后 CO_2 进一步升高，氧疗效果好。这类疾病包括：

1. 急性上呼吸道梗阻性疾病 气管异物、急性会厌炎、急性喉炎等。
2. 肺泡和肺间质性疾病 肺结核、肺炎、肺水肿、肺肿瘤等。

3. 肺血管疾病　肺栓塞、肺动静脉瘤、原发性肺动脉高压、低心输出量综合征等。

4. ARDS。

(二) 通气障碍

主要由肺泡通气量减少所致，不仅有缺氧，而且有 CO_2 潴留，$PaO_2 < 60$ mmHg，$PaCO_2 > 50$ mmHg。其治疗必须在改善通气功能以排出 CO_2 潴留的前提下给予低浓度氧。单纯吸入高浓度氧反而导致 CO_2 进一步潴留。因为这类患者平时 PaO_2 较低，呼吸中枢主要靠缺氧来刺激，若单纯吸入高浓度氧，PaO_2 提高后肺通气量反而减少，使 $PaCO_2$ 进一步升高。这类疾病包括：

1. 慢性气道阻塞性疾病　慢性支气管炎、哮喘、支气管扩张和肺气肿等。

2. 中枢神经系统疾病　安眠药中毒、脑血管意外、病毒性脑炎、脑外伤等。

3. 周围神经及呼吸肌疾病　多发性神经炎、重症肌无力、有机磷中毒及低血钾等。

4. 通气限制性疾病　胸廓畸形、胸外伤、血气胸、腹水及巨大腹内肿物等。

(三) 耗氧量增加

1. 高热、代谢率增加。

2. 严重甲状腺功能亢进。

3. 高度脑力劳动，如下棋比赛等。

(四) 非低氧血症引起的组织缺氧

PaO_2 在正常生理范围时，SaO_2 接近 100%，吸氧不能再提高 SaO_2，但能增加物理溶解状态的血氧含量。吸纯氧后，PaO_2 可达 65 mmHg 左右，每 100 mL 血中物理溶解状态的氧可增加到 2.1 mL，因而增加血液向组织送氧的能力，使组织缺氧有一定程度的改善。有些疾病虽 PaO_2 在正常范围，但组织有所缺氧，也可给予吸氧。

1. 缺血性贫血引起的组织缺氧　输血之前可先吸氧，以增加组织供氧。

2. 合并有低血压或瘀血的心脏病　因存在组织灌注血流量低，在循环功能改善之前氧疗有助于缓解组织缺氧，减轻心脏负担。

(五) 长期低流量吸氧的适应证

对于 COPD 患者，长期低流量吸氧 (1～4 L/min) 可以改善智力、记忆力、运动协调能力，改善高血红蛋白血症及缺氧性肺血管收缩，从而使肺动脉压下降，减少血流阻力，最终使生存时间延长，生活质量提高，死亡率下降。当 COPD 患者吸空气，$PaCO_2 < 55$ mmHg 时，应接受长时间低流量吸氧。即使 $PaCO_2 > 55$ mmHg，当具备下列条件之一者，也应长期低流量氧疗：

1. 肺动脉高压。

2. 肺心病。

3. 运动时发生严重低氧血症。

4. 因缺氧被限制运动，吸氧后改善。

5. 继发性血红蛋白增高。

二、 氧疗的分类及给氧方法

（一）氧疗的分类

1. 根据 FiO_2 的控制程度分类

（1）非控制性氧疗：不需要严格控制，可根据病情的需要调节氧流量，以达到解除低氧血症的目的。本方法适用于无通气障碍的患者。

（2）控制性氧疗：严格控制 FiO_2，以使 PaO_2 维持在 $55 \sim 60$ mmHg（$7.3 \sim 8.0$ kPa），SaO_2 为 $85\% \sim 95\%$，这样既纠正缺氧又不消除缺氧对呼吸的兴奋作用。适用于严重通气功能不全，现存在严重缺氧又有 CO_2 潴留的患者。

2. 根据 FiO_2 的高低分类

（1）低浓度氧疗：指 $FiO_2 < 30\%$ 的氧疗。

（2）高浓度氧疗：指 $FiO_2 > 50\%$ 的氧疗。

（3）中浓度氧疗：指 $FiO_2 \geq 30\%$ 且 $\leq 50\%$ 的氧疗。

3. 根据氧流量的大小分类

（1）低流量吸氧：吸氧流量 ≤ 4 L/min。

（2）高流量吸氧：吸氧流量 > 4 L/min。

4. 根据气压的高低分类

（1）常压氧疗：指在 1 个大气压下的氧疗。

（2）高压氧疗：指在大于 1 个大气压下的氧疗，即高压氧舱治疗。此为特殊的方法，需将患者置于密闭高压舱中，在高压环境下吸纯氧，使 PaO_2 极度提高，增加血液中物理溶解的氧量，以达到治疗缺氧的目的。

（二）给氧方法

1. 鼻导管吸氧

（1）特点：鼻咽与口咽作为储氧部位，平均容积 50 mL，相当于解剖无效腔的 1/3；吸入氧浓度 $FiO_2 = 21\% + 4 \times FLOW - 1$（表 11-1）；吸入氧浓度不确定，$24\% \sim 32\%$（吸氧流量 $1 \sim 6$ L/min）；氧流量 > 5 L/min 时，FiO_2 不再增加。

（2）优点：使用方便；耐受良好；活动自如，方便吃饭及交谈。

（3）缺点：分钟通气量大的患者很难达到高的吸入氧浓度（<0.40）；不能用于鼻道完全梗阻的患者；可能引起头痛或黏膜干燥；容易移位。

（4）注意事项：氧流量最大 $5 \sim 6$ L/min。如需 > 5 L/min，应更换其他吸氧装置。可能引起皮肤刺激或破溃（避免固定过紧，检查鼻孔或耳部有无压迫）。无须湿化瓶（氧流量 > 4 L/min 时，使用湿化瓶可使患者感觉舒适）。

表 11-1　鼻导管给氧方法

吸氧装置	储氧部分容量/mL	氧流量/ (L·min^{-1})	FiO$_2$
鼻导管	50	1	0.21～0.24
		2	0.24～0.28
		3	0.28～0.34
		4	0.34～0.38
		5	0.38～0.42
		6	0.42～0.46

2. 普通面罩

（1）特点：最常用的吸氧装置。密闭性差，通气孔较大，利于空气进入；FiO$_2$ 高于鼻导管，但仍不固定，FiO$_2$≤0.60；CO$_2$ 可能蓄积在储氧部位内，造成高碳酸血症。

（2）优点：吸入氧浓度略高于鼻导管，FiO$_2$ 为 0.35～0.55。

（3）缺点：分钟通气量大的患者很难达到高 FiO$_2$；影响进食、咳痰；可能导致皮肤刺激；FiO$_2$ 不准确。

（4）注意事项：氧流量至少 6 L/min（冲走呼出气中的 CO$_2$，防止重复吸入 CO$_2$）；将面罩覆盖口、鼻及下巴，并将可弯曲金属条固定在鼻梁；调整头上的弹力带，以利固定并保证患者舒适。

3. 储氧面罩（部分重复吸入）见图 11-1。

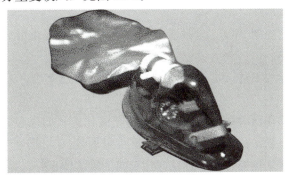

图 11-1　储氧面罩（部分重复吸入）

（1）特点：普通面罩加上储氧气囊，储氧气囊与面罩之间没有单向活瓣；储氧气囊内充满氧气可提高 FiO$_2$；面罩上有单向活瓣，容许呼气，但吸气时空气不能进入，确保吸气相所有吸入气都来自储气囊；呼出气的前 1/3（呼气流量大于氧流量时）进入储气囊和供氧混合，剩余部分通过呼气孔排出。

（2）储氧面罩（部分重复吸入）的应用见表 11-2。

表 11-2　储氧面罩（部分重复吸入）的应用

吸氧装置	储氧部分容量/mL	氧流量/ (L·min^{-1})	FiO$_2$
储氧气囊面罩	750～1 250	＞10	
部分重复吸入			可达 0.60

4. 储氧面罩（非重复吸入）见图 11-2 和表 11-3。

（1）特点：普通面罩加上储氧气囊，储氧气囊与面罩之间有单向活瓣，面罩上也有单向活瓣。

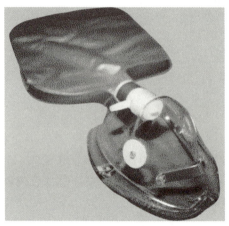

图 11-2　储氧面罩（非重复吸入）

表 11-3　储氧面罩（非重复吸入）的应用

吸氧装置	储氧部分容量/mL	氧流量/（L·min⁻¹）	FiO₂
储氧气囊面罩	750～1 250	＞10	
非重复吸入			可达 0.80～0.95

（2）优点：更好地控制 FiO_2；非插管及机械通气条件下提供最高的 FiO_2；短期应用有效；不会导致黏膜干燥。

（3）缺点：可能导致不适（可能刺激皮肤，影响进食及交谈，无法进行雾化治疗）；不应长期使用。

（4）注意事项：①任何时候储气囊必须保持充满状态（如果吸气时储气囊塌陷超过一半，则会增加吸入氧流量，甚至观察到吸气时有少量放气）；②防止气囊打折；③随时保持气囊自由膨胀；④确保气囊与面部贴合良好，单向活瓣工作正常。

5. 文丘里面罩（Venturi 面罩，图 11-3）

（1）特点：根据文丘里（Venturi）原理制成，即氧气经狭窄的孔道进入面罩时在喷射气流的周围产生负压，携带一定量的空气从开放的边缘流入面罩，面罩边缝的大小改变空气与氧的比率。由于喷射入面罩的气流大于患者吸气时的最高流速和潮气量，因此吸氧浓度恒定，因高流速的气体不断冲洗面罩内部，呼出气难以在面罩中滞留，故基本无重复呼吸，在治疗低氧血症伴高碳酸血症的患者时需要选择文丘里面罩，能准确地控制好氧浓度。

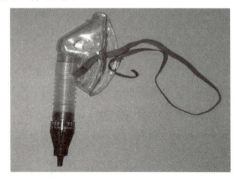

图 11-3　文丘里面罩

（2）优点：提供恒定的 FiO_2，适用于 COPD 患者。

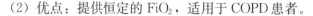

（3）缺点：不能提供高的 FiO_2，FiO_2 为 $0.24\sim0.50$。

（4）注意事项：只有确保氧流量与文丘里装置标记一致，才能保证 FiO_2 的准确性。

6. 简易呼吸器　氧流量：$8\sim12$ L/min，潮气量：$400\sim600$ mL，时间：1 s/次，FiO_2 可达 $0.9\sim1.0$。

7. 空气氧气混合器　利用中央供气系统提供空气及氧气，FiO_2 为 $0.21\sim1.00$，可连接呼吸机，也可连接流量表（图 11-4）。

8. 呼吸机　严重缺氧，呼吸衰竭的患者，行机械通气，FiO_2 为 $0.21\sim1.00$。

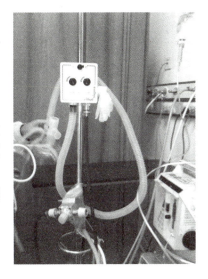

图 11-4　空气氧气混合器

三、 并发症

（一）呼吸抑制和 CO_2 潴留

1. 氧疗后引起潴留的主要原因　一是 COPD 患者由于长期 $PaCO_2$ 升高，化学感受器已丧失了对 CO_2 的反应，呼吸只依赖于低氧作为驱动力，一旦吸入高浓度氧，驱动作用消失，出现呼吸减慢或暂停，通气量下降，CO_2 潴留；二是慢性缺氧患者，通气（或灌流）低下的区域，肺血管发生低氧性收缩，吸氧后有不同程度的扩张，若通气没有改善，则使肺内分流量相对增加，$PaCO_2$ 升高。

2. 预防和治疗方法　对于 COPD 患者应严格进行控制性氧疗，一般 FiO_2 从 24％ 开始，根据患者的反应和血气情况逐渐增加。如 PaO_2 能达到 60 mmHg 左右，或 SaO_2 达到 90％ 左右，$PaCO_2$ 无明显增高，说明氧疗达到了效果。如 PaO_2 达到 60 mmHg，$PaCO_2$ 升高在 10 mmHg 以下，动脉血 pH 无明显改变，氧疗按原方案进行，但注意 $PaCO_2$ 会进一步升高。如氧疗一段时间，FiO_2 已达到 30％，PaO_2 无明显上升，$PaCO_2$ 进一步加重，pH 下降到 7.25 以下出现失代偿性呼吸性酸中毒，则说明氧疗无效，应采用机械通气以增加通气量。

（二）吸收性肺不张

1. 发生原因　呼吸空气时，肺内含有大量不被血液吸收的氮气，肺泡内氧被吸收而留下氮气以维持肺泡不致塌陷。当高浓度吸氧后，肺泡内的氮气被氧所取代，PaO_2 升高，$P_{(A-a)}O_2$ 增大。在通气与血流的比值较小的肺泡，氧很快进入血液，其速度超过吸入氧进入肺泡的速度时，即可发生局部吸收性肺不张。这种情况多发生于呼吸道狭窄或堵塞时，尤其是肺的下部。

2. 预防方法　①FiO_2 尽可能不要超过 0.6；②应用呼吸机时，加用 PEEP 来预防；③鼓励患者排痰，减少气道堵塞；④吸入气体要适当地湿化。

（三）氧中毒

1. 氧中毒的原因　氧中毒是氧治疗最严重的并发症，原因是高浓度吸氧后体内氧过多，产生大量的氧自由基，损伤肺泡-毛细血管膜，出现肺型氧中毒，如进一步损害脑组织成为脑型氧中毒。任何患者吸氧浓度超过 50％，持续时间超过 24 h 就可能发生氧中毒。

2. 氧中毒的防治　①对于氧中毒，尚无有效的治疗方法，预防胜似治疗。氧中毒的程度取决于 FiO_2 的高低和吸氧时间的长短。麻醉状态下，吸纯氧时间应小于 24 h。氧疗时 FiO_2 应控制在 60％以下，新生儿应控制在 40％以下。②严密观察 PaO_2。维持所要求的 PaO_2，FiO_2 越低越安全。③间断吸高浓度氧，可延缓氧中毒的发生。④一些药物能减轻氧中毒的发生；如镇静、抗惊厥药和麻醉药、维生素 E、还原性谷胱甘肽、抗坏血酸药等。⑤有报道，使用肾上腺皮质激素、甲状腺功能亢进、体温升高、维生素 E 缺乏等都可以加速氧中毒的发生，应予以注意。⑥新生儿因抽血查血气较困难，可以监测视网膜血管直径的变化来指导吸氧。若血管收缩明显，应适当降低 FiO_2。

四、 氧治疗的监护技术

1. 控制氧流量和浓度。
2. 防治并发症。
3. 健康指导　氧治疗场所禁止明火、吸烟等，保证用氧安全。告知患者合理用氧的重要性。

第二节　气道管理

一、 概述

机械通气主要依赖人工气道为患者提供有效的支持，所以要确保人工气道的正确位置及通畅，以及有效地清除气道内分泌物，保护气道，预防误吸，提供机械通气的通路。

常用的人工气道包括经口气管插管、经鼻气管插管和气管切开插管。最常用的是经口气管插管，因为在插入放置的程序上较其他两种人工气管容易。同时可以选择较大直径的导管。直径越大的导管，气道阻力越低，降低呼吸功。但是使用经口气管插管可能引起口腔溃疡及口腔分泌物增加等并发症，一般成人使用的是 7～9 mm 内径的导管。当患者不适应经口气管插管（如口腔溃疡）或患者对经口气管插管适应力较差时，需用经鼻气管插管。至于气管切开插管，则应用于需长期通气的患者。妥善固定人工气道，并保证其位置准确。护士应时常检查气管导管上的标志，以确认其位置的准确性；护士应听诊患者双肺呼吸音是否一致，应借助胸片确定导管的位置；每次更换患者的体位时应固定气管插管，以防意外脱出。

二、人工气道的管理

（一）人工气道的固定

1. 经口气管插管的固定　剪一根长 35 cm、宽 2 cm 的胶布，从另一端剪开 32 cm，未剪开的一端固定在一侧颊部，剪开的一端用胶布以气管插管外露部分为中心，交叉固定在另一侧颊部。注意选用适当的牙垫，比导管略粗，防止患者双牙咬合时，将导管咬扁；护士要随时检查气管导管插入的深度，及时发现导管滑入一侧支气管或滑出；导管要固定牢靠，避免随呼吸运动使导管上、下滑动，以损伤气管黏膜；1～2 h 转动变换头，头部稍微后仰，以减轻导管对咽、喉的压迫，避免体表压伤及导管对咽喉的压迫。目前临床上出现了气管插管固定器（图 11-5），它可以快速、安全、稳定地固定气管插管，显著降低气管插管移位、脱落等意外事件的发生。同时，方便护士操作，减少术后并发症，降低逆行感染的概率，增加患者的舒适度。

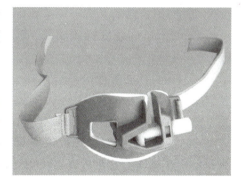

图 11-5　气管插管固定器

2. 气管切开套管的固定　准备两根寸带，一长一短，分别系于套管的两侧，将长的一根绕过颈后，在颈部左侧或右侧打一死结，系带松紧度以容纳一个手指为宜。注意不要打活结，以免自行松开，套管固定不牢脱出；导管与呼吸机导管相连后要适当支撑导管，不要把重力压于导管，以免压迫气管而造成坏死；导管套囊适当充气，既不漏气，也不应压力过高而影响气管黏膜血液供应。

（二）人工气道的湿化

1. 保证充足的液体入量　呼吸道湿化必须以全身不失水为前提。如果机体的液体入量不足，即使气道进行湿化，呼吸道的水分会进入失水的组织中，呼吸道仍然处于失水状态。因此，必须补充机体足够的液体入量。

2. 加温和湿化　人工气道建立后，呼吸道加温加湿功能丧失，纤毛运动功能减弱，造成分泌物排除不畅。因此，进行人工加温加湿，以保护呼吸道黏膜纤毛及腺体的正常功能是必要的。合理的气道加温加湿，可减少痰液潴留，预防痰痂形成，增加患者的舒适感。

吸入气体温度对湿化的影响：吸入气体温度>40 ℃，即使水蒸气饱和，纤毛活动也会消失，并有喉痉挛、发热、出汗、呼吸功增加等；吸入气体温度<32 ℃，纤毛活动也会受到抑制。所以采取湿化措施的同时，还要注意吸入气体的温度，这样才能发挥湿化应有的作用。

呼吸机的主要加温加湿化装置是加热湿化器，其温度的调节在 36～37 ℃，湿化程度为

100％，它可使气体形成温度适中的饱和水蒸气。护理中要做到以下几点：①加热湿化器中应加入无菌蒸馏水，不宜使用自来水和生理盐水。加入的剂量应在上、下水位线之间，并经常补充消耗量，使其保持在相对固定的水平面上。一般情况下成人每小时耗水量至少应为 10 mL，若呼吸机性能不好，应采取其他的湿化措施给予弥补，如补充液体入量、气管内持续滴注湿化液、气道冲洗、雾化吸入等。同时，病室内湿度也应保持在 55％～65％。②严密监控加热温度，避免水温过高引起呼吸道烫伤。③及时清理呼吸道管路和积水器中的积水，始终保持湿化瓶和呼吸道管低于气管导管水平，防止导管中冷凝水灌入气道。

3. 气管内持续滴注湿化液　给予 0.45％的盐水，用一套输液器连接静脉用头皮针，并将头皮针剪掉；把余下 6～7 cm 长的软管放入气管套管内，在气管套管口处盖一层纱布，以 0.2 mL/min 的速度持续滴注。24 h 可以滴注 250～300 mL。此种方法适用于脱机的患者。

4. 气道冲洗　操作前先给予 100％氧气 1 min，以免造成低氧血症。用 2％的碳酸氢钠或生理盐水，在吸痰前抽 2～5 mL 液体，于患者吸气时注入气道，待几次通气后，立即吸痰。同时应该配合胸背部叩击，使冲洗液和黏稠的痰液混合振动后再吸出。如果痰液黏稠，可以间断反复多次冲洗，但一次冲洗时间不要过长。

5. 雾化吸入　雾化吸入是应用气体射流原理，将水滴撞击成微小颗粒，悬浮气流中，输入呼吸道，进行湿化的装置。在雾化吸入过程中，可能会出现吸入雾化气体的氧浓度下降；药物刺激导致气管痉挛；分泌物湿化后膨胀使气道管腔变窄，从而增加气道阻力。这些因素可使患者出现憋气、咳嗽、呼吸困难、发绀、烦躁等。因此在雾化前和雾化过程中，要及时吸出气道内分泌物，氧分压低的患者雾化吸入与吸氧同时进行。

6. 热湿交换器（人工鼻，图 11-6）温-湿交换过滤器（HME）又称人工鼻，是由数层吸水材料及亲水化合物制成的细孔网纱结构的装置，使用时一端与人工气道连接，另一端与呼吸机管路连接。当气体呼出时，呼出气内的热量和水分保留下来，吸气时，气体经过人工鼻，热量和水分重新被带入气道内。人工鼻对细菌有一定的过滤作用，能降低管路被细菌污染的危险性。

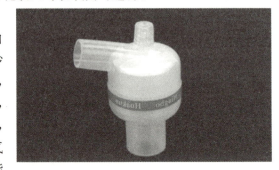

图 11-6　人工鼻

人工鼻适用于非 COPD 且呼吸道内分泌物不多的患者；对于 COPD 痰液较多患者、长期机械通气者，不能单独依靠人工鼻，否则会使呼吸道湿化不足堵塞人工气道。

（三）呼吸道分泌物的清理

1. 清除呼吸道分泌物的意义　①保持呼吸道通畅，减少气道阻力；②防止分泌物坠积而发生肺不张、肺炎；③防止分泌物干结脱落而阻塞气道；④呼吸道分泌物性质的观察和细菌培养对于指导选用抗生素、湿化温化器的调节有一定的价值。

2. 吸引指征　①在气管导管内看见明显分泌物；②患者频繁或持续呛咳；③听诊在气

管和支气管处有明显痰鸣音；④可疑为分泌物引起的 SpO_2 降低；⑤气道峰值压力升高；⑥患者突发呼吸困难等。

3. 吸引方式　包括开放式和密闭式。密闭式吸痰管（图 11-7）吸引对呼吸循环影响较小，可减少吸引过程中肺容量损失和环境的污染。研究证明，声门下吸引分泌物可降低 VAP 的发生率，护理时应注意使用负压 20～150 mmHg 行声门下吸引，定时检查吸引系统，保持吸引通畅。

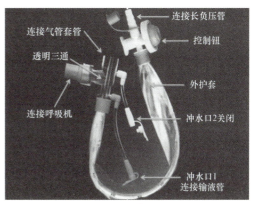

连接长负压管
连接气管套管
控制钮
透明三通
外护套
连接呼吸机
冲水口2关闭
冲水口1
连接输液管

图 11-7　密闭式吸痰管

4. 有效的吸痰程序

（1）评估患者：根据血气分析结果，判断是否有痰液滞留。根据胸片、听诊、触诊判断痰液的滞留部位。

（2）调节合适的负压吸引压力：成人－100～150 mmHg，儿童－80～100 mmHg，幼儿－60～80 mmHg。

（3）与患者充分交流。

（4）胸部物理治疗。

（5）吸痰前充分氧合（30～60 s）。

（6）有效吸引：打开无菌盐水；打开吸痰包，戴手套；润滑吸痰管；轻轻地放入吸痰管，碰到硬物后退后半厘米；旋转上提吸痰时再给予负压。

（7）吸痰后充分氧合，监测并评估患者是否需要再次吸痰。

5. 吸痰时的注意事项

（1）吸痰管的选用：吸痰管有橡胶、硅胶及聚氯乙烯等不同的材料。根据气管导管的内径大小选用吸痰管，其外径不超过气管导管内径的 1/2，以 1/3 为宜。若吸痰管过粗，产生的吸引负压过大，可造成肺内负压，而使肺泡陷闭；若过细，则吸痰不畅。长短：吸痰管应比气管导管长 4～5 cm，保证能吸出气管、支气管中的分泌物。

（2）吸痰时动作要轻快，吸引负压不得过大，以免损伤气道黏膜。尤其对支气管哮喘患者，应避免吸痰时刺激、诱发支气管痉挛。

（3）吸痰时间：每次操作时间以不超过 15 s 为宜。

（4）要严格执行无菌技术：吸痰过程中对吸痰管和气道的污染，会带来肺部感染。因此，吸痰时必须做到无菌操作，一根吸痰管只用于一次吸痰。不能用一根管子吸引口、鼻腔，然后再吸气管。冲洗吸痰管的盐水瓶，分别注明"口腔""气管内"字样，不能交叉使用。

（5）吸痰时根据痰液的黏稠度调整气管滴药量：根据吸痰过程中痰液在吸痰管玻璃接头处的性状及玻璃管内壁上的附着情况将痰液的黏稠度分为 3 度。Ⅰ度（稀痰）：痰如米汤或泡沫样，吸痰后，玻璃接头内壁上无痰液滞留。提示气管滴药过量，要适当减少滴药量和次数。Ⅱ度（中度黏痰）：痰的外观较Ⅰ度黏稠，吸痰后有少量痰液在玻璃接头内壁滞留，但易被水冲洗干净。提示气道湿化不足，要适当增加滴药量和次数。Ⅲ度（重度黏痰）：痰的外观明显黏稠，常呈黄色，吸痰管常因负压过大而塌陷，玻璃接头内壁滞留有大量痰液且不易用水冲洗干净。提示气道湿化严重不足，需加大滴药量和次数。

（6）拔除插管时，尽量缩短吸引时间；导管套囊放气前，应先行气管内吸引，再行口咽部吸引，放掉气囊内气后，换另一根无菌吸痰管再吸引气管内分泌物。这时应避免用盐水灌洗。吸痰可引致患者低血氧，拔除插管时，对患者一定要充分供氧，以保持 PaO_2。

（7）吸痰时要注意吸痰管插入是否顺利，遇有阻力时，应分析原因，不得硬性操作。

（8）用注射器注盐水入气管插管或套管时，要先把针头拔掉，以免针头意外松脱，跌进气管。

（四）防止气道阻塞及插管气囊的管理

1. 防止气道阻塞　气道阻塞可严重影响通气效果，所以在机械通气过程中，痰液黏稠时，需反复湿化，反复彻底吸引直至痰液变稀薄。吸痰管要插到有效深度，以便将气管插管口以下的痰液吸净。吸引时，如导管下端有阻力不易插入，则提示气道有阻塞，可能为痰痂，也可能为充气气囊脱落到气管导管末端。套囊脱落及异物阻塞，一次性套管扭转是机械通气护理不当的严重并发症，可使患者窒息死亡，要引起高度重视。①选择套管时要仔细检查套囊，并在套囊外留部分测量长度，做好标记，以便判断套囊有无滑脱现象。②高容低压硅胶气管插管的套囊不易滑脱，但可发生旋转和扭曲，因此需要标记充气细导管位于9点处。

翻身时，能脱离通气机的患者，尽量卸下通气机后翻身。不能脱离通气机的患者，要在移动患者头颈部与气管插管的同时，将通气机连接管一起移动，避免气管导管过度牵拉扭曲。

气道阻塞除以上原因外，还有其他因素，如气道大出血、呕吐物误吸，或由气管食管瘘引起的误吸、针头的坠入等。机械通气治疗时，通气机突然工作失灵，也会导致严重的后果。

2. 插管气囊的管理　目前气管插管和气管切开管上气囊属于高容量、低压气囊。充气后的气囊呈圆柱状，膨胀均匀，与气管壁接触面积大，从而降低了气管壁单位面积所受的压力，减少了由于气囊压迫而致气管黏膜缺血坏死。避免了充气不足而致通气量不足，但充气过度也可使黏膜溃疡坏死。气囊充气后可使气管和套管间不漏气，又可避免口腔分泌物、胃内容物误吸入气道，并能防止气体由上呼吸道反流，以保证有效通气量。理想的气囊压力为最小封闭压力，容积为最小封闭容积。气囊压一般为 $25\sim30\ cmH_2O$，建议配置压力表。

 思考题

1. 以下各种疾病患者应使用何种吸氧装置给氧？

急性重症哮喘　病情稳定的术后患者　心源性患者　COPD 急性加重患者

2. 如何正确吸痰？

第十二章　机械通气

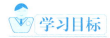 学习目标

1. 了解机械通气的发展简史及撤机指征。
2. 熟悉人工呼吸机的组成及各部分功能，机械通气模式及护理要点。
3. 掌握机械通气的概念、适应证与禁忌证、常见问题及处理方法、参数设置，常见报警原因及处理要点。

第一节　概　　述

机械通气（mechanical ventilation，MV）是借助呼吸机建立气道口与肺泡间的压力差，给呼吸功能不全的患者以呼吸支持，即利用机械装置来代替、控制或改变自主呼吸运动的一种通气方式。它是在患者自然通气和/或氧合功能出现障碍时，运用器械（主要是呼吸机）使患者恢复有效通气并改善氧合的方法。其原理是借助通气机建立气道口与肺泡之间的压力差，形成肺泡通气的动力，并提供不同浓度的氧，以增加通气量，改善换气，减少呼吸做功，改善或纠正缺氧、CO_2 潴留和酸碱失衡，防治多脏器功能损害。机械通气给呼吸衰竭的患者予以呼吸支持，维持生命，为基础疾病治疗、呼吸功能改善和康复提供条件，是危重患者及重伤员重要的生命支持设备。机械通气技术已成为现代医学救治危重症和 MODS 的三大法宝之一。

一、机械通气的发展简史

早在公元前 400 年，古希腊名医希波克拉底就曾经指出，人体吸入的空气中含有某种人体必需的物质，进入鼻腔后经过心、肺的作用传遍全身。这一观念虽然模糊，但却认识到了呼吸对于人体的重要性。

1732 年 12 月 3 日，位于苏格兰阿罗亚的一座煤矿发生了火灾。一位名叫詹姆斯·布莱尔的矿工因吸入太多烟雾而窒息，生命垂危。为他诊治的医生威廉·托撒（William Tossach）采取了口对口吹气的办法对他进行了抢救。1 h 后，布莱尔恢复了知觉，4 h 后就

自己步行回家了。这是西方医学史上第一次有正式记录的人工呼吸。

1667 年，英国科学家罗伯特·胡克也做了一次动物插管试验。这次的试验对象是狗，采用了风箱鼓气进行正压通气。但当时风箱技术过于粗糙，常规的人工通气需要气管插管或气管切开（有创通气），给患者带来一定痛苦，加之经验不足，导致许多患者在进行人工通气后出现了气胸，甚至死亡。因此，到了 19 世纪初期，这种仅仅切开气管进行简单人工通气的做法基本上停止了。

当简单人工通气的方法在临床上受挫之后，医学界开始思考如何进行更加安全、有效的人工气道建立方法和研制更安全、稳定的机械通气设施。从 19 世纪中叶开始，体外负压通气方式开始成为研究的热点。

体外负压通气的原理是把患者放在一个密闭的容器内，只有头部露在外面。然后对容器进行抽空，使其内部产生负压。当容器内的气压低于患者胸腔内的气压时，胸腔就会膨胀（吸气），大气中的空气就会通过露在外面的鼻和口腔，沿着气道内的压力递减度进到肺腔内。当密闭容器内的压力恢复到大气压时，胸廓和肺组织就会收缩，同时也将进入肺内的空气排到体外。

1926 年，美国医生菲利普·德林克（Philip Drinker）和同事路易斯·肖研制出了世界上第一个安装了电动装置的通气机，长 1.68 m，直径 0.56 m，由金属制成。为了试验通气机的安全性，两位发明者亲自体验，结果令他们很满意。

1928 年 10 月 13 日下午 4 时，德林克的通气机接待了它的第一个患者——一个因脊髓灰质炎呼吸衰竭而昏迷的 8 岁女孩。在呼吸机上仅仅几分钟，女孩就恢复了正常的神智。这一"奇迹"使得当时在场的人们激动得热泪盈眶。1929 年 5 月 18 日美国医学杂志（JAMA）报道了这一事件。一位不知名的记者将这一装置形象地称为"铁肺"。很快，箱式体外负压通气机，便以"铁肺"传遍了全世界。

而真正的考验也很快到来了，1948 年，美国暴发了脊髓灰质炎的大流行。面对成千上万呼吸衰竭的患者，"铁肺"等负压通气机第一次暴露了其致命的缺陷：体积大，笨重，通气不足；因为没有人工气道，分泌物不易排除，易发生坠积性肺炎和肺不张；并严重妨碍对患者的护理和治疗。次年，Bennett 对"铁肺"进行了一番改进，增添了一个由电动机驱动的风箱，在箱内产生负压的同时，也可通过气管内插管实施正压通气。负压通气与正压通气同步进行，采取了气管切开术，大大提高了呼吸机的效率，使脊髓灰质炎呼吸衰竭的病死率由 87% 降至 25%。

20 世纪 50—80 年代，各种各样的正压通气机相继问世。电子计算机引入呼吸机的设计，出现了以微处理机为基础的功能更完善的，有报警、监测系统的正压呼吸机。

二、 机械通气的概念

机械通气是呼吸机控制和/或辅助下的呼吸，是患者呼吸动力的延展。呼吸机本质上是一种气体开关，控制系统通过对气体流向的控制而完成辅助通气的功能，完成机械通气的基础是保证通气方向的单一性和通气管路的密闭性。

根据呼吸机与患者的连接方式不同，把机械通气分为有创机械通气和无创机械通气。通过气管插管或气管切开建立有创人工气道进行机械通气的方式，称为有创机械通气；气管插管和有创机械通气能更有效地改善低氧血症，降低呼吸功，缓解呼吸窘迫，并能够更有效地改善全身缺氧，防止肺外器官功能损害。通过鼻、面罩、接口器等相对无创方式与呼吸机连接或无须建立人工气道的通气方式，统称为无创通气。无创通气因为不需要进行气管插管和气管切开，给患者造成的痛苦小；保留了语言、吞咽及咳嗽等功能；避免二次插管或切开气道所致的多种并发症。主要用于上呼吸道通气不足、通气力量不足、CO_2潴留、部分低氧患者，也可以作为气管插管拔管后，呼吸功能暂时不稳定患者呼吸机撤离的过渡。无创机械通气的缺点是患者容易产生不适、胃胀气，部分患者需要适当镇静；通气效果不可靠。

三、 人工呼吸机的组成及各部分功能

当前世界上应用的机械呼吸机多达数百种，从简单的气动定压型机械呼吸机，到装有电子计算机及各种辅助设备的定容型多功能呼吸机。国内临床上常用的亦有数十种之多。这些机械呼吸机的设计、构造、操作方法等都互不相同，很难以一个统一的模式来加以阐述。但无论如何复杂的呼吸机，按各部分构造的功能不同，大致可分为动力装置、湿化器和主机、呼吸回路及辅助装置。其中各部分的功能为：

动力装置——包括电源、气源和氧源，为呼吸机提供动力和以适当的方式提供压缩空气和氧气。

湿化器——对呼吸机输送的气体进行加温和加湿，类似鼻腔所起的作用。

主机——具有气源处理、吸呼控制、监测报警等功能。由气体混合装置、呼吸机控制元件、触发器、压力容量传感器、呼吸机的驱动、监测部分和报警部分等组成。

呼吸回路——由5～6根螺纹管组成，分为吸气肢和呼气肢，患者的吸气和呼气分别由吸气阀和呼气阀的开关进行控制。吸气管路接湿化器或雾化吸入器，在吸气和呼气管路中均有集水杯，位于管路的最低点，收集呼吸回路中的冷凝水。

其他——主机和患者呼吸管路的固定或支撑装置等。

四、 机械通气的目的、 适应证和禁忌证

(一)机械通气的目的

1. 维持代谢所需的肺泡通气　这是治疗的基本目的。应用气管插管或气管切开保持呼吸道通畅，加上正压通气以维持足够的潮气量，保证患者代谢所需的肺泡通气。

2. 纠正低氧血症和改善氧运输　呼吸机的应用可改善换气功能，尤其是呼气末正压呼吸（positive end-expiratory pressure，PEEP）等方法，可使肺内气体均匀分布，纠正通气/血流比例失调，减少肺内分流，从而提高氧分压。

3. 减少呼吸做功　应用机械通气可减少呼吸肌的负担，降低其氧耗量，有利于改善缺氧，同时也可减轻心脏的负荷。

（二）机械通气的适应证

根据患者是否发生呼吸衰竭，又可将机械通气分为预防性通气治疗和治疗性通气治疗。

1. 预防性通气治疗　患者有发生呼吸衰竭的高度危险性，预防性通气治疗能减少呼吸功和耗氧量，从而减轻患者的心肺功能负担。包括：①长时间休克；②严重的头部创伤；③严重的慢性阻塞性肺部疾病（chronic obstructive pulmonary disease，COPD）的患者腹部手术后；④术后严重败血症；⑤重大创伤后发生严重衰竭的患者；⑥心脏术后；⑦心脏储备功能降低或冠状动脉供血不足的患者大手术后。

2. 治疗性通气治疗　当患者出现呼吸衰竭，不能维持自主呼吸，呼吸功能受到严重影响时，可应用机械通气治疗：①低氧血症：见于成人呼吸窘迫综合征（ARDS）、重症肺炎、心源性肺水肿且对其他治疗无效时、严重肺挫伤；②部分 COPD 患者；③全身多器官功能衰竭（MOF）伴肺炎或 ARDS；④连枷胸；⑤呼吸肌衰竭等。

（三）机械通气的禁忌证

机械通气的禁忌是相对的，在出现致命性通气和氧合障碍时，应积极处理原发病，同时不失时机地应用机械通气。一般的相对禁忌证为：①气胸及纵隔气肿未行引流者；②肺大泡；③大咯血；④急性心肌梗死；⑤出血性休克未补充血容量之前等。

第二节　机械通气模式

一、机械通气模式三要素

（一）触发

触发有呼吸机触发和患者触发两种方式。

1. 呼吸机触发　呼吸机触发的方式为时间触发，即根据设置的呼吸频率强制启动通气，又称为强制触发。如设定的呼吸频率为 15 次/min，则呼吸机每隔 4 s 就开放吸气阀送气 1 次。

2. 患者触发　此时呼吸机需要探测患者开始吸气的信号，一旦发现这种信号，就开放吸气阀开始送气。呼吸机的触发与患者的吸气动作同步，又称为同步触发。分两种情况。

（1）流量触发：在呼气末，吸气阀和呼气阀并非完全关闭，而是由一股连续气流从吸气阀送出，经过呼吸管路从呼气阀排出，这股持续气流称为基础气流，如果患者没有吸气，则从呼气阀排出的基础气流流量不变；如果患者吸气，从呼气阀排出的气流就会比吸气阀送出的气流有所降低，当气流减少的幅度达到触发阈值时，呼吸机被触发，在完全开放吸气阀的同时完全关闭呼气阀，送气开始。流量触发值一般设定为 $2\sim5$ L/min。

（2）压力触发：在呼气末，吸气阀和呼气阀都处于关闭状态，如果患者做吸气动作，呼吸机管路内压力就会降低，当压力降低到触发阈值时，就会被呼吸机探测到，从而触发呼吸机开放吸气阀，开始送气。压力触发值通常为 $-1.5\sim-0.5$ cmH$_2$O。

由于压力触发时，患者需要在盲管中吸气，直到形成一定的负压值，呼吸机才会送气，患者触发呼吸机所需要的呼吸功更高，因此流量触发在患者触发中应用较多。当患者呼吸窘迫和急促时，应调高触发的绝对值，避免呼吸频率过快；当患者呼吸肌力较弱时，应调低触发绝对值，保证患者吸气肌得到有效休息的同时保证吸气的同步性。

（二）送气

送气主要有容量控制通气和压力控制通气两种基本方式。

1. 容量控制通气（volume controlled ventilation，VCV）　以潮气量为目标进行送气，达到目标后，转为呼气。容量控制通气的特点是：①不管气道阻力和患者的呼吸系统顺应性如何，潮气量保持恒定；②无论患者呼吸能力如何，吸气峰流速保持恒定；③VCV 的吸气时间取决于吸气流速、流速波形、潮气量以及是否设定吸气平台时间；④对于气道阻力高的患者可能通气不足甚至导致肺泡萎陷，而对于阻力低的肺泡则容易产生过度通气甚至发生高容损伤。

2. 压力控制通气（pressure controlled ventilation，PCV）　预置压力控制水平和吸气时间。吸气开始后，呼吸机提供的气流很快使气道压达到预置水平，之后送气速度减慢以维持预置压力到吸气结束，之后转向呼气，一般采用时间切换，即达到吸气时间后吸气切换为呼气。压力控制通气的特点是：①不管气道阻力和呼吸系统顺应性如何，气道压力恒定而潮气量不恒定，影响潮气量的因素包括呼吸系统顺应性、气道阻力和压力设定；②吸气流速是可变的，流速的大小取决于设定的压力、气道阻力和呼吸系统的顺应性；③吸气时间可在呼吸机上设定；④PCV 是定压型，压力克服了所有阻力，使高、低阻力的肺泡均能得到适当的充气，而使肺内分流获得改善。

（三）切换

切换指吸气结束转换为呼气的过程。吸呼切换的方式主要有时间、容量、流速（量）和压力切换。

1. 时间切换　通过规定吸气时间来实现，一旦达到规定的吸气时间，即发生切换。

2. 容量切换　当呼吸机送气量达到规定的送气容量（潮气量），即发生切换。

3. 流速（量）切换　呼吸机以预设压力送气时，起始流量很高（峰流量），管路内压力逐渐接近预设压力时，为了保证管路内压力不会超出设定压力，流速（量）必然逐渐降低，当流速（量）降低至某一数值时，即关闭吸气阀开放呼气阀，完成切换。通常以峰流量的某个百分比作为流量切换的量化指标，多采用峰流量的 $5\%\sim25\%$ 作为流量切换的指标。

4. 压力切换　管路内压力达到呼吸机预设的气道压力值时，就会发生切换。

二、 基本的机械通气模式

通气模式（modes of ventilation）是指呼吸机的工作方式，决定呼吸机如何开始吸气和如何对患者的自主呼吸做出反应。虽然通气模式多种多样，但基本上可分为 4 种类型：控制通气、辅助通气、辅助/控制通气和自主通气。

（一）控制通气

控制通气（control mode ventilation，CMV）是指呼吸机完全取代患者的自主呼吸，并提供全部通气量的工作方式。呼吸机及其导管系统对患者的吸气企图或反应完全置之不顾。患者不能改变和影响通气周期中的任何环节。呼吸机的频率和潮气量均是预置的。应用 CMV 时，不允许患者进行自主呼吸，否则会造成患者与呼吸机的拮抗，所以有时需应用镇静剂或麻醉剂来抑制自主呼吸。正因为这个问题，目前 CMV 应用较少，主要适用于呼吸停止、严重呼吸功能低下，如麻醉、中枢病变、神经-肌肉病变、各种中枢抑制药物过量及严重胸部损伤等，对慢性阻塞性肺炎及其他呼衰伴有严重呼吸肌疲劳的患者，这种方式也为首选。

（二）辅助通气

辅助通气（assistant ventilation，AV）的特点是每一次辅助呼吸均由患者自主吸气努力启动，辅助呼吸频率完全由患者自主呼吸决定。患者吸气产生一定压力或气流，通过传感器发出信号启动机器送气，该启动送气吸气回路中压力阈值称为触发敏感度。患者由于有自主呼吸，要做一部分呼吸功，呼吸肌极度疲劳或极度衰竭患者要慎用。辅助通气模式根据支持系统的不同又分为两种：

1. 容量支持通气（volume support ventilation，VSV）　该模式由容量切换提供容积支持，一般流量触发敏感度为 1～3 L/min，即患者自主呼吸时，吸入气体 100 mL 左右，通气机便已感知并以恒定的气流速度向患者送气，达到预设置的潮气量时自动转为呼气模式。因此，吸气过程中气流速度不改变。

2. 压力支持通气（pressure support ventilation，PSV）　该模式由压力切换提供压力支持，一般压力触发敏感度为 -0.2 kPa，即患者的自主吸气运动使通气机的闭合供气环路出现负压，当压力达到 -0.2 kPa 时，通气机便可感知并以恒定的压力向患者送气。患者肺内压随时间延长而逐渐升高，故吸气流速逐渐减慢，当吸气流速<25％吸气峰流速时，通气机自动转为呼气模式。此模式较容量支持通气更接近人的生理呼吸模式。

（三）辅助/控制通气

辅助/控制通气（assistant/control mode ventilation，A/CMV）是控制通气与辅助通气相结合的一种模式，预先设定一个可保证机体所需的通气量和最低通气频率，该通气频率起储备作用，如果患者呼吸频率大于或等于该通气频率，则控制部分不工作，此时相当于辅助通气，患者自主呼吸初期的吸气，在导管中产生负压，这一负压触发呼吸机释放出一次潮气量。故患者能控制通气频率，但每次释放出的潮气量仍由呼吸机所控制，即在自主呼吸的基础上，呼吸机再补充自主呼吸通气量的不足。假如患者的自主呼吸频率低于预置的呼吸机频率，则机械通气转变为控制通气，以预先设定频率通气，提高了安全性，有利于患者自主呼吸的恢复。

因此，在辅助/控制通气模式中，辅助通气模式下患者决定呼吸频率；与控制通气模式相比，患者可触发吸气，减少与呼吸机发生拮抗的可能性。AMV理论上有两个优点：①患者能根据生理要求，自动调节通气量，减少呼吸功；②吸气肌主动收缩，吸气时使胸膜腔内压相对低于控制呼吸，因而可减轻对心脏的负担。

（四）自主通气（spontaneous ventilation, SV）

有非同步间歇指令通气（non-synchronized intermittent mandatory ventilation, NIMV）和同步间歇指令通气（synchronized intermittent mandatory ventilation, SIMV）的呼吸机，如将机械通气频率调为零，则允许患者自行呼吸而无正压通气。现代呼吸机常另外专门设置了自主通气按钮，来调节自主呼吸。自主呼吸时加用PEEP，则为持续气道正压（continuous positive airway pressure, CPAP）模式，有的呼吸机上把这一自主呼吸装置标为CPAP，PEEP为0，则能进行自主呼吸。

三、整合的机械通气模式

随着电子计算机在现代通气机上的应用，已经能让通气机更好地将4种基本通气模式相互整合，以适用于不同病情的患者。现介绍几种常用的模式或技术。

（一）同步间歇指令通气

同步间歇指令通气是在非同步间歇指令通气的基础上发展而来的，非同步间歇指令通气是呼吸机按照预置的通气频率进行通气，在整个呼吸周期内允许自主呼吸的存在，这种通气模式导致可能在自主吸气刚完成时，呼吸机又给予一次正压通气，因而可能导致对心、肺功能的副作用。这就发展了正压呼吸与自主呼吸同步的技术。同步间歇指令通气是呼吸机按照通气指令进行通气和患者自主通气相结合的一种通气模式。呼吸机按照预置频率给予控制通气，实际机械通气频率与预置频率相同。时间与预置频率比值称为同步时间间期（synchronous timed period, STP），每一个同步时间间期都被分成75%和25%两部分，25%部分就是触发窗，在触发窗内出现自主呼吸，以便协助患者完成自主呼吸；如触发窗内无自主呼吸，则在触发窗结束时给予一次正压通气，间隙期间允许自主呼吸存在。例如，假设患者呼吸频率为6次/min，则每次完成呼吸运动的时间为10 s，这就是一个同步时间间期，其中这10 s的前25%部分即前2.5 s为触发时间窗，在此触发时间窗内如有自主呼吸，则自主呼吸触发一次机械通气，触发时间结束转为自主呼吸时间；如触发时间窗内无自主呼吸，则在此2.5 s结束时给予一次预设好参数的正压通气。

需要注意的是，呼吸机设定的 SIMV 频率不能过低或过高，过低则易出现呼吸支持不足、通气量过低，适用于患者处于脱机临界状态；而 SIMV 频率过高，如频率超过 20 次/min，指令呼吸可能不能同步，此时则进行间隙指令通气（IMV），易出现人机对抗，降低呼吸兴奋性，不利于自主呼吸的恢复。SIMV 模式类似于辅助/控制通气，区别在于 SIMV 允许患者在两次指令通气之间自主呼吸。如果患者自主呼吸较弱，自主呼吸的潮气量过低，此时 SIMV 可配合 PSV 模式使用，支持患者完成自主呼吸。SIMV 主要优点是能减少患者自主呼吸与呼吸机对抗，减少撤机困难，降低气道压力，防止呼吸肌萎缩与运动失调，减少呼吸对心血管系统的影响。

（二）压力调节容量控制通气

压力控制通气（PSV）具有压力平稳和潮气量不稳定的特点，容量控制通气（VSV）具有潮气量稳定而压力不稳定，尤其是峰压较高的特点。压力调节容量控制通气（pressure regulated volume control ventilation，PRVCV）模式其实是 PSV 和 VSV 的结合，是用压力控制的方法送气，以达到设定的容量为目标，避免了容控的峰压，又保持了容量的相对稳定。

呼吸机的设置，包括呼吸频率、吸气时间以及预计的 VT/VE（潮气量/每分钟呼出气量）。通气机总是应用尽可能低的压力去获得理想的潮气量。因而如果所测得的 VT 较大，那么压力会下降，直到所设定和测得的 VT 值相等。PRVCV 为一种 VT 保证型控制通气，由压力控制水平的调节来完成，最大的压力控制水平允许低于设定压力上限的 0.5 kPa。为安全起见，上限压力应尽量设置在低水平，由微处理器连续测定肺胸顺应性并自动计算下一次通气要达到预定潮气量所需的吸气压力，通过连续测算和调整，使实际潮气量与预设潮气量相符。此模式主要应用于由支气管痉挛因素引起的气道压力过高，潮气量及每分通气量下降的患者，在保证潮气量供给的同时降低吸气峰压值，减轻肺气压伤。PRVCV 较其他通气模式有保持较低气道峰压，减少镇静剂、肌松剂用量，减小机械通气对循环的影响，减少机械通气肺损伤，使患者更舒适等特点。

（三）呼气末正压

呼气末正压（PEEP）是指呼气末通过人为的因素使气道及肺泡内压保持高于大气压的水平，增加功能残气量，防止呼气末时小气道或肺泡闭陷，并可减少间质水肿。但 PEEP 能影响静脉回流降低心排出量，使颅压升高加重脑水肿，引起肠道及肝脏瘀血，同时可增加气道平均压。最佳 PEEP 是指对循环无不良影响而达到最大肺顺应性、最小肺内分流（<15%）、最低吸氧浓度（<50%）时的最小 PEEP。此模式必须配合其他呼吸模式共同使用，主要用于低氧血症、肺不张等病情。可起到支撑小气道，有利于二氧化碳的排出。

（四）持续气道正压

持续气道正压（CPAP）是指在自主呼吸条件下，患者应有稳定的呼吸驱动力和适当的潮气量，在整个呼吸周期内人为地施以一定程度的气道内正压，从而有利于防止气道萎陷，增加功能残气量，改善肺顺应性，并提高氧合作用。CPAP 的生理作用等于 PEEP。CPAP 与 PEEP 的区别在于，CPAP 是患者在自主呼吸的情况下基础压力升高的一种通气模式，在通气时通气机不给予强制通气或其他通气支持，因而患者需完成全部的呼吸功；PEEP 也是基础压力升高的一种通气，但是患者同时应有其他方式的呼吸支持，即 PEEP 需与另一种通气模式共同应用。

（五）双水平气道正压通气

双水平气道正压通气（bi-level positive airway pressure，BiPAP）是正压通气的一种增强模式，允许患者在通气周期的任何时刻都能进行不受限制的自主呼气，因而能使患者与通气机之间得到较为满意的同步。BiPAP 模式是分别调节两个压力水平和时间，两个压力均为正压，气流速度可变，吸气压（IPAP，$2.5\sim3.0$ kPa）较高，作为压力支持通气，呼气时又能立即自动调低至呼气压（$0.5\sim1.0$ kPa）将气体呼出，故有呼气末正压作用。有利于增加氧合，减少肺泡萎陷。

第三节　机械通气的参数设置

机械通气常用的参数调节有以下几个。

1. 吸入氧浓度（FiO_2）　机械通气的开始阶段可给予高浓度的氧（甚至是纯氧）以迅速纠正严重缺氧，以后酌情降低 FiO_2 至 50％以下，并设法维持 $SpO_2>90\%$，即在保证氧合的情况下，尽可能使用较低的 FiO_2。

2. 潮气量（tidal volume，VT）　在容量控制的通气模式下，潮气量的选择应保证足够的气体交换机患者的舒适性，通常为 $5\sim12$ mL/kg，并结合呼吸系统的顺应性、阻力及血气分析进行调整。近年来的研究发现，过大的 V_T 使肺泡过度扩张，并且随呼吸周期的反复牵拉会导致严重的气压伤，直接影响患者的预后。因此，目前对 V_T 的调节是以避免气道压过高为原则，即使平台压不超过 $30\sim50$ cmH$_2$O；而对于肺有效通气容积减少的疾病（如 ARDS），应采用小潮气量（$6\sim8$ mL/kg）通气；PSV 的水平一般不超过 $25\sim30$ cmH$_2$O。

3. 呼吸频率（respiration rate，RR）　呼吸频率的设定应符合以下的原则：①应该与潮气量相结合，以保证一定的分钟通气量。②应根据原发病而定：慢频率通气有利于呼气，一般为 $12\sim20$ 次/min；而 ARDS 等限制性通气障碍的疾病以较快的频率辅以较小的潮气量通气，有利于减少克服弹性阻力所做的功和对心血管系统的不良影响。③应根据患者自主呼吸能力而定；当采用 SIMV 时，可随着自主呼吸能力的不断加强而逐渐下调 SIMV 的辅助频率。

4. 吸呼比（inspiratory time/expiratory time，I/E）　机械通气的患者通常通过设置呼吸频率和吸气时间来调整吸呼比，吸气时间常设置为 $0.8\sim1.2$ s，吸呼比常用的设置为 $1：1.5\sim1：2$。采用较小的吸呼比，可延长呼气时间，有利于呼气，在 COPD 和哮喘患者中常用，一般可小于 $1：2$；ARDS 患者可适当增大 I/E，甚至采用反比通气（I/E>1），使吸气时间延长，平均气道压升高，甚至使 PEEPi 也增加，有利于改善气体分布和氧合。但过高的平均气道压往往会对血流动力学产生较大的不利影响，并且人机配合难以协调，有时需使用镇静剂或肌松剂。

5. 吸气压力　使用压力控制模式时，吸气压力主要由呼吸系统的阻力及顺应性决定。一般成人预设为 15～20 cmH_2O，小儿 12～15 cmH_2O，然后根据潮气量进行调整。原则上以最低的吸气压力获得最满意的潮气量，避免出现气压伤和影响循环功能。

6. 峰值流速　成人常用的流速设置在 40～60 L/min，根据分钟通气量和呼吸系统的阻力和肺的顺应性进行调整。

7. 气末正压（PEEP）　设置呼气末正压的作用是使萎陷的肺泡复张，增加功能残气量，提高肺的顺应性，改善肺的通气和换气功能，常用于以 ARDS 为代表的I型呼吸衰竭，一般初设值为 5 cmH_2O，然后根据氧饱和度进行调整，一般从低水平开始，逐渐上调，待病情好转，再逐渐下调。PEEP 可增加胸膜腔内压，设置过高易出现气压伤和低血压等表现。

8. 触发灵敏度（trigger sensitivity）　可分为压力触发和流速触发两种。一般认为，吸气开始到呼吸机开始送气时间越短呼吸功耗越少，而流速触发的呼吸功耗一般小于压力触发。触发灵敏度的设置原则为：在避免假触发的情况下尽可能小，一般置于 −1.5～−0.5 cmH_2O 或 2～5 L/min。

9. 叹气（sigh）　指机械通气中间断给予高于潮气量 50% 或 100% 的大气量以防止肺泡萎陷的方法。常用于长期卧床、咳嗽反射减弱、分泌物引流不畅的患者。

第四节　呼吸机常见报警原因及处置

引起呼吸机报警的原因很多，呼吸机报警时首先要保证患者的通气，如果报警原因明确，应该针对原因及时处理，监测患者的通气和氧合情况，切忌只关注报警项目，调整呼吸机参数及报警范围；如果不能马上做出判断，最安全有效的方法是断开呼吸机，应用简易呼吸器进行人工通气。常见的报警原因及处理方式如下。

一、低压报警

常见原因：呼吸机管路脱开；气囊漏气、气囊充气不足；呼吸机导管破裂、断开或接头连接不紧造成漏气；压力传感器脱开或阻塞，压力报警限设置不恰当等。

处理方法：气囊漏气者给气囊重新充气，气囊破裂者更换气管内套管；检查呼吸回路是否有破裂断开，将各接头连紧，如发生管路破裂，更换新的管路；报警下线设置不恰当的调整报警下限等。

二、高压报警

常见原因：人工气道阻塞；分泌物过多、气管插管或气管切开管移位；呼吸机导管内积水过多、导管打折、受压；气流阻力增加，肺部顺应性降低，患者咳嗽、说话、吐管，人机对抗，患者烦躁；患者出现病情变化，如呼吸急促、气道峰压增高、心率增快，考虑有并发症的发生；人机失调或对抗；存在内源性 PEEP；呼气阀工作状态等。

　　处理方法：吸痰；调整呼吸机的机械臂，以免管路牵拉气管插管或气管切开管；清除管路内的积水，检查管路，解除管路打折原因；检查患者的呼吸与呼吸机是否同步，对症处理；对出现的并发症，协助医生进行处理。

三、 低潮气量、 低分钟通气量、 低频率报警

　　常见原因：连接管脱落、漏气；肺顺应性降低、气道阻力增加、呼吸肌疲劳；气体流量、吸呼比例不恰当。

　　处理方法：检查患者通气量下降的原因及报警设置是否合适；检查流量传感器是否脱开、工作是否正常。

四、 高潮气量、 高分钟通气量、 高频率报警

　　常见原因：患者焦虑、疼痛、缺氧、发热、酸中毒等导致呼吸频率或潮气量过高；呼吸机参数设置不当，如呼吸频率、潮气量、触发灵敏度、压力支持过大等。

　　处理方法：检查患者通气量增高的原因及报警限设置是否合适，检查流量传感器工作是否正常；检查是否存在呼吸机自身触发；安抚患者的情绪、镇静镇痛；纠正缺氧和酸中毒；监测动脉血气。

五、 低呼气末正压、 持续气道正压报警

　　常见原因：呼吸管路脱开，漏气，压力传感器故障、压力报警限设置不合适等。

　　处理方法：观察患者是否表现为用力吸气；检查人工气道、呼吸机管路、胸腔闭式引流是否漏气；连接远端压力传感器，检查是否脱开或阻塞，压力报警限设置是否合适等。

六、 高 PEEP/CPAP 报警

　　常见原因：人工气道阻塞，气道内分泌物积聚；人工气道不通畅、呼吸回路打折；气道阻力增高，顺应性下降；患者咳嗽，出现人机对抗；存在内源性 PEEP；呼气阀工作异常等。

　　处理方法：清理人工气道，吸痰；检查呼吸回路；镇静镇痛；检查报警限设置是否合适及呼吸机呼气阀工作状态。

七、 窒息报警

　　常见原因：患者呼吸停止；窒息报警设置不恰当；触发灵敏度设置过低，患者不能成

功触发呼吸机通气；存在漏气，压力和流量传感器工作异常。

处理方法：检查患者是否呼吸停止；检查窒息时间和窒息通气的设定；调节触发灵敏度；检查是否有漏气及压力传感器的状态。

八、气源或电源报警

原因：气源或电源断开；气源或电源故障。

处理方法：检查气源和电源插头，检查保险丝；尝试报警复位，如果上述处理后持续报警，则需更换呼吸机。

第五节 机械通气的护理

一、机械通气患者的护理

（一）病情观察

患者在机械通气期间，应注意评估患者的通气效果，及时发现有无出现机械通气的并发症，提高机械通气的安全性。

1. 呼吸功能 注意患者通气期间的呼吸节律、呼吸深度，有无出现通气不足、人机对抗的情况。机械通气患者缺氧时可出现脉搏、呼吸增快，需严密观察。患者皮肤黏膜、口唇和甲床青紫提示低氧血症；二氧化碳潴留时患者皮肤潮红、多汗，浅表静脉充盈；当患者需给予高浓度氧疗时，应避免长时间应用，同时密切观察有无氧中毒所致的肺损伤的出现。

2. 循环功能 机械通气可使胸腔内压增高，静脉回流减少，导致心排血量降低，组织器官灌注不足，表现为低血压、末梢循环灌注不良、尿量减少等。

3. 意识 缺氧和/或二氧化碳潴留所致意识障碍者，若呼吸支持恰当，患者意识状况应逐渐好转，若意识障碍程度加重应考虑呼吸支持不当或患者病情发生变化，应严密观察患者意识状况，出现异常及时通知医生处理。

4. 血气分析 机械通气 30 min 后应做血气分析以评估机械通气的效果及确定是否需要更换呼吸机模式、调整呼吸机参数；在机械通气治疗的过程中还应根据患者病情动态监测动脉血气情况。

5. 体温 患者出现呼吸机相关性肺炎和原有肺部感染严重时，可出现体温升高，应严密监测，同时注意观察气道分泌物的颜色、形状、量及气味。

6. 其他 机械通气患者应激性溃疡的发生率为 6%～30%，应注意观察患者有无上消化道出血及腹胀等。

（二）心理问题及护理

1. 焦虑与恐惧　机械通气患者常见的心理反应是焦虑与恐惧，主要与缺乏机械通气相关知识、沟通交流障碍及呼吸机撤离等有关。为缓解患者的焦虑与恐惧，对于清醒的患者，在机械通气之前应向患者充分解释机械通气的目的、实施方法、患者可能出现的感受和配合注意事项等。机械通气患者由于气管插管或气管切开，影响其正常的语言沟通，因此必须与患者建立有效的沟通方式，对有书写能力的患者，可通过书写方式把自己的感受和要求写出来；对于无书写能力的患者，可通过手势、面部表情、眼神等肢体语言及写字板、卡片、拼音卡等与患者进行沟通。机械通气撤机前向患者解释撤机方法和注意事项，以及撤机过程中和撤机后可能出现的反应及应对措施，消除患者的顾虑。

2. 缺乏安全感　引起机械通气患者缺乏安全感的因素有：①担心呼吸机故障；②担心痰液堵塞导管；③担心医护人员不能及时发现病情变化等。为增强患者安全感，应加强床旁监护，及时清除呼吸机管路中的积水，保持气道通畅，按需吸痰；关心、体贴患者，加强与患者沟通，及时发现患者的不适并予以相应处理。

二、人工气道患者的护理

参见第十一章。

三、机械通气的常见问题及处理

使用机械通气得当可改善患者氧合，缓解低氧血症，减少呼吸做功，防止呼吸肌疲劳；使用不当会导致机械通气问题的出现，甚至会危及患者的生命。

（一）气压伤

原因：吸气峰压过高或潮气量过大或 PEEP 过大，使平均气道压升高；吸气时间过长；吸气流速过快，气体分布不均，导致部分肺泡过度膨胀甚至破裂；各种原因引起的剧烈咳嗽、咳痰；未发现的肺大泡；导管留置时间过长，引起气道黏膜压迫和坏死，甚至气管环穿孔；气管切开的患者，气道密闭不佳和皮肤缝合过紧；使用呼吸机的患者，心肺复苏时做心内注射和胸外按压。

防护措施：限制通气压力；对有诱发气胸原发病存在的患者慎用 PEEP 和 PSV；必要时镇咳；发生气胸应立即行胸腔闭式引流。

（二）气管损伤

原因：插管时机械性损伤、气道内吸痰、气管导管压迫气道和气囊压迫气管黏膜等。

防护措施：插管前应选择合适的导管，插管时动作轻柔，带管过程中保持导管中立位，合理吸痰，做好气囊护理等。

（三）过度通气

原因：疼痛、缺氧、代谢性酸中毒等引起患者呼吸频率加快或潮气量增加造成过度通气；机械通气参数设置不合理，所设置的潮气量或分钟通气量过高，呼吸频率过快，I/E 不恰当。

防护措施：分析过度通气的原因，并去除相应的诱因，若动脉血气分析仍提示过度通气，应考虑调整机械通气的参数：首先，将患者的呼吸频率降至正常水平，或对呼吸频率正常的患者酌情将呼吸频率降至正常稍低的水平；其次，适当降低潮气量或分钟通气量，可根据氧分压水平分次调整；最后，可适当缩短呼气时间，必要时可以应用反比呼吸，即吸气时间大于呼气时间。

（四）通气不足

原因：分泌物排出不畅导致气道阻塞引起二氧化碳潴留；呼吸机导管漏气、脱机；潮气量过低或 I/E 设置不恰当；明显的呼吸机对抗降低通气效果。

防护措施：分析通气不足的原因并去除诱因；若动脉血气分析仍提示有通气不足所致的二氧化碳潴留，可适当调整呼吸机的参数：通过调整 I/E 延长呼气时间，是在不增加患者呼吸做功的前提下，促进二氧化碳排出，I/E 最长可达 1∶2.5～1∶3。

（五）呼吸机相关性肺炎

原因：人工气道的建立，使上呼吸道自然防护能力下降；医源性交叉感染和分泌物引流不畅；大剂量广谱抗生素和激素的应用，引起菌群失调，造成多种细菌的混合感染和细菌与真菌的二重感染。

防护措施：加强呼吸道的管理，严格无菌操作；保持气道的湿化，及时排除气管内分泌物；定期做分泌物的细菌培养，应用敏感抗生素抗感染。

（六）上呼吸道阻塞

原因：大量分泌物突然涌出，来不及全部吸出或未被及时发现和吸引；由于感染、湿化和吸引不够、咳嗽无力等因素，造成分泌物在人工气道的管腔内沉积，形成痰栓或痰痂，将管腔大部分或完全堵塞；导管和套管滑脱、扭曲或压迫变形；气囊滑脱或脱垂；皮下气肿、误吸等。

防护措施：及时翻身、拍背、充分的气道湿化、吸痰；及时更换导管和套管；皮下气肿造成上呼吸道梗阻时，及时进行排气和减压。

（七）肺不张

原因：分泌物引流不畅导致分泌物或痰栓阻塞支气管；气管导管插管过深导致单侧支气管通气。

防护措施：及时翻身、拍背、充分的气道湿化、吸痰；对肺不张的部位，加强体位引流；纠正过深的气管导管。

（八）氧中毒

原因：长期高浓度吸氧，一般是指氧浓度＞60％，时间超过 48 h。

防护措施：尽量避免吸入氧浓度大于 60％，即使病情需要，也应控制高浓度吸氧的时间。

（九）低血压

原因：患者心血管功能减退、血容量不足、机械通气压力水平过高。

防护措施：采用确保有效通气的最低气道压；降低平均胸膜腔内压；补充血容量；必要时可适当使用血管活性药物。

（十）胃肠胀气

原因：无创机械通气经面罩进行人工呼吸时一部分气体进入胃内；气管食管瘘；气管导管套囊充气不足，加压气体从导管逸出至口咽部，引起吞咽反射亢进，将气体咽入胃内。

防治措施：对因处理，可进行胃肠减压。

四、 人工呼吸机的撤离

机械通气一旦开始，就应该努力创造条件及时撤离呼吸机（简称撤机），延迟撤机将增加机械通气的并发症和医疗费用；过早撤机又可导致撤机失败，增加再插管率和病死率。撤机是指逐步降低机械通气支持水平，逐步恢复患者自主呼吸，最终脱离呼吸机的过程，包括降低呼吸机支持条件到完全脱机拔管。近年来提出了根据呼吸机撤离方案（简称撤机方案）指导撤机，用客观的标准衡量并指导撤机过程的每一个步骤，一定程度上减少了机械通气时间，降低了 VAP 等并发症的发生率及住院费用。

（一）撤机指征

根据中华医学会重症医学分会机械通气临床应用指南（2006 年），患者符合以下条件可考虑撤机：①导致机械通气的病因好转或祛除。②氧合充分：氧合指数（PaO_2/FiO_2）＞150～200；呼气末正压（PEEP）≤5～8 cmH_2O；吸入氧浓度（FiO_2）≤40％～50％，pH≥7.25；COPD 患者要求 pH＞7.30，PaO_2≥60 mmHg，FiO_2＜40％。③血流动力学稳定，即没有活动性的心肌缺血，没有临床上明显的低血压。例如，患者无须使用血管活性药物维持血压，或仅使用小剂量的血管活性药，如多巴胺或多巴酚丁胺＜5 $\mu g/$（kg·min）。④患者有自主呼吸能力和较强的咳嗽能力。通过自主呼吸试验（spontaneous breathing trial，SBT）筛选：吸入氧浓度≤50％且呼气末压力（PEEP）≤8 cmH_2O 时，动脉血氧饱和度≥88％；5 min 观察时间内有自主吸气努力表现；无烦躁不安；过去 24 h 内无心肌缺血表现；没有使用血管升压或血管收缩药物［多巴胺或多巴酚丁胺≥5 $\mu g/$（kg·min）、去甲肾上腺素≥2 $\mu g/min$ 或任何剂量的血管加压素或米力农］；无颅内压升高表现。任意一条不符即为失败。

（二）撤机方法

1. 直接撤机 适用于原心肺功能较好，机械通气支持时间短的患者。先降低呼吸机支持条件，如降低 PS 和 PEEP 值，患者氧分压≥60 mmHg 或 SiO₂≥90％即可撤离呼吸机。撤离呼吸机后数小时（2 h 以上）患者生命体征平稳，通气、氧合良好可拔除人工气道。撤机后帮助患者咳嗽和排痰。

2. 呼吸模式过渡 适用于原心肺功能较差，应用通气时间较长的患者，如 COPD 的患者，通过呼吸支持模式和参数降低呼吸机支持的水平。一般按照 CMV/SIMV＋PSV/PSV/撤机的顺序实现平稳过渡。

3. 间接撤机 在脱机间隙使用射流给氧、T 管给氧等间接支持，逐渐延长脱机时间，最终达到脱机的目的。可用于脱机困难者。

撤机最好选择在上午进行。撤机后严密观察患者病情，包括呼吸状况、SpO₂、心率、血压等，及时发现不耐受撤机的指征并进行相应的处理。

（三）不能耐受撤机的指征

患者出现以下变化立即恢复机械通气：①呼吸频率＞30 次/min；②血压升高或降低超过 20 mmHg，心率增加或减慢超过 20 次/min；③PaO_2＜60 mmHg，$PaCO_2$＞55 mmHg；④出现烦躁、出汗及尿量进行性减少。

（四）呼吸机依赖及护理

呼吸机依赖是指机械通气患者使用呼吸机通气支持的实际时间超过根据患者病情所预期的通气支持时间的一种状况，患者至少有一次撤机失败。呼吸机依赖的原因包括生理因素和心理因素两方面。生理因素包括气体交换降低、通气负荷增加、通气需求增加、通气驱动力降低和呼吸肌疲劳等；心理因素包括缺乏动机和信息及精神错乱等。

部分机械通气患者从生理指标看可以脱机，但由于怀疑自己的呼吸能力、缺乏信心等原因，担心脱机后出现呼吸困难和窒息等，因而不愿意脱机。对呼吸机产生心理依赖的患者，应确切告知其生理指标已经达到脱机标准，鼓励患者尝试脱机，脱机时做好安全保障措施，床旁严密观察患者，及时反馈其各项生命指标稳定的信息，增强患者对脱机的信心。

思考题

病房将要收治一位上呼吸机的患者，作为值班护士，你应该收集患者哪些方面的资料？为迎接此患者应该做好哪些准备？

第十三章　危重患者的输液技术

学习目标

1. 了解危重患者的输液目的，常用的输液制剂及作用。
2. 熟悉现代输液系统的组成；静脉留置针、PICC 置管术、静脉输液港的操作程序。
3. 掌握静脉留置针、PICC 置管术、静脉输液港的护理要点。

　　静脉输液是将无菌溶液或药液直接滴入静脉的技术，是治疗重症疾病及抢救危重患者的首用诊疗方法。危重患者输液特点：定时、精确、准确，速度的有效控制，输液量大，种类多，目的性强，液体治疗对内环境影响比较大。

第一节　概　　述

一、输液目的

1. 输入水（葡萄糖溶液）和电解质溶液，纠正水、电解质失调，维持酸碱平衡。
2. 输血以补充血容量、维持血压及微循环灌注，常用于烧伤、出血、休克等。
3. 静脉给药达到解毒、控制感染、利尿和治疗疾病的目的。
4. 静脉营养治疗。
5. 注入造影剂，用于诊断性检查，如组织器官的影像学检查（CT、造影检查）。
6. 血流动力学监测。

二、常用的输液制剂及作用

1. 晶体溶液

（1）补充水分和热量，也常用作静脉给药的载体和稀释剂。常用溶液浓度为 5％和 10％的葡萄糖溶液。

（2）补充水分和电解质，维持体液容量和渗透压平衡。常用的溶液有 0.9％氯化钠溶液、复方氯化钠溶液、5％葡萄糖氯化钠溶液等。

（3）纠正酸中毒，维持酸碱平衡。常用溶液有 5％碳酸氢钠和 11.2％或 1.84％乳酸钠溶液。

（4）迅速提高血浆渗透压，回收组织水分进入血管内，消除水肿，用于利尿脱水；同时可降低颅内压，改善中枢神经系统的功能。常用的溶液有 20％甘露醇、25％山梨醇、25％～50％葡萄糖溶液等。

2. 胶体溶液

（1）右旋糖酐：常用的溶液有中分子右旋糖酐和低分子右旋糖酐。中分子右旋糖酐能提高血浆胶体渗透压，有扩充血容量的作用；低分子右旋糖酐可降低血液黏稠度，改善微循环和防止血栓的形成。

（2）羧甲淀粉：常用的溶液有羟乙基淀粉（706 代血浆）、氧化聚明胶、聚乙烯吡络酮等。其扩容效果良好，输入后循环血量和心排血量均增加，且较少发生过敏反应，急性大出血时可与全血共用。

（3）血液制品：有 5％白蛋白和血浆蛋白等。主要作用是提高胶体渗透压，扩大和增加循环血容量，补充蛋白质和抗体，纠正低蛋白血症，有助于组织修复和增强机体，有助于组织修复和增强机体免疫力。

3. 静脉高营养液　高营养液主要用于供给患者热能，维持正氮平衡，补充各种维生素和矿物质。其主要成分由氨基酸、脂肪酸、维生素、矿物质、高浓度葡萄糖或右旋糖酐以及水分构成。常用溶液有复方氨基酸、脂肪乳剂等。

三、 现代输液系统

在危重患者的治疗和康复过程中，往往需要长时间的液体治疗，而输液系统的长足发展对治疗的最终效果起着举足轻重的作用。

（一）现代输液系统的特点

1. 由高水平计算机控制。
2. 采用无污染、无致热源、相容性好的新材料制造。
3. 采用无菌、无致热源包装。
4. 使用方便。

（二）现代输液系统的组成

1. 输液泵　是机械推动液体进入血管系统的一种电子机械装置。在危重患者的救治中，输液泵是必备的医疗仪器之一。输液泵的发展经历了由单纯机械泵到机械计算机泵，直至目前最先进的具有人工智能的输液泵的演变过程。

2. 导管　静脉置管使用导管的作用有：

（1）最大限度地减少静脉穿刺置管时对组织和血管的损伤。

（2）明显减低血栓静脉炎的发生率。

（3）有效预防长期液体治疗的并发症，如热源反应、机械性并发症、败血症、空气栓塞等。

（4）简化长期治疗时输液的护理程序。

常用的静脉置管有外周静脉置管、中心静脉导管（central venous catheter，CVC）、经外周静脉中心置管（PICC）及动脉置管。目前临床上常采用无针密闭输液接头——可来福接头式输液器及注射器直接同周围静脉留置套管针及中心静脉系列导管等进行连接（图13-1），避免了因反复使用针头穿刺肝素帽而发生的意外伤害；安全可靠，无须用肝素液封管，反复使用无微粒产生。由于是正压接头，能有效防止导管回血和因回血带来的一系列问题，如血栓形成、导管堵塞、中途拔管、反复冲管，患者的精神负担增加，护士的工作量增加等，护患双方易产生负面心理，影响治疗的有序进行。

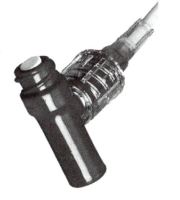

图13-1　可来福接头

3. 终端除菌滤器　可以增加输液的安全性，可以完全阻挡除病毒以外的所有细菌的通过。功能完善的滤器能滤除各种微粒，同时气体只能从空气消除孔逸出，不透过滤器，从而避免了肺血管栓塞和空气栓塞的发生。

4. 输液袋　输液袋的种类很多，袋内可装有不同药物及剂型的输液剂，可满足危重患者液体治疗的不同需要。近年来 Baxer 公司生产的悬挂式大塑料袋，采用计算机控制设备进行混合（all-in-one），目前也有分割的塑料袋装营养液，临用时挤破，将营养液混合后输注，使用方便。

输液袋有以下优点：

（1）完全与外界隔绝，避免空气中的细菌进入；

（2）袋内没有空气，输注完毕也不会进入气体；

（3）患者有安全感，易于接受；

（4）减少护理人员的工作量。

5. 自动配液器　多用于需要肠外营养支持的患者，由高级电脑控制，采用多任务操作系统软件包，配置的误差可小于5％。

第二节　危重患者输液通路的建立与护理

一、外周静脉通路的建立与护理

进行外周静脉穿刺前，应根据治疗时间的长短来选择穿刺针。穿刺针包括头皮针和套管针两种。头皮针由钢针和飞翼组成，手持飞翼穿刺并置钢针于静脉内。适合短期输液，不能保留。套管针由金属针和套管组成。将内针芯和套管一起刺入静脉内，然后将外套管全长置入静脉，再撤出金属钢针芯。外周静脉留置针应 72~96 h 更换一次。BD 公司提供的各种穿刺针标准保留时间见表 13-1。

表 13-1　外周穿刺针标准保留时间

头皮针	留置针	外周深静脉置管	外周中心静脉置管	中心静脉插管
1 d	3~7 d	1 周	7 d 至 1 年	2~4 周

静脉留置针又称套管针，作为头皮针的换代产品，已成为临床输液的主要工具。

（一）静脉留置针的特点

留置针的外套管（导管）使用光滑柔软的聚氨酯或硅胶材质，生物相容性高，在血管内呈漂浮状态，对血管壁刺激性小，输液时肢体活动不受明显影响。留置针一般保留 3~4 d，利于抢救和治疗，减少护理人员的工作量。不同类型留置针结构如图 13-2 所示。

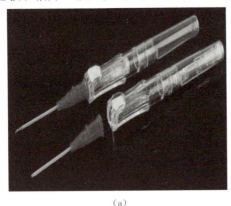
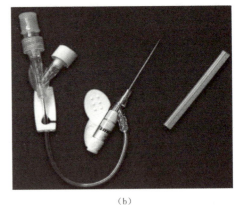

(a)　　　　　　　　　　　　(b)

图 13-2　静脉套管针
(a) 1 代；(b) 4 代

（二）适应证

适用于输液时间长，输液量较多的患者，老人、儿童、躁动不安的患者，输全血或血液制品的患者，需做糖耐量试验的患者以及连续多次采集血标本的患者。

（三）操作程序

1. 操作前准备
（1）评估患者。
①全身情况：患者的病情、生命体征，能否下床活动，有无肢体瘫痪等情况。
②局部情况：穿刺部位的血管情况，皮肤有无瘢痕硬结等。
（2）患者准备：了解输液目的并能配合操作，排空大小便，取舒适体位。
（3）操作者准备：衣帽整齐，修剪指甲、洗手和戴口罩。

（4）用物准备：除常规静脉注射用物外，另备套管针及透明敷料。封管需另备 5～10 mL 注射器 1 副，12 500 U 肝素 1 支及生理盐水 250 mL，或 10 mL 生理盐水 1 支。一般在不影响输液速度的前提下，尽量选择最细最短的套管针。儿童输液、输血一般选用 24G、22G；成人输液选用 22G、20G，输血选用 20G、18G。并根据静脉局部条件、输液目的和种类、治疗时间和患者的活动等情况灵活选择。

（5）环境准备：环境安静、整洁、宽敞，光线适宜，符合无菌要求。

2. 操作步骤

（1）穿刺点消毒：用 2％碘酊溶液和 75％酒精或 0.5％碘附液消毒 2 次。

（2）打开套管针包装，除针套。检查完整性。

（3）旋松外套管：消除套管与针芯的粘连。

（4）左手绷紧皮肤，右手拇指与示指握住套管针的针翼，稳定穿刺手势。

（5）15°～30°进针，直刺静脉。进针速度要慢，以免刺破静脉后壁；同时注意观察回血。

（6）见回血后、减低穿刺角度。将穿刺针沿静脉走向推进少许，以保证外套管也在静脉内。

（7）左手固定针芯，以针芯为支撑，右手将外套管全部送入静脉内（注意不要抽出针芯再送外套管，否则将导致置管失败）。或将针尖部退入导管内，借助针芯将导管与针芯一起送入静脉。

（8）松开止血带，以左手无名指（或小指）按压导管尖端处静脉（防溢血）、抽出针芯连接肝素帽，再通过头皮针连接输液管。

（9）用透明敷料固定。

（10）调节滴速：记录穿刺日期、时间及穿刺者，定时观察输液情况。

（四）套管针留置期间的护理

（1）封管。

①封管液的用量：生理盐水，每次 8～10 mL，每 8 h 1 次；稀释的肝素液，每次 2 mL，抗凝作用可达 12 h 以上。

②封管液的配制：每毫升生理盐水中含肝素 10～100 U，一般将 1 支肝素 12 500 U 加入生理盐水 250 mL 中即可使用。放置在 4 ℃冰箱内贮存，24 h 后重新配制。

③封管方法：先将头皮针从肝素帽中退出 2/3，推注 2～5 mL，封管液剩 0.5 mL，以后边推边拔头皮针，以确保正压封管。软管里全是封管液，而不是血液。

（2）再次输液的方法：常规消毒肝素帽的胶塞，可先推注 5～10 mL 生理盐水冲管，再将液体接上。

二、 经外周静脉置入中心静脉导管置管术与护理

经外周静脉置入中心静脉导管（peripherally inserted central catheter，PICC）是指由周围静脉穿刺置管，并将导管末端置于上腔静脉下1/3 或锁骨下静脉进行输液的方法，如图

13-3 所示。此法具有适应证广、创伤小、操作简单、保留时间长、并发症少的优点，常用于中长期的静脉输液或化疗用药等。一般静脉流质导管可在血管内保留 7 d 至 1 年。

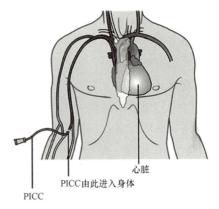

图 13-3　PICC 示意图

（一）PICC 的发展史

1929 年，德国外科医师 Forssmann 从自己前臂肘窝置入 4Fr 的输尿管到上腔静脉，成为历史上第一个使用 PICC 的人。1945 年，lawrence Meyers 发明通过钢针于肘前静脉放置一种 23～30 cm 长的导管。1962 年，历史上第一支硅胶导管被 Steward 和 Sanis-low 研制成功。1975 年，Baxter Intrasil PICC 上市，导管初次被记载。1976 年由注册护士 Millie Lawson 植入了第一根 PICC，1980 年第三代 PICC 导管得益于技术的提高而迅速被广大医疗工作者所接受。1997 年引进我国，近十年 PICC 技术在化学治疗、刺激性药物输注、静脉营养治疗方面得到广泛的临床使用。近年来超声引导结合改良的 MST（赛丁格）技术、心电定位技术使 PICC 的发展又推进了一步。

（二）PICC 导管的种类

目前国内使用的 PICC 导管一般为医用硅胶和聚氨酯（PUR）材质，是一条放射显影的导管，使用时可通过放射影像学确认导管及其尖端的位置。PICC 导管按导管型号可分为 1.9Fr、3Fr、4Fr、5Fr 及 6Fr；其中成人一般选择 4Fr 和 5Fr，儿童选择 3Fr，新生儿选择 1.9Fr。PICC 导管按导管结构分为三向瓣膜式（图 13-4）和前端开口式，三向瓣膜式 PICC 导管的三向瓣膜具有减少血液反流、防止空气进入的功能，穿刺成功后根据患者个体需要进行修剪。PICC 导管末端开放式 PICC 导管可进行中心静脉压测定，穿刺预先根据患者个体需要进行修剪。PICC 导管按导管功能分为耐高压注射型及非耐高压注射型；另外，还用单腔、双腔及多腔之分。

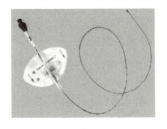

（a）

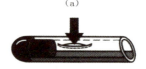

负压时，阀门向内打开，可抽血

正压时，阀门向外打开，可输液

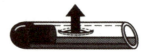

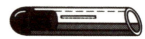

平衡时，阀门关闭，既不会有血液反流，也不会有气体进入

（b）

图 13-4　三向瓣膜式 PICC 导管

（a）导管整体观；（b）导管末端结构

（三）PICC 导管的适应证

1. 外周静脉不好，难以维持静脉输液的患者。

2. 输液时需要使用一些对外周静脉刺激性较

大的药物（如化疗、大剂量补钾、TPN 等）。

3. 输液治疗超过一周以上者。

4. 长期需要间歇治疗者。

5. 需反复输入血液制品者（如全血、血小板等）。

6. 23～30 周的早产儿（极低体重儿＜1.5 kg）。

7. 需进行家庭静脉治疗者。

（四）PICC 导管的禁忌证

1. 肘部静脉条件太差。

2. 预插管途径有静脉血栓形成史、感染源、外伤史、血管外科手术史、放疗史。

3. 乳癌手术后患者的患侧手臂。

4. 无法配合的患者。

5. 凝血障碍、免疫抑制者慎用。

（五）PICC 置管的优势

1. 避免多次静脉穿刺的痛苦和不适。

2. 保护外周静脉。

3. 相对传统 CVC，减少穿刺危险性。

4. 非手术置管，可由护士操作。

5. 长时间留置。

6. 安全方便，维护简便。

7. 利于提高患者生活质量。

（六）常用静脉的选择

PICC 置管首选贵要静脉，90％的 PICC 放置于此（图 13-5）。贵要静脉直、粗，静脉瓣较少。当手臂与躯干垂直时，为最直和最直接的途径，经腋静脉、锁骨下、无名静脉，达上腔静脉。次选肘正中静脉，肘正中静脉粗直，但个体差异较大，静脉瓣较多。故用于静脉穿刺前确认定位。理想情况下，肘正中静脉加入贵要静脉，形成最直接的途径，经腋静脉、锁骨下、无名静脉，达上腔静脉。最后选择头静脉，头静脉前粗后细，且高低起伏。在锁骨下方汇入腋静脉。进入腋静脉处有较大角度，可能有分支与颈静脉或锁骨下静脉相连，引起推进导管困难，使患者的手臂与躯干垂直将有助于导管推入。导管易反折进入腋静脉/颈静脉。

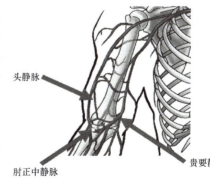

头静脉

肘正中静脉

贵要静脉

图 13-5　PICC 置管的常用静脉

（七）临床常用穿刺技术

1. 传统穿刺技术　穿刺工具为14GA～16GA的穿刺鞘（中间为穿刺针，外套置管鞘，见图13-6），结构类似套管针。穿刺鞘传入血管，退出穿刺针，保留置管鞘在血管内，最后经置管鞘送管。

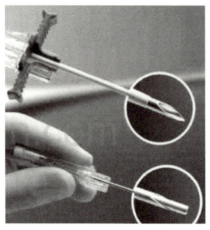

图 13-6　传统穿刺工具——穿刺鞘

2. 改良的赛丁格技术　穿刺工具为22GA或21GA的套管针，经可撕裂型带扩张器的置管鞘（扩展器外套置管鞘）送管。套管针穿刺成功后，保留套管在血管内，送导丝，退套管，沿导丝送入带扩张器的置管鞘，退导丝及扩张器，保留置管鞘在血管内，最后经置管鞘送管。

3. B超引导下改良的赛丁格技术　穿刺工具为21GA或20GA的B超引导专用穿刺针（穿刺针中间为空心，导引导丝可以通过），穿刺针尖带有金属涂层或经过磨削技术制造，在B超下可以显影；经过撕裂型带扩张器的置管鞘（扩张器外套置管鞘）送管，是目前国际上公认的PICC置管"金标准"。

（八）传统的穿刺技术

1. 操作前准备

（1）评估患者：评估患者的病情和血管情况，选择合适的血管，患者对PICC的接受程度。

（2）患者及其家属准备：向患者及其家属简单介绍操作程序，并核实知情同意书的签署。

（3）操作者准备：洗手、戴口罩、戴帽子。

（4）物品准备：在治疗室进行，见表13-1。

表 13-1　操作前物品准备

物品名称	数量	物品名称	数量
（1）治疗车	2 辆	（9）100 mL 生理盐水	1 袋
（2）治疗台	1 个	（10）250 mL 生理盐水	1 瓶
（3）一次性无菌手术衣	1 件	（11）20 mL 注射器	1 支
（4）一次性无菌手套	2 副	（12）10 mL 注射器	2 支
（5）一次性防水垫巾×1、止血带×1、皮尺×1		（13）酒精和碘附（酒精和碘酊或氯己定也可）	各 1 瓶
（6）一次性置管包，内含（自上而下顺序）	1 个	（14）棉签	1 包
治疗巾×1		（15）一次性抗过敏胶布	1 卷
疗碗×1（含大棉球×6、止血钳或无菌镊×2）		（16）弹力绷带	1 个包
大铺巾×1		（17）医疗垃圾桶（黄色）	1 个
孔巾×1		（18）生活垃圾桶（黑色）	1 个
弯盘×1（含方纱×4、手术剪×1、无菌胶贴×3、透明敷料×1）		（19）锐器桶	1 个
（7）PICC 导管	1 套	（20）手消液	1 瓶
（8）无针输液接头	1 个		

（5）环境准备：环境清洁。

2. 操作步骤

（1）查对床号、姓名，向患者解释操作目的以取得合作。

（2）摆体位，术肢外展与躯体呈 90°。

（3）在穿刺肢体下方垫防水垫巾、一次性垫巾，放置止血带。

（4）选择穿刺部位，静脉选择原则为：首选贵要静脉，次选正中静脉，末选头静脉。

（5）测量导管置入长度及上臂围。

①从预穿刺点沿静脉走向至右胸锁关节，然后向下至第 3 肋间（图 13-7）即为导管置入长度。

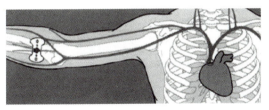

图 13-7　导管尖端的正确位置

②在肘正中上方 10 cm 处测量上臂围。

（6）洗消手。

（7）打开 PICC 置管包，戴无菌手套。

（8）取无菌治疗巾垫在术肢下，助手将止血带放好。

（9）消毒：以穿刺点为中心，用 75％酒精棉球消毒 3 遍、0.5％碘附棉球消毒 3 遍（第一遍顺时针，第二遍逆时针，第三遍顺时针），消毒范围上下直径＞20 cm，两侧至臂缘（推荐整臂消毒）。

（10）脱手套，洗消手。

（11）穿无菌手术衣，戴无菌手套。

（12）铺治疗巾及孔巾，覆盖术肢，暴露穿刺点。

（13）助手协助抽取 10 mL 生理盐水 2 支、20 mL 生理盐水 1 支备用，协助术者应用生理盐水冲洗无菌手套并擦干。

（14）助手代开 PICC 导管外包装、输液接头外包装，将其放入无菌区内。

（15）应用 20 mL 生理盐水预冲导管、减压套筒、延长管、输液接头，检查导管完整性并用生理盐水浸润导管；应用 10 mL 生理盐水预冲并连接穿刺针。

（16）将预冲好的 PICC 导管（含减压套筒、延长管、输液接头）、穿刺针、10 mL 生理盐水注射器、弯盘（含方纱×4、手术剪×1、无菌胶贴×3、透明敷料×1）置于术者旁无菌区内。

（17）助手位于对侧，在预穿刺部位上方倒扎止血带，嘱患者握拳，使静脉充盈。

（18）穿刺。

①以 15°～30°进行静脉穿刺。

②见回血后降低穿刺角度再进针 0.5～1.0 cm，使插管鞘尖端进入静脉，鞘内可见回血。固定钢针，单独向前推进插管鞘，将插管鞘送入静脉。

③左手示指按压插管鞘前段止血，拇指固定插管鞘，嘱患者松拳，助手协助松止血带，右手撤出穿刺针，固定好插管鞘，鞘下垫无菌纱布。

（19）置入导管：将导管自插管鞘内缓慢、匀速地送入，同时嘱患者向穿刺侧转头并将下颌贴肩以防导管误入颈静脉。

（20）拔出插管鞘：送导管至预定长度后，在鞘的末端处压迫止血并固定导管，上盖无菌纱布，然后拔出插管鞘。

（21）撤出支撑导丝：将导管与导丝的金属柄分离，左手轻压穿刺点上方以保持导管的位置，右手缓慢、分段撤出导丝，去除插管鞘。

（22）剪修导管长度：体外保留导管 5 cm，以无菌剪刀垂直剪断导管（注意不要剪出斜面和毛茬）。

（23）安装减压套筒及延长管：将导管与过减压套筒和延长管上的金属柄连接，注意一定要推进到底，导管不能起褶，将翼形部分的倒钩和减压套筒上的沟槽对齐，锁定两部分。

（24）安装输液接头，抽回血（注意不要将血抽到注射器内，在透明的延长管处见到回血即可）。脉冲方式冲管并正压封管。

（25）撤孔巾：无菌方式撤除孔巾，注意不要牵拉导管；用无菌生理盐水纱布清洁穿刺点及周围皮肤的血迹，待干。

（26）安装导管固定器（思乐扣）。

①用皮肤保护剂擦拭预固定部位皮肤，等待 10～15 s 后完全干燥。

②箭头指向穿刺点摆放导管固定器，将导管固定在固定器内，将锁扣锁死。

③与穿刺点呈 L 形或 U 形固定导管，依次撕除固定器的背纸胶，将固定器固定在皮肤上。

（27）固定导管。

①穿刺点应用小方纱固定。

②贴透明敷料：透明敷料完全覆盖导管及固定器进行无张力粘贴，按压敷料周边及导管边缘使敷料粘贴牢固。

③胶布蝶形交叉固定导管及透明敷料，再以胶带横向固定贴膜下缘。

（28）在透明敷料下方边缘贴上记录穿刺日期、穿刺者姓名的胶带，酌情应用弹力绷带加压包扎固定导管，协助患者取舒适卧位，整理床单位。

（29）脱手套，脱手术衣。向患者及其家属交代导管留置期间的注意事项。

（30）洗消手，回治疗室，整理用物，垃圾分类处理。

（31）在即刻执行单上签名及执行时间。

（32）请医生开 X 线片检查医嘱，确认导管位置与走行。

（33）书写护理记录及导管维护记录单。主要记录穿刺导管的名称、型号、置管长度及臂围；穿刺静脉的血管和穿刺点位置；穿刺过程情况、回血与冲管的情况；导管固定的方法；穿刺日期及穿刺者姓名；拍摄胸片情况、患者的任何主诉。

3. 注意事项

（1）测量长度要准确，避免导管进入右心房引起心律失常。

（2）应轻柔抽去导丝，以免破坏导管及导丝的完整性。

（3）禁止在导管上贴胶布，此举将威胁导管强度和导管完整性。

（4）禁止使用小于 10 mL 的注射器冲管、封管。

（5）脉冲式封管，防止非血凝性堵管。

（6）正压封管，防止血液反流进入血管。

（7）可以加压输液或输液泵给药，但不能用高压注射泵推注造影剂（耐高压管除外）。

（8）逆导管方向去除敷料，切忌将导管带出体外。

（9）勿用酒精棉签消毒穿刺点，以免引起化学性静脉炎。

（10）将体外导管放置呈弯曲状，以降低导管张力，避免导管在体内外移动。体外导管必须完全覆盖在透明敷料下，防止感染。

（11）严格无菌操作，不要用手触摸贴膜覆盖区域内的皮肤。

（12）每天输注后用 10～20 mL 生理盐水脉冲式正压冲管。

（13）输血、输蛋白、输脂肪乳等高黏滞性液体后立即用 10～20 mL 生理盐水脉冲式正压冲管后再连接其他液体。

（14）置管后应密切观察穿刺局部有无红、肿、热、痛等症状，如出现异常，应及时测量臂围并与置管前臂围相比较。观察肿胀情况，必要时行 B 超检查。

（15）置管后应指导患者：①进行适当的功能锻炼，如置管侧肢体做送握拳、屈伸动作，以促进静脉回流，减轻水肿。但应避免置管侧上肢过度外展、旋转及屈肘运动。②勿提重物，不能游泳。③应尽量避免物品及躯体压迫置管侧肢体。④淋浴时可用保鲜膜包裹，上下胶布粘贴，如有不适及时告诉护士。

4. PICC 维护

正常情况每 7 d 维护 1 次，维护内容为更换正压接头、冲洗导管、透明敷料。正确导管护理是导管留置成功的关键。

（1）物品准备（表 13-2）。

表 13-2　PICC 维护物品准备

物品名称数量	物品名称数量
（1）PICC 换药包 1 个 （从上至下摆放：垫巾 1 个、皮尺 1 个、手套 1 副、酒精棉片 1 片、纱布 2 片、手套 1 副、酒精棉棒 1 包、碘附棉棒 1 包、敷贴胶布 2 片、透明敷贴 10×121 片）	（5）输液接头 1 个
	（6）75% 酒精 1 瓶
	（7）无菌棉签 1 包
	（8）污物罐 1 个
（2）10 mL 预冲注射器 2 支（或生理盐水 10 mL 2 支、10mL 注射器 2 副）	（9）锐器盒 1 个
	（10）手消液 1 瓶
（3）肝素盐水（0~10 U/mL）1 袋	（11）油性签字笔 1 支
（4）思乐扣 1 个	（12）治疗盘 1 个

（2）操作步骤：更换输液接头→冲洗导管→更换透明敷料、思乐扣。

①洗手、戴口罩，查对医嘱、维护手册并打铅笔钩。

②检查无菌物品有效期，2 人查对。

③携用物至患者床旁，进行查对，向患者解释操作目的，以取得合作。

④评估（输液接头、穿刺点、敷料）。

⑤打开换药包，在穿刺肢体下铺垫巾。用皮尺测量肘窝（横纹肌）上方 10 cm 处臂围。

⑥揭开固定输液接头的胶布，如有胶痕给予清除，用酒精棉签清洁输液接头下皮肤。手消毒。

⑦打开预冲注射器，释放压力（或按照无菌操作方法抽取生理盐水）连接新输液接头，预冲输液接头待用。

更换输液接头：

a. 卸下旧输液接头。

b. 手消毒。

c. 戴手套，打开酒精棉片包，用酒精棉片消毒路厄式接头横截面及侧面，给予用力多方位擦拭 15 s。

d. 连接新输液接头。

冲洗导管：

a. 回抽回血，判断导管的通畅性。

b. 用预冲注射器脉冲方式冲洗导管（传统冲管和脉冲方式冲洗导管比较如图 13-8 和图 13-9 所示），采用 SASH 冲管方法（S—生理盐水，A—给药，H—肝素，肝素浓度配置：儿童 10 U/mL，成人 100 U/mL）。

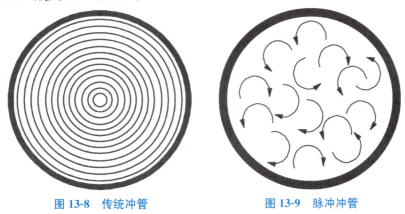

图 13-8　传统冲管　　　　　　　　　图 13-9　脉冲冲管

c. 实行正压封管：将针头斜面留在肝素帽内少许，推注封管液剩 0.5～1 mL 时，边推封管液边拔针头，推液速度大于拔针速度，确保延长管内全部是封管液，而不是药液或血液。

d. 脱手套。

更换透明敷料：

a. 去除透明敷料外胶带，平拉敷料。

b. 自下而上去除原有透明敷料，用酒精棉签充分浸润、溶解 Statlock 固定装置下方的胶粘剂。

c. 手消毒。

d. 将思乐扣投入换药包内。

e. 再戴手套。

拆除旧思乐扣：2D——脱离、卸除。

脱离：轻轻打开锁扣，小心从锁扣上移开导管；

卸除：将 Statlock 固定装置从皮肤上移开。

f. 左手持纱布覆盖在输液接头轻向上提起导管，右手持酒精棉棒一根，避开穿刺点直径 1 cm 处，顺时针去脂、消毒，范围：以穿刺点为中心直径 15 cm（大于贴膜的面积）。再取第二、三根酒精棉棒以同样的方法逆、顺时针消毒皮肤。

g. 酒精完全待干后，取碘附棉棒一根，放平导管以穿刺点为中心顺时针消毒皮肤及导管，取第二、三根碘附棉棒以同样的方法逆、顺时针消毒皮肤及导管，范围：以穿刺点为中心直径 15 cm（或略小于酒精消毒面积）。

h. 使用思乐扣固定法：4P——皮肤处理、按压、撕开、贴放。

消毒皮肤，完全待干；

导管出皮肤处逆血管方向摆放弧形（L形或U形）；

在摆放思乐扣处涂抹皮肤保护剂，待干15 s；

按思乐扣上箭头所示方向（箭头应指向穿刺点）摆放思乐扣；

将导管安装思乐扣的立柱上，锁定纽扣；

依次撕除思乐扣的背胶纸；

将思乐扣贴在皮肤上。

i. 10 cm×12 cm透明敷料无张力粘贴，透明敷料应完全覆盖住思乐扣，胶带蝶形交叉固定贴膜下缘，再以胶带横向固定蝶形交叉，胶带横向固定延长管，在记录胶带上标注操作者姓名及日期、PICC名称，贴于透明敷料下（或上）缘。

j. 整理用物，脱无菌手套。

k. 整理床单位，向患者交代注意事项。

l. 洗手，回治疗室，在医嘱单上签名及时间，填写PICC维护记录单。

更换敷料原则：

a. 更换敷料必须严格无菌操作技术，医务人员应戴口罩、无菌手套和准备必要的更换敷料所需用品。

b. 敷料的选择。静脉导管穿刺时建议使用无菌透明贴膜固定。使用这样的贴膜使导管入口与外界环境隔离，便于观察导管及穿刺点，固牢，防止导管移动。

c. 更换敷料时间。透明贴膜应在导管置入后第一个24 h更换，以后每周更换1～2次或在发现贴膜被污染（或可疑污染）、潮湿、脱落或危及导管时更换。使用发汗剂的患者要求每48 h更换贴膜。

d. 如需用纱布，通常应用于透明贴膜下面，并每48 h更换一次。使用纱布应特别小心，千万不要将纱布放在脆弱的导管下面。如果导管位于纱布和透明贴膜之间，则导管与透明贴膜不可分开，在更换贴膜时导管有被拔出的危险。

e. 所有透明贴膜上应该清楚地记录导管名称、置管时间、更换敷料时间。更换透明贴膜时固定胶带也应更换；更换透明贴膜时，应消毒患者皮肤，使患者感到舒适；

不可延长贴膜使用时间，更换透明贴膜前应观察穿刺点有无发红、液体渗出或水肿、触摸穿刺点周围有无疼痛和硬结。

f. 测量并记录上臂周长。用PICC导管测量时应注意：应在手臂外展90°，位于臂和肘之间（通常在肘上4横指）的部位进行。如果所有的医护人员都以这种方法测量，则周长的增加就容易被测知。如果周长增加2 cm或以上，这是发生血栓的早期表现，医护人员应特别注意。

5. 常见并发症

（1）与穿刺有关的并发症。

①局部出血、血肿。原因：导入针型号过大，留置导管过细；穿刺不当或创伤性穿刺；选择血管不当；有出血倾向者；抗凝治疗的患者活动过度。预防：详细询问用药史；选择合适血管和穿刺针；熟练技术，避免重复穿刺。表现：穿刺点出血、剧痛、肿、麻木、刺痛，皮肤冷、有斑纹等。处理：加压止血；加压敷料固定；避免过度活动；停服抗凝剂；

必要时给予止血剂。

②误穿动脉。原因：技术不过关；穿刺角度过大，穿刺过深，误入动脉；动脉及静脉靠近。预防：避免穿刺过深，15°～30°静脉穿刺；回撤导入针；熟练技术，准确识别动静脉。表现：损伤动脉可根据血液颜色、脉动的血液回流、X线确认。处理：损伤动脉立即拔除导管，加压包扎止血。

③误穿神经。原因：由于穿刺过深而刺激血管周围神经或穿过静脉瓣刺激瓣膜神经。预防：避免穿刺过深；避免在静脉瓣处进针。

④送管不到位。原因：静脉痉挛、静脉硬化、静脉瓣、静脉分叉、静脉疤痕等。预防：穿刺时与患者保持良好交流，防止精神紧张引起的血管痉挛；尽量选择贵要静脉；确保穿刺鞘在血管中，若有其他血管选择可重新选择其他血管。表现：阻力，无法送管，导管扭曲，导管蛇样外形。处理：不要用力，暂停送管，等待片刻；调整位置；嘱患者握拳、松拳；生理盐水冲管；调整导丝，撤出导丝；热敷。

⑤异位。原因：异常静脉解剖位置；既往手术史或外伤史；患者体位不当测量误差；在头静脉穿刺。预防：摆好患者的体位再行穿刺；阻断颈内静脉法（当送管达肩部时，患者头偏向穿刺侧，下颌靠肩）；准确测量；准确修剪；抽回血。表现：导管异位常见位置有腋静脉、颈内静脉、胸外侧静脉。表现为阻力感、患者不适，穿刺侧肢体的上臂或肩胛处疼痛；导管可有弯曲打折、无法抽到回血、听觉异常；X线摄片可证实。处理：尽量避免在头静脉穿刺，如果导管异位入颈静脉，可用5～10 mL生理盐水快速冲管；改变体位；通过自然重力下降；X线确认，重新定位。

⑥穿刺失败。原因：血管条件差或技术不过关。预防：根据血管的粗细、弹性选择合适导管；提高穿刺技术；提前向患者及家属交代因血管条件差可能穿刺失败的概率。处理：重新置管。

⑦心律失常。原因：与导管尖端位置过深，导管插入过长，刺激上腔静脉丛有关；患者体位改变或测量静脉长度不准。预防及处理：准确测量导管长度，避免导管插入过长；认真听取患者主诉；若出现心律失常，可根据X线提示，退出导管少许。

⑧空气栓塞。原因：未及时上肝素帽，空气进入血液系统，空气意外注入。预防：严格按照操作流程，及时上肝素帽，防止气体进入。表现：胸闷、气急、低血压、脉速、意识改变，休克甚至死亡。处理：包括体位（头低足高左侧卧位），通知医生，监测生命体征。

（2）穿刺后并发症。

①机械性静脉炎。原因：穿刺置管过程中穿刺鞘和导管对静脉内膜，静脉瓣的机械性摩擦刺激引发变态反应；手套上的滑石粉附着在导管上进入静脉后对静脉造成刺激；导管植入困难，导管型号和血管大小不当。预防：穿刺前向患者介绍穿刺程序、使用目的、好处，做好心理护理，降低患者应激反应的程度；接触导管前，洗净手套上的滑石粉；穿刺中保持与患者良好的沟通；熟练掌握穿刺技术，选择合适的血管型号。表现：不同临床分期表现也不同（表13-3）。处理：抬高患肢、热敷；外用药物，如意金黄散、硫酸镁外敷，喜疗妥理疗（紫外线理疗仪、神灯）；合理使用抗生素（如体温升高）。除机械性静脉炎外，

也可发生细菌性静脉炎和化学性静脉炎。

表 13-3　机械性静脉炎的临床分期

级　别	临床标准
0	没有症状
1	输液部位发红伴有或不伴疼痛
2	输液部位疼痛伴有发红和/或水肿
3	输液部位疼痛伴有发红和/或水肿，条索状物形成，可触摸到条索状的静脉
4	输液部位疼痛伴有发红和/或水肿，条索状物形成，可触及的静脉条索状物的长度大于 2.54 cm，有脓液流出

②血栓形成。

原因：插管时静脉管壁的损伤，导管在穿刺或留置过程中断裂，导致导管内血栓形成；导管固定不良，导管末端位置不理想；有静脉炎的病理基础；血液黏滞度高；导管异物的刺激，高浓度、高渗营养液、化疗药物、强酸强碱药的刺激。

预防：根据血管粗细，选择合适规格的导管；穿刺过程中尽量减少对血管内膜的损伤，熟练掌握穿刺置管术，防止导管断裂；保持导管末端在适当位置；积极治疗静脉炎，对易生成血栓的患者，考虑预防性的应用抗剂；应用高浓度、高渗营养液、化疗药物、强酸强碱药等刺激性药物后正确冲管。

处理：主要治疗原则为溶栓、抗凝或拔出导管；穿刺时避免误穿、多穿、穿透静脉；一旦导管堵塞切勿用力猛推，把血栓推进血管引起栓塞；局部热敷；一旦诊断为静脉血栓或栓塞，应拔除导管并予抗凝治疗；在插管的同侧臂、肩、颈肿胀及疼痛时，警惕静脉血栓形成；输液后取 2～3 mg/mL 的肝素稀释液封闭导管，可减少血栓的形成；抬高患肢，必要时使用抗生素。

③肢体肿胀。目前普遍认为血栓性静脉炎是 PICC 置管发生肿胀的主要原因；由于静脉壁受到损伤，纤维蛋白形成层状累积而导致血栓形成产生肿胀、疼痛等临床表现患者，通常主诉置管肢体胀感，按压肢体紧绷感，测量臂围增大。局部血液循环障碍是导致 PICC 置管后肢体肿胀的另一个原因，是置管引起的局部血液循环障碍；由于患者紧张、导管刺激而发生反应性痉挛，引起局部血液循环障碍，出现局部水肿、疼痛。PICC 置管后患者出现上肢肿胀、疼痛、皮肤颜色青紫，行血管 B 超或造影显示静脉血管血栓；静脉血栓形成常见于恶性肿瘤置管患者，这是由于肿瘤细胞能直接激活凝血系统而导致凝血酶的形成，同时，还能间接通过刺激单核细胞的合成和多种促凝物质的活化，激活凝血系统发生凝血，肿瘤细胞还可损伤血管内皮细胞以致加剧高凝状态，从而导致恶性肿瘤患者置管后形成静脉血栓的危险性增加；此外，PICC 导入较长，又长期漂浮在血管中，会对正常血流产生一定影响，也容易形成涡流而产生微血栓。导管异位引起的肿胀常常发生在穿刺肢体的上臂或肩胛处；导管可异位于对侧头臂静脉、同侧颈内静脉、胸外侧静脉等处。

④导管堵塞：可分为非血凝性导管堵塞和血凝性导管堵塞。

a. 非血凝性导管堵塞。

原因：维护不当，未使用脉冲式正压封管；药物沉淀；脂类堵塞；配伍禁忌；导管异位。

预防：给予充分、及时、正确的导管冲洗；注意药物配伍禁忌；植入后行胸片检查，确认导管有无打折、盘绕或其他受损现象。

表现：液体不滴、不畅或输液泵报警；回抽血液困难或无法见回血；冲管时阻力大或无法冲管，可以看到导管内有沉淀物；在输入不相容药物后突然发生堵塞或阻力增加；缓慢加重的堵塞通常提示脂类物质沉积；导管堵塞后，溶栓治疗无效。

处理：正确冲管或根据堵塞物选择合适溶栓剂，脂肪乳剂引起堵塞选择 70% 酒精（国内暂无），药物配伍禁忌引起堵塞可根据药物的 pH 选择弱盐酸或碳酸氢钾，改变沉淀物的溶解能力。

b. 血凝性导管堵塞。

原因：导管末端位置不对或导管发生易位；导管维护不当；血液高凝状态；胸腔内压力增加，末端开口式导管最常见。

预防：导管末端位置保持正确；脉冲式冲管，正压封管；严格遵守正确的冲管液、冲管容量及冲管频率的规定；尽量减少可能使胸腔内压力增高的活动，如避免负重；预防性应用抗凝药物或溶栓药物。

表现：液体不滴、不畅或输液泵报警；回抽血液困难或无法见回血；冲管时阻力大或无法冲管。

处理：不完全堵塞时表现为输液速度减慢，但是仍可入液，在速度减慢的初期及时用生理盐水脉冲方式冲管，脉冲冲管无法缓解用 5 000 U/mL（25 万 U 的尿激酶加 50 mL 生理盐水）尿激酶，注入 1 mL，保留 20 min，回抽，然后立即用 20 mL 以上生理盐水脉冲冲管。完全堵塞，用负压方式再通，利用三通管将尿激酶吸进导管，保留 5 min 后回吸，可见回血，如果不成功，可于 30 min 内按每 5 min 回吸 1 次，第 2 个 30 min 内按同样方法操作 1 次。保留至少 4 h，推荐 24～48 h。

⑤导管断裂或破损：临床上比较少见，近几年国内有报道。

原因：体外部分断裂，由撤导丝时划伤导管、不正确地固定或换药不当、高压注射所致；体内部分断裂，由于镊子损伤导管或损伤的导丝划破导管。

预防：推送到导管时建议用专用镊子，镊子不要夹得太紧；注射液体压力不要过大，严禁使用 10 mL 以下注射器推药、冲管；正确固定。

处理：导管断裂发生在体外且断裂位置离穿刺口至少 5 cm 时可采用修复导管的方法，如断裂位置离穿刺口 5 cm 以内时拔管；体内部分断裂，设法固定导管，用手指压迫导管远处的血管或用止血带绑住腋下，患者制动，通知医生，必要时静脉切开/血管介入取出断裂的导管。

⑥导管脱出。

原因：由于聚酯纤维套一般需 3～4 周才能被结缔组织包裹固定，当手臂屈伸或固定不当时，肌肉带动导管在穿刺点内外来回进出；皮肤过敏、渗出，贴膜黏度不够致固定不牢；意外牵拉脱出。

预防：健康宣教，患者学会自我保护，避免活动幅度过大；意识不清者专人看护，使用约束带；避免牵拉导管；正确固定，使用固定翼，必要时缝合固定；避免局部出汗、受潮、贴膜脱落，保持干燥密闭的固定。

处理：定时观察导管长度，严禁脱出导管再往体内送。

⑦拔管困难。

原因：留置时间长和静脉壁黏附，导管抗吸附作用差，纤维蛋白鞘形成，末端内皮化；血管痉挛和血管收缩；感染、静脉蜂窝织炎，由于炎症肿胀导致拔管阻力；静脉血栓形成；导管异位、打折。

预防：置入导管末端应放在上腔静脉上，以防血栓形成及内皮化发生；拔管时手臂外展平卧位；抚摸或适当按摩上肢、热敷使血管松弛；各项操作严格无菌防止感染；放射检查确认导管打结、血栓形成等。

表现：导管拔除过程中有异常阻力。

处理：稍等片刻，热敷，用X线确认导管位置，分析原因；用硝酸甘油和利多卡因混合液涂擦局部，再尝试拔管；个别考虑手术取出。

⑧导管相关性感染：参见第三章。

(九) 改良的赛丁格技术操作程序

1. 操作前准备

(1) 评估患者：评估患者病情及血管情况，选择合适的血管。

(2) 患者及其家属准备：向患者及其家属简要介绍操作程序，并核实知情同意书的签署。

(3) 操作者准备：洗手、戴口罩、戴帽子。

(4) 物品准备：常规输液车、一次性治疗巾、无菌手套2副、无菌生理盐水、20 mL注射器3支，1 mL注射器1支、2%利多卡因1支（根据需要）、PICC穿刺包（治疗巾4块、孔巾1块、止血钳2把、直剪1把、纱布5块、大棉球6~10个、治疗碗1个、弯盘2个、无菌隔离衣）、微插管鞘、PICC导管、弹力绷带（根据需要）、皮尺、止血带。

2. 操作步骤

(1) 测量导管深入长度及臂围，并记录。患者臂与身体成90°，自穿刺点至右胸锁关节（自右侧穿刺多见），然后向下至第3肋间为预植入导管长度。成人测量肘上10 cm，儿童测量肘上6 cm，注意体外测量永远不能与体内静脉解剖完全一致。

(2) 皮肤消毒：戴无菌手套，患者臂下垫无菌治疗巾，2%碘酊和75%酒精或0.2%碘附以穿刺点为中心，螺旋式以穿刺点上下不小于10 cm进行消毒，消毒时顺时针和逆时针方向交替使用。

(3) 建立无菌区。

(4) 穿刺。

(5) 将导丝沿穿刺针送入血管，注意导丝在体外保留10~15 cm。

(6) 撤出穿刺针，扩大穿刺点。

（7）沿导丝插入扩张器/插管鞘组件，扩张器/插管鞘组件沿导丝推入静脉内。

（8）撤出导丝及扩张器。

（9）PICC 导管从插管鞘中送入上腔静脉。

（10）撕裂插管鞘。

（11）修剪导管长度：体外留 6 cm，以无菌剪刀剪断。注意修剪时不要剪出斜面，导管最后的 1 cm 一定要剪掉。

（12）安装连接器，先将减压套筒套到导管上，再将导管连接到连接器翼形部分的金属柄上。

（13）冲管封管，导管固定。

（14）用 X 线拍片确定导管尖端的位置。

3. 术后护理

（1）冲管：保持导管通畅；每次静脉输液前后、输血、血制品或高黏滞性药物或取血后必须立即冲管，治疗间歇期每 7 d 冲管 1 次；一般导管连接正压接头，必要时连接延长管。如连接肝素帽则需封管，方法同套管针，消毒正压接头（接头每 7 d 更换 1 次），以脉冲方式注入生理盐水或肝素稀释液 10～20 mL，保持正压冲管通畅。必须使用 20 mL 注射器。采用 SASH 封管步骤。

（2）更换敷料。

①洗手，戴口罩、手套。

②用酒精棉片松解，贴在透明贴膜上的固定胶带。

③用一只手稳住导管的圆盘，另一只手将敷料向穿刺点上方（由下至上）撕下，以防导管脱出。不要用手碰触贴膜覆盖区域内的皮肤，以免污染无菌区。

④变换导管圆盘位置，观察，以确认导管未发生移位。检查导管穿刺点有无发红、肿胀及渗出物。

⑤若使用换药包，则打开无菌巾，戴无菌手套，确定无菌区。

⑥用碘附棉球消毒穿刺点，从穿刺点向外做旋转运动，直径应为 6～8 cm，共 3 遍，待干。

⑦用酒精棉球以同样的方法脱碘，并使穿刺点完全干燥。

⑧贴好透明贴膜。

（3）延长管的更换：根据医院及患者的经济条件进行，如在延长管内发现可视的沉淀物或渗漏时，应及时更换。注意：使用脂肪乳剂时建议 72 h 更换延长管。

脂肪乳剂可导致延长管的材质退化而产生渗漏或破裂。在更换延长管时应使用无菌技术，前后应严密消毒。所有导管的连接部都应是螺口旋转连接，避免导管脱落，引起潜在感染。勿在导管附近使用夹子或利器。

（4）测量并记录上臂周长：应在手臂外展 90°，位于臂和肘之间（通常在肘上 4 横指）的部位进行。如果周长增加 2 cm 或以上，这是发生血栓的早期表现，医生应特别加以注意。

（5）观察穿刺点的情况。

（6）鼓励患者穿刺侧手臂活动，增加血液循环，预防并发症的发生。

（7）导管的拔除：导管的留置时间应由医生来决定，在未出现并发症指征时，PICC 导管可一直用作静脉输液治疗。导管拔除时，应从穿刺点部位轻轻地缓慢拔出。立即压迫止血，涂以抗菌药膏封闭皮肤创口防止空气栓塞。用敷料固定，每 24～48 h 换药，直至创口愈合。测量导管长度，观察导管有无损伤或断裂。做好记录。

4. 注意事项

（1）禁止使用小于 10 mL 的注射器冲管、封管。

（2）脉冲式封管，防止非血凝性堵管。

（3）正压封管，防止血液反流进入血管。

（4）可以加压输液或输液泵给药，但不能用于高压注射泵推注造影剂（耐高压管除外）。

（5）逆导管方向去除敷料，切忌将导管带出体外。

（6）勿用酒精棉签消毒穿刺点，以免引起化学性静脉炎。

（7）将体外导管放置呈弯曲状，以降低导管张力，避免导管在体内外移动。

（8）体外导管必须完全覆盖在透明敷料下，防止感染。

（9）严格无菌操作，不要用手触摸贴膜覆盖区域内的皮肤。

（10）每天输注后用 10～20 mL 生理盐水脉冲式正压冲管。

（11）输血、输蛋白、输脂肪乳等高黏滞性液体后，立即用 10～20 mL 生理盐水脉冲式正压冲管，再连接其他液体。

三、 静脉输液港的临床应用与管理

静脉输液港（implantable venous access port）是一种可植入皮下留置在体内的静脉输液装置，如图 13-10 所示，主要由供穿刺的穿刺座及静脉导管组成，术中安装式输液港还有导管锁。可采取经皮穿刺导管植入法和切开式导管植入法，导管末端位于中心静脉。为需要长期输液治疗的患者提供可靠的静脉通道，可终身使用。可用于输注各种药物、补充液体、营养支持治疗、输血或成分血，同时也可用于血标本采集。通过使用无损伤针穿刺输液港即可建立静脉通道，减少反复静脉穿刺的痛苦和难度，同时输液港可将各种药物通过导管直接输送到中心静脉处，依靠局部大流量、高流速的血液迅速稀释和播散药物，防止刺激性药物，尤其是化疗药物、营养支持药物对静脉的刺激。

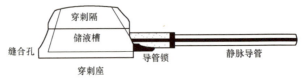

图 13-10　静脉输液港的构造

输液港的穿刺座由穿刺隔、基底和侧壁、储液槽及缝合孔构成。穿刺隔是厚达 2 cm 以上的硅胶隔，当使用无损伤穿刺针穿刺时可耐受 2 000 次穿刺，便于固定穿刺针；基底和侧壁是根据需要由钛合金或塑料制成的；缝合孔便于将穿刺座整体缝合并固定于皮下组织。静脉导管为能放射显影、带锁扣的硅胶/聚氨酯导管。导管锁仅见于术中安装式输液港，将导管与穿刺座妥善连接在一起。

（一）适应证

1. 反复输注化疗药。

2. 完全肠外营养。

3. 输注其他高渗性或刺激性液体，如甘露醇、多巴胺等。

4. 需长期或反复静脉输注药物治疗。

5. 输血或成分血。

（二）禁用范围

1. 任何确诊或疑似感染、菌血症或败血症的患者。

2. 患者体质、体形不适宜植入式输液港。

3. 确定或怀疑对输液港的材料有过敏的患者。

4. 经皮穿刺导管植入法的禁忌证：①严重的肺阻塞性疾病；②预穿刺部位曾经放射治疗；③预插管部位有血栓形成迹象或经受过血管外科手术。

（三）静脉输液港的植入

1. 血管的选择

（1）由经过培训的医生依不同的治疗方式和患者体形来选择输液港植入的途径（图 13-11）：大静脉植入，大动脉植入，腹腔内植入，输液座放于皮下。

（2）常用的置管途径有锁骨下静脉、颈静脉、前臂贵要静脉。锁骨下静脉是较好的选择，实际植入的位置要根据患者的个体差异决定。植入位置的解剖结构应该能保证穿刺座稳定，不会受患者活动影响，不会产生局部压力增高或受穿衣服的影响，穿刺座隔膜上方的皮下组织厚度在 0.5～2.0 cm 为适宜厚度。

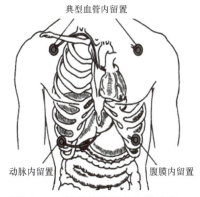

典型血管内留置

动脉内留置　　　　腹膜内留置

图 13-11　静脉输液港植入的途径

2. 经皮穿刺导管植入点选择　自锁骨中外 1/3 处进入锁骨下静脉，然后进入胸腔内血管。

3. 输液港的选择

（1）输液港型号及种类的选择：由医生依不同的治疗方式和患者体形做出选择。标准型及小型输液港适用于不同体形的成人及儿童患者；双腔输液港适用于同时输注不兼容的药物；术中连接式导管可于植入时根据需要确定静脉导管的长度。输液港导管有三向瓣膜式 Groshong 导管，末端开口式 Hickman 导管，常用为 6F、10F，双腔输液港导管会略粗（12F）。

（2）输液港附件——无损伤针（non-coring needle）　临床常用的是蝶翼无损伤针（图 13-12）。任何种类的输液港都应使用无损伤针，因其含一个折返点，避免成芯作用，即针尖的斜面不会切削穿刺隔膜，从而避免伤害穿刺隔造成漏液。普通穿刺针尖和无损伤针尖比较见图 13-13 和图 13-14。有多种规格：直径 18G～22G，由粗到细，长 2.0～2.5 cm。

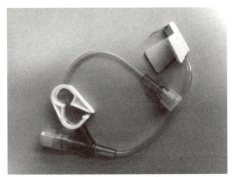

图 13-12　蝶翼无损伤针

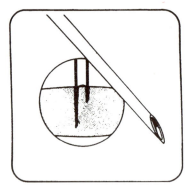

图 13-13　普通穿刺针尖

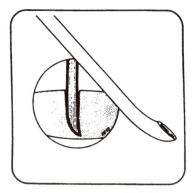

图 13-14　无损伤针尖

4. 输液港的植入（术中连接式输液港经皮静脉穿刺术式）

（1）导管的植入：局麻下经皮自锁骨下缘中外 1/3 处穿刺进入锁骨下静脉内，送入导管。理想的导管末端应位于上腔静脉和右心房的交界处。

（2）穿刺座的植入：①植入的部位选择在患者的前胸壁，如锁骨下窝。切口深达 0.5～2.0 cm，分离出一大小适宜穿刺座的"皮袋"，皮袋应在切口一侧而不是正下方；②将导管与穿刺座连接并使用导管锁将二者连接固定抽回血，检查整个系统是否通畅，并使用肝素生理盐水冲洗干净；③抽回血，检查整个系统是否通畅，并使用肝素生理盐水冲洗干净；④穿刺座植入囊袋后用不可吸收缝线与周围组织缝合固定，穿刺座的表面应有完整的皮肤覆盖。

5. 输液港的使用与维护（图 13-15）

（1）操作前准备。

①评估穿刺部位：评估输液港周围皮肤有无压痛、肿胀、

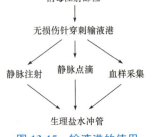

图 13-15　输液港的使用
与维护流程

血肿、感染、浆液脓肿等。

②患者及其家属准备：向患者及其家属解释操作目的、配合事项，提醒患者穿刺时会有痛感。

③操作者准备：洗手、戴口罩、戴帽子。

④物品准备：换药包内备弯盘2个、药杯2个、孔巾1块、中纺纱1块、镊子1把、棉球（碘附3个、酒精3个）；一次性无损伤针、肝素帽、透明敷贴；其他含无菌剪刀、无菌手套、20 mL注射器、无菌生理盐水100 mL。

⑤环境准备：环境清洁。

（2）操作流程。

①消毒注射部位：接触，确认穿刺座的位置；洗手，戴无菌手套；以镊子夹持酒精棉球，以穿刺座为圆心，向外螺旋方式消毒，再用碘附棉球消毒三遍，涂擦，其直径为10～12 cm，消毒剂待干。

②穿刺输液港：以非主力手触诊，找到穿刺座，确认穿刺座边缘；非主力手拇指、示指、中指固定穿刺座，做成等边三角形，将穿刺座拱起；无损伤针自三指中心处垂直刺入穿刺隔，直达储液槽底部；回抽血液确认针头位置无误。注意：针头垂直刺入（图13-16），禁止倾斜或摇摆针头，以免针尖刺入输液港侧壁；穿刺动作轻柔，感觉有阻力不可强行进针，以免针尖与穿刺座底部推磨，形成倒钩；注射、给药前应抽回血确认位置；若抽不到回血，可注入5 mL生理盐水，使导管在血管中飘浮起来后再回抽。

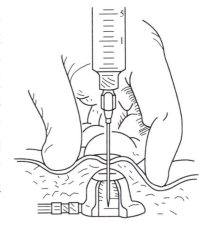

图13-16　穿刺输液港

③持续静脉输液：抽回血后，以脉冲方式注入10 mL生理盐水；根据情况，在穿刺针尾下方垫适宜厚度的纱布用无菌胶布固定针翼；用10 cm×12 cm的透明贴膜贴好穿刺针套件；用专业医用胶布固定好延长管；夹闭延长管，分离注射器，连接输液器，打开导管夹，可以输液。注意：蝶翼针长度的选择及纱布厚度要适宜，既不能使穿刺针翼悬空，也不能使它紧压皮肤；使用胶布加强固定输液器与穿刺针套件的接口，防脱开；输液压力不高于25 kPa。

血样采集：穿刺成功后，抽出至少5 mL血液弃置不用；换一新的20 mL注射器抽足量血标本；立即用20 mL澄清生理盐水以脉冲方式冲洗导管；将血样注入采集试管中。

④生理盐水冲管/封管。

冲管时机：每次使用输液港后；抽血或输注高黏滞性液体（输血、成分血、TPN、脂肪乳剂等）后，应立即冲干净导管，再接其他输液；如持续输入高黏滞性液体，应每4 h冲管1次；2种有配伍禁忌的液体之间；治疗间歇期每4周冲管1次。

冲管手法：脉冲冲管，有节律的推动注射器活塞，推一下、停一下，使生理盐水产生湍流，冲刷干净管壁；正压封管，剩余最后0.5～1.0 mL生理盐水时，一手固定穿刺座，另一手推着注射器的活塞拔针。

冲管量：治疗间歇期 10 mL，常规输液、给药前 10 mL，抽血或输高黏滞性液体后20 mL。

（3）注意事项。

①植入后，必须使用无损伤针穿刺输液港。

②冲洗导管、静脉注射给药时必须使用 10 mL 以上的注射器，防止小注射器的压强过大，损伤导管、瓣膜或导管与穿刺座连接处。

③每次给药后都以标准方式冲洗导管。

④抽血、输血、输高黏滞性药物后，应立即用脉冲手法冲洗导管，再接其他液体。

6. 常见问题及并发症

（1）植入部位红肿：植入术后伤口轻度肿胀属正常反应，一般 3～5 d 恢复，如植入部位持续红、肿、热、痛且逐渐加重，应考虑局部感染可能。局部感染包含穿刺点感染、隧道感染及囊袋感染，有时伴有发热、血象升高等全身感染。主要做好植入、无损伤针穿刺及使用环节的预防，植入时应具备良好的手术室环境、严格的外科刷手、严格的无菌屏障以及对手术切口最大程度的无菌保护；无损伤针穿刺时要严格的洗手，戴无菌手套，开无菌换药包，使用有效的皮肤消毒剂并充分待干，使用无菌透明敷料保护穿刺点及无损伤穿刺针；使用时应严格消毒接口，配液、加药、连接输液器，严格无菌操作，保持输液器连接稳固，妥善固定输液管路。

（2）无法回抽、冲洗及注射：可能由输液器打折、输液泵故障等外界因素，活动上肢或更换体位使导管末端贴于血管壁，穿刺针位置不正确，纤维蛋白鞘形成、血凝块阻塞或其他物质阻塞所致。如为纤维蛋白鞘形成所致，以生理盐水冲洗，必要时可以重复多次，为了预防纤维蛋白鞘的发生，可以增加冲洗导管的频率，如果无效，可以遵照医嘱，以尿激酶处理导管，溶解沉积于导管开口处的纤维蛋白，使用尿激酶应注意堵塞严重的导管可能不能注入 2 mL 尿激酶，如果感觉阻力太大，不能注入尿激酶，应考虑使用负压方式，重复灌注尿激酶应视患者血小板情况而定。其他物质堵管重在预防，包含注意药物的配伍禁忌，不相容药物间给以生理盐水冲管处理，输注高黏滞性药物后充分冲管，减少小颗粒物质进入。

（3）导管夹闭综合征（catheter pinch-off syndrome）：是指导管经第 1 肋骨和锁骨之间的狭窄间隙进入锁骨下静脉时受第 1 肋骨和锁骨挤压产生狭窄或夹闭而影响输液，是最严重的并发症。主要表现：抽血困难，输液时有阻力，输液时或采集血标本时需要患者改变体位；可经过 X 线诊断，X 片显示第 1 级或第 2 级压迫；导管夹闭综合征应严格评估，患者有第 1 肋骨或锁骨区域内的导管压迫症状时，应做进一步检查，导管夹闭综合征的程度可根据相应的胸部 X 线片诊断（表13-4）。预防：可通过输液时抬臂，输液时发生肿痛，拍片确定导管位置。处理：导管无压迫时无须处理；有压迫但不伴有管腔狭窄时每隔 1～3 个月复查胸部 X 线片，注意检查肩部的位置；有受压同时伴有管腔狭窄时，应考虑拔管；导管横断或破裂时立即撤出导管。

表 13-4　导管夹闭综合征分级及处理方法

分级	导管受压状况	处理方法
0 级	无压迫	无须处理
1 级	受压表现不伴有管腔狭窄	每隔 1~3 个月复查胸部 X 线片，以监测有无发展到 2 级。应注意 X 线检查时肩部的位置，因为肩部的位置可能影响导管夹闭综合征的表现程度
2 级	受压表现同时伴有管腔狭窄	应考虑拔管
3 级	导管横断或破裂	立即撤出导管

（4）输液港渗漏：可能由于穿刺针未置入储液槽，导管与输液港连接处破损、脱开，穿刺针穿透储液槽的基底部，穿刺隔的磨损；表现为穿刺座或隧道周围皮下组织烧灼感，伴有或不伴肿胀，并不一定伴发输液速度下降、血栓形成或纤维蛋白鞘形成等问题。预措施：使用专用无损伤穿刺针；使用规格适合的穿刺针，勿过长；有效固定穿刺针；向患者宣教，避免外力损伤；严格的护理观察。

（5）上腔静脉内血栓形成：如发现手臂、手、颈部的红、肿、疼痛，应考虑发生上腔静脉内血栓形成，立即通知医生，视情况给以溶栓、拔管及放置滤网等处置。

（6）导管栓塞：发生原因为导管断裂，脱落进入血液循环，到达心脏或肺动脉。表现为心悸、心律失常、呼吸困难、咳嗽、胸痛等。预防：术中防止"夹角综合征（angle syndrome)"，于锁骨中外 1/3 处穿刺锁骨下静脉，妥善安装导管与穿刺座，控制冲管液压力；术后认真做好穿刺点、穿刺座及隧道局部触诊及视诊，观察有无液体渗漏现象。一旦发生，及时做好术前准备，放射线下行血管异物取出术。

（7）导管阻塞或输液座阻塞：预防：每次加药、抽血、输血后充分冲管；保持输液管道通畅；退针时正确实施维护输液港注射系统正压技术；定期进行标准脉冲正压冲洗。处理：确认输液港位置无误后，遵医嘱给予肝素稀释液冲洗；遵医嘱以 10 mL 注射器抽取 5 000~10 000 U/mL 尿激酶或其他溶栓药物冲洗；如感阻力强，则不能注入溶栓药物，应考虑使用负压方式；导管通畅后，使用 20 mL 以上生理盐水以脉冲方式冲洗导管并正压封管。

7. 护理文件记录

（1）完整记录患者植入输液港情况，包括产品编号、批号和型号。

（2）记录植入日期、穿刺日期。

（3）记录 X 线导管尖端的位置。

（4）记录观察和护理穿刺情况，记录并发症发生情况和采取的护理措施。

（5）记录输液港维护时间及维护者姓名、输液港状况和患者反应。

（6）记录输液港取出时导管的状况、长度和穿刺部位情况。

8. 评价

（1）置管中严格执行无菌技术操作原则。

（2）进行输液港植入术前患者教育。

（3）患者签署知情同意书。

（4）准备用品情况。

（5）X 线确定导管尖端位置。

（6）进行输液港植入术后教育。

（7）按规定进行文件记录。

（8）正确选择注射器冲、封管技术。

（9）有预防并发症的措施。

 思考题

1. 什么是脉冲式封管？

2. PICC 维护为什么要进行正压封管。

3. 试述输液港和 PICC 的区别。

4. 张某，男，62 岁，食道癌，PICC 置管 3 个月用于化疗，自行拔除 10 cm，次日穿刺点上方 10 cm 处蜂窝组织炎，2 d 后穿刺点见脓性分泌物。该患者出现了什么问题？应如何处理？为防止此种问题的产生应如何预防？

5. 李某，男，68 岁，胃癌，PICC 置管 39 h 后，穿刺点上方 5 cm 处，出现红肿，臂围增大 2.5 cm。该患者出现了什么问题？应如何处理？为防止此种问题的产生应如何预防？

第十四章　连续性血液净化技术

1. 了解常见的连续性血液净化技术，血液净化的基本原理，连续性血液净化机器的监测要点。
2. 熟悉连续性血液净化的应用范围及实施流程。
3. 掌握连续性血液净化的概念、特点及护理要点。

连续性血液净化（continuous blood purification，CBP）也称连续性肾脏替代治疗（continuous renal replacement therapy，CRRT），是指一组体外血液净化的治疗技术，是所有连续、缓慢清除水分和溶质治疗方式的总称。传统 CRRT 技术每天持续治疗 24 h，目前临床上常根据患者病情治疗时间做适当调整。CRRT 的治疗目的已不仅仅局限于替代功能受损的肾脏，近来更扩展到常见危重疾病的急救，成为各种危重病救治中最重要的支持措施之一，与机械通气和全胃肠外营养地位同样重要。

第一节　概　　述

一、血液净化的基本原理

（一）弥散

弥散的动力来自半透膜两侧的溶质浓度差，可以透过半透膜的溶质从浓度高的一侧向浓度低的一侧移动，最终两侧浓度逐渐达到相等。血液透析主要通过弥散清除溶质。弥散的速度主要取决于溶质分子自身的布朗运动，即分子的热运动。相同条件下布朗运动剧烈程度与分子的质量呈负相关，相对分子质量越小，布朗运动越剧烈。因此，弥散机制更有利于小分子物质的清除。

（二）对流

当半透膜两侧的液体存在压力差时，液体就会从压力高的一侧流向压力低的一侧，液体中的溶质也会随之穿过半透膜，这种溶质清除机制即为对流。半透膜两侧的压力差称为跨膜压，是对流的原动力。血液滤过清除溶质主要凭借对流机制。对流机制溶质清除的动力来自跨膜压，影响对流机制溶质清除的因素有滤过膜的面积、跨膜压、筛选系数和血流量等。中分子物质可凭借对流机制予以清除。

（三）吸附

溶质分子可以通过正负电荷的相互作用或范德华力与半透膜发生吸附作用，是部分中分子物质清除的重要途径之一。这种吸附作用与溶质分子的化学特性及半透膜表面积有关，而与溶质分子浓度无关。炎症介质、内毒素，部分药物和毒物可能通过滤膜的滤过和吸附两种机制清除。当吸附作用达到饱和后，清除效率也会随之下降。吸附作用达饱和的时间可能与溶质分子的特性和滤膜表面积有关。

二、常见的连续性血液净化技术

（1）缓慢连续超滤（slow continuous ultrafiltration，SCUF）。

（2）连续性静静脉血液滤过（continuous venovenous hemofiltration，CVVH）。

（3）连续性静静脉血液透析滤过（continuous venovenous hemodiafiltration，CVVHDF）。

（4）连续性静静脉血液透析（continuous venovenous hemodialysis，CVVHD）。

（5）连续性高通量透析（continuous high flux dialysis，CHFD）。

（6）连续性高容量血液滤过（continuous high volume hemofiltration，CHVHF）。

（7）连续性血浆滤过吸附（continuous plasma filtration adsorption，CPFA）。

（一）血液透析

血液透析（hemodialysis，HD）时，血液和透析液间的物质交换主要在滤过膜的两侧完成，弥散作用是溶质转运的主要机制。在动静脉压力差或血泵的驱动下，少许对流机制参与溶质清除。按照驱动血液循环的动力区分，HD 包含连续动静脉血液透析（CAVHD，见图 14-1）和连续静静脉血液透析（CVVHD，见图 14-2）。CAVHD 是利用动静脉的压力差驱动体外循环，通过滤过膜完成溶质和水的交换。1987 年，Uldall 等借助血泵作为血流的驱动力量，首次应用单针双腔静脉导管进行静脉-静脉通路血液透析模式。HD 模式的特点是对小分子物质，包括尿素氮、肌酐、钾、钠等清除效率高，但对炎症介质等中分子物质清除能力较差。

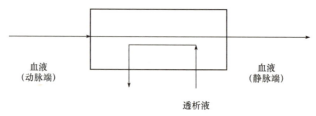

血液
（动脉端）

血液
（静脉端）

透析液

图 14-1 连续动静脉血液透析（CAVHD)

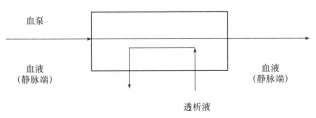

图 14-2　连续静静脉血液透析（CVVHD）

（二）血液滤过

血液滤过（hemofiltration，HF）包括连续动静脉血液滤过（CAVH）和连续静静脉血液滤过（CVVH），是利用高通量滤过膜两侧的压力差，通过超滤的方式滤出水分，同时以对流的机制清除溶质，如图 14-3～图 14-6 所示。驱动力分别来自动静脉压力差或静静脉之间的血泵。CAVH 以自身动静脉压力差驱动，具有自限性，当动脉压下降时，超滤量就会相应减少。该技术的优点是所需设备简单，耐受性好，但对溶质清除能力有限，且在重症患者伴有血流动力学不稳定时应用受到限制。在休克代偿期，动脉血压并不能代表有效循环血容量，也限制了超滤率自身调节的能力。CAVH 需要分别留置股动静脉导管，动脉导管护理比较繁复。相比之下，CVVH 不需放置长时间动脉导管，一般采用单针双腔导管的方式（也有分别留置两条单腔静脉导管的）；CVVH 以血泵作为血液循环的动力，能更精确地调控液体出入量，确保维持危重患者生命体征的稳定。因此，CAVH 已被 CVVH 所取代。

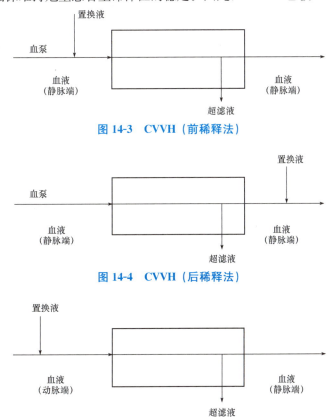

图 14-3　CVVH（前稀释法）

图 14-4　CVVH（后稀释法）

图 14-5　CAVH（前稀释法）

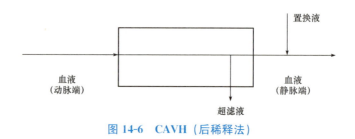

图 14-6 CAVH（后稀释法）

CVVH 置换液的补充有前稀释法和后稀释法两种模式。前稀释法抗凝剂的需要量也相对减少，但预先稀释了被处理的血液，溶质清除效率因此减低；后稀释法时，被处理血液先通过超滤浓缩，然后再补充置换液，这种方法的溶质清除效率较高，但导管内凝血的发生率较高。

HF 和 HD 对溶质清除的主要机制不同，对不同分子溶质的清除效率也不一样。HD 模式有利于小分子物质（MW<300 Da）的清除，而 HF 模式有利于中分子物质（MW=500～50 000 Da）的清除。因此，应根据治疗目标恰当选择治疗模式：为减轻全身炎症反应或治疗挤压综合征，应选择 HF；为纠正高钾血症或氮质血症，则应选择 HD。

（三）血液透析滤过

血液透析滤过（hemodiafiltration，HDF）包括连续动静脉血液透析滤过（continuous arteriovenous hemodiafiltration，CAVHDF）和连续静静脉血液透析滤过（CVVHDF）两种模式（图 14-7 和图 14-8）。HDF 是在 HF 的基础上发展而来的，弥补了 HF 对小分子溶质清除效率低的不足。

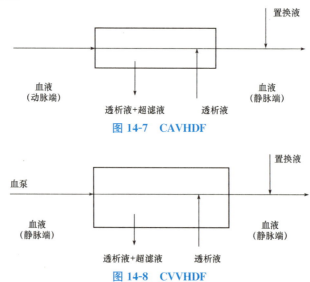

图 14-7 CAVHDF

图 14-8 CVVHDF

（四）高通量血液透析

高通量血液透析（HFD）是对 HD 的改进，通过增加透析膜的孔径和超滤量提高对溶质的清除效力。同常规的 HD 相比，HFD 对截留分子以下的各种溶质有较高的清除效率。但在实施过程中某些风险增加，主要包括致热源入血，大量白蛋白、可溶性维生素及微量元素丢失等。

（五）高容量血液滤过

高容量血液滤过（HVHF）是指置换液速度大于 45 mL/（kg·h）的血液滤过。研究表明，增加 CVVH 的置换液速度能改善败血症动物的血流动力学和感染性休克时升压药的用量，因而提出 HVHF 的治疗模式。为提高溶质清除效率，血管通路的血流量需达到 250～300 mL/min。该模式对中、小分子物质清除能力大为提高，在严重全身性感染的救治中证明优于普通的 CVVH。

（六）血浆滤过吸附

1998 年 Tetta 等提出血浆滤过吸附（PFA）模式。首先以血浆吸附滤过器分离出血浆，将血浆引入吸附装置，去除内毒素、炎症介质等有害物质，再将血浆重新输回体内。该模式可以应用于全身炎症反应综合征（SIRS）或败血症的治疗。

三、 连续性血液净化的特点

1. 血流动力学稳定　众所周知，急性肾功能衰竭（ARF）由于容量负荷过多可直接导致患者死亡，IHD 治疗的首要目标是清除水分，通常每周 3 次，每次要清除 2 d 的输入量加上患者体内的内生水分，这些大量的液体都要在短时间内清除，可能造成血流动力学失衡及频繁发生低血压。与 IHD 相比，CBP 是连续、缓慢等渗地清除水分和溶质，能不断地调节液体平衡，清除更多的液体量，更符合生理状况，等渗地超滤有利于血浆再充盈，肾素血管紧张素系统稳定，细胞外液渗透压稳定，治疗中体温下降，因此能较好地维持血流动力学的稳定性。

2. 纠正酸碱紊乱　危重患者的酸碱紊乱取决于患者的肾、肺、肝功能和分解状态。由于 CBP 治疗模式的多样性和置换液及透析液的可调节性，决定了 CBP 在纠正酸碱电解质紊乱方面有 IHD 所不能比拟的优势。

3. 溶质清除率高　CBP 最基本的理论是保持更加符合生理学状况，它是缓慢、连续性清除溶质，在整个治疗过程中，CBP 清除的尿毒素累积量明显优于每周 4 次 IHD 所达到的效果。CBP 治疗能使氮质血症控制在稳定的水平，且尿毒症毒素浓度较低，而 IHD 氮质血症存在峰值和谷值，且尿毒症毒素平均浓度较高。

4. 营养支持　CBP 不仅为营养支持准备了"空间"，同时控制了代谢产物的水平、代谢性酸中毒和血磷，这些为营养支持治疗及静脉用药提供了充足的保障。由于 IHD 对氮质血症和容量平衡的控制不够满意，因而在临床上就限制了营养支持治疗。另外，在 IHD 治疗中因受静脉液体输入量的限制，从而造成热能的摄入不足。由于 CBP 能清除磷酸盐，因此治疗几天后，必须加以补充。

5. 清除炎性介质　CBP 早已应用于治疗败血症和多器官功能障碍综合征（MODS）患者。研究证实，CBP 可以清除炎性介质（IL-1、IL-6、IL-8、TNF-α、PAF 等），其主要机制是对流与吸附清除溶质。炎症介质的清除受介质本身因素和 CBP 方式的影响。

6. 缺点　与 IHD 相比，CBP 也有下列不足之处：连续的治疗使体外循环凝血的风险性增加；需要连续抗凝的同时增加了出血的风险；滤过可能丢失有益物质，如抗炎性物质、微量元素等；乳酸盐对肝功能衰竭不利；能清除相对分子质量小或蛋白结合率低的药物，故其剂量需要调整，难以建立每种药物的应用指南。

四、 连续性血液净化的实施流程

（一）血管通路建立

1. 临时导管　常用的有颈内、锁骨下及股静脉双腔留置导管，右侧颈内静脉插管为首选，置管时应严格无菌操作。提倡在 B 超引导下置管，可提高成功率和安全性。

2. 带涤纶环长期导管　若预计治疗时间超过 3 周，使用带涤纶环的长期导管，首选右颈内静脉。

（二）操作要素

1. 血泵　实施静静脉血液滤过时，需用血泵作为血液流动的动力。

2. 血滤器　根据治疗方式选择血滤器或血透器，通常采用高生物相容性透析器或滤器。

3. 置换液　原则上说，置换液的成分应当尽可能接近人的细胞外液。可应用的碱基包括乳酸盐、柠檬酸盐、醋酸盐及碳酸氢盐，由于前三者需要在肝脏中代谢成碳酸氢盐，因此在肝功能不全或乳酸性酸中毒患者的应用中受到限制。在重症医学领域，碳酸氢盐作为置换液碱基的应用最为广泛。

常用的商品置换液有 Port 配方和 Kaplan 配方等。自行配制时应当遵循以下原则：①无菌，无致热原；②电解质浓度应保持在生理水平，为纠正患者原有的电解质紊乱，可根据治疗目标个体化调节；③缓冲系统可采用碳酸氢盐、乳酸盐或柠檬酸盐；④置换液或透析液的渗透压要保持在生理范围内，一般不采用低渗或高渗配方。

4. 抗凝

（1）治疗前患者凝血状态评估和抗凝药物的选择。

（2）抗凝方案。

①普通肝素：采用前稀释的患者，一般首剂量 15～20 mg，追加剂量 5～10 mg/h，静脉注射；采用后稀释的患者，一般首剂量 20～30 mg，追加剂量 8～15 mg/h，静脉注射；治疗结束前 30～60 min 停止追加。抗凝药物的剂量依据患者的凝血状态个体化调整；治疗时间越长，给予的追加剂量应逐渐减少。

②低分子肝素：首剂量 60～80 μg/kg，推荐在治疗前 20～30 min 静脉注射；追加剂量 30～40 μg/kg，每 4～6 h 静脉注射，治疗时间越长，给予的追加剂量应逐渐减少。有条件

的单位应监测血浆抗凝血因子Ⅹa活性，根据测定结果调整剂量。

③局部枸橼酸：抗凝枸橼酸浓度为 4.0%～46.7%，以临床常用的一般给予 4% 枸橼酸钠为例，4% 枸橼酸钠 180 mL/h 滤器前持续注入，控制滤器后的游离钙离子浓度 0.25～0.35 mmol/L；在静脉端给予 0.056 mmol/L 氯化钙生理盐水（10% 氯化钙 80 mL 加入 1 000 mL 生理盐水中）40 mL/h，控制患者体内游离钙离子浓度 1.00～1.35 mmol/L；直至血液净化治疗结束。也可采用枸橼酸置换液实施。重要的是，临床应用局部枸橼酸抗凝时，需要考虑患者实际血流量，并应依据游离钙离子的检测相应调整枸橼酸钠（或枸橼酸置换液）和氯化钙生理盐水的输入速度。

④阿加曲班：一般 1～2 μg/（kg·min）持续滤器前给药，也可给予一定的首剂量（250 μg/kg 左右）。应依据患者凝血状态和血浆部分活化凝血酶原时间的监测，调整剂量。

⑤无抗凝剂：治疗前给予 4 mg/dL 的肝素生理盐水预冲，保留灌注 20 min 后，再给予生理盐水 500 mL 冲洗；血液净化治疗过程每 30～60 min 给予 100～200 mL 生理盐水冲洗管路和滤器。

5. 液体平衡管理 血液滤过时，计算患者的液体平衡时，应将所有的入量和所有的出量考虑在内。

第二节 连续性血液净化技术的应用与护理

一、连续性血液净化的应用范围

（一）适应证

1. 肾脏疾病

（1）重症急性肾损伤（AKI）：伴血流动力学不稳定和需要持续清除过多水或毒性物质，如 AKI 合并严重电解质紊乱、酸碱代谢失衡、心力衰竭、肺水肿、脑水肿、急性呼吸窘迫综合征（ARDS）、外科术后、严重感染等。

（2）慢性肾衰竭（CRF）：合并急性肺水肿、尿毒症脑病、心力衰竭、血流动力学不稳定等。

2. 非肾脏疾病包括多器官功能障碍综合征（MODS）、脓毒血症或败血症性休克、急性呼吸窘迫综合征（ARDS）、挤压综合征、乳酸酸中毒、急性重症胰腺炎、心肺体外循环手术、慢性心力衰竭、肝性脑病、药物或毒物中毒、严重液体潴留、需要大量补液、电解质和酸碱代谢紊乱、肿瘤溶解综合征、过高热等。

（二）禁忌证

CRRT 无绝对禁忌证，但存在以下情况时应慎用：

（1）无法建立合适的血管通路；

（2）严重的凝血功能障碍；

（3）严重的活动性出血，特别是颅内出血。

二、 连续性血液净化常见的并发症及处理

（一）技术性并发症

1．血管通路不畅　是严重的并发症之一，可导致体外循环中血流量下降。监测循环的压力，采取措施恢复正常的血管通路功能可以克服这一缺陷。

2．滤器凝血　由于CBP抗凝持续时间长，治疗过程中可能会出现血小板滞留；并且行CBP治疗的患者大多数血流动力学不稳定，常合并低血压和出血倾向，通常需要低流量、无肝素或小剂量肝素透析，因此凝血发生率高。此外，导管内径减小或扭曲，也会使血流停止导致体外循环凝血。血泵的使用使此类并发症的发生大为减少。

3．导管连接不良　确保整个导管连接密闭完好。

4．空气栓塞　当静脉通路连接不良时，吸气相负压可以将气体吸入静脉系统形成空气栓塞。现代化泵辅助的CBP，由于有特殊的监测和报警系统，可预防空气栓塞的发生。

5．水、电解质平衡紊乱　CBP的另一危险因素是容量负荷突然增多，电解质紊乱，避免配制大量置换液时出现差错导致容量和电解质失衡。

（二）临床并发症

1．出血　包括留置静脉插管出血和体外抗凝引起的出血。对有出血倾向的重症患者，可采用特殊疗法以维持体外循环中的抗凝作用，如采用局部肝素化、前列环素、低分子肝素、枸橼酸盐、前稀释及其他抗凝技术，以减少出血的风险。

2．血栓　留置静脉插管相关的血栓与插管时的损伤和留置时间相关。

3．感染　局部感染是严重的并发症，操作时要高度谨慎，严格无菌技术。

4．低温　加温装置可纠正此并发症。

5．过敏反应　血液长期与人工膜及塑料导管接触，可产生血膜反应。另外，塑料破裂及残存的消毒液也可以激活多种细胞因子和补体引起过敏反应。使用高生物相容性的生物膜，能最大限度地避免此类并发症。

6．其他　营养物质丢失、血液净化不充分、生物相容性不良相关并发症等。

三、 连续性血液净化的监测与护理

（一）CBP机器的监测

CBP机器的监测主要指压力监测，包括动脉压（PA）、滤器前压（PBF）、静脉压

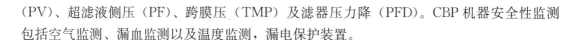

（PV）、超滤液侧压（PF）、跨膜压（TMP）及滤器压力降（PFD）。CBP 机器安全性监测包括空气监测、漏血监测以及温度监测，漏电保护装置。

（二）CBP 治疗中的护理

1. 静脉导管护理　严格无菌操作下配合医生置管，治疗结束后用肝素液封管，防止导管堵塞。每天换药，防止感染。烦躁患者给予适当约束或使用镇静剂，防止导管意外脱出。保持管路通畅（治疗前抽取回血，只有抽、推通畅才上机；防止管路受压、扭曲、打折；遵医嘱给定时盐水冲洗导管，并观察滤器和静脉有无凝血；给予患者合适的体位；给予适当的血流速 150～250 mL/min，过低容易引起凝血）。

2. 抗凝剂使用的护理　准确给予肝素的用量（预冲、首剂量、维持量），从前稀释入路。监测凝血象：体内 APTT 保持在 35～45 s 较安全，滤器后 APTT 延长至 100～140 s 才能达到有效抗凝。观察患者全身皮肤、口腔有无出血点，大便的颜色和呼吸机患者的气道分泌物的性质。冲洗时观察滤器的颜色，正常治疗时滤器颜色应是均匀的淡红色，若出现滤器颜色变青或黑色条纹则提示滤器有凝血。

3. 液体管理　置换液配制时严格校对医嘱，严格无菌操作，现配现用；CBP 中需使用大量液体，液体的管理中隐藏着"极大的潜在危险"。有报道，ICU 行 CBP 治疗的患者中21％的患者是因为容量超负荷，因此液体平衡的管理是至关重要的。

4. 严格观察生命体征等病情变化　注意 CVP、BP、HR 等评估体内液体容量及分布情况；随着滤出液的增加，关注循环改善情况；及时调整血管活性药物的剂量；注意体外循环开始与结束时的生命体征变化并记录。

5. 电解质、血气分析监测　对于病情稳定的患者在开始 4 h 内必须检测 1 次，如无异常可适当延长时间，病情不稳定的缩短时间，并根据结果调整置换液；在留取标本时应关闭置换液、超滤液泵 3～5 min，再按要求从采样口采集，避免打开管路留取标本。

6. 预防感染　严格的无菌操作是预防感染的重要措施。

7. 其他　加强基础护理和心理护理。

思考题

1. 简述连续性血液净化治疗中的护理要点。
2. 简述连续性血液净化的特点。

第十五章　胸部物理治疗技术

学习目标

1. 了解胸部物理治疗常用的技术种类，胸部物理治疗的评估。
2. 熟悉胸部物理治疗技术的适应证和禁忌证，患者的评估要点及各项操作技术的原理。
3. 掌握常用的胸部物理治疗技术的操作方法。

呼吸道管理技术包括氧疗、机械通气、胸部物理治疗和吸痰。胸部物理治疗技术不仅可以治疗肺部疾病，而且可以预防长期卧床患者坠积性肺炎和术后患者肺部并发症及呼吸道感染的发生，是呼吸道管理技术中的重要组成部分。胸部物理治疗技术对于呼吸系统疾病的患者及长期使用呼吸机的患者是非常重要的呼吸辅助技术，大部分患者因使用呼吸机使得肺部受到严重的伤害，因此正确地将胸肺物理治疗用于病患身上以减轻患者的痛苦是非常重要的。

第一节　概　　述

一、胸部物理治疗技术的发展简史

1901 年为支气管扩张症患者进行体位引流证明有效；1915 年开始对伤兵进行呼吸训练；1953 年的研究中提出胸肺物理治疗（叩击法、震颤法、体位引流和支气管扩张技术）优先于呼吸训练；1954 年的临床研究证明，预防性的胸肺物理治疗（chest physiotherapy, CPT）可减少术后并发症。20 世纪 70 年代初期，胸部物理治疗技术仅限于基本的翻身、拍背、吸痰；到了 80 年代，胸部物理治疗技术已经有了很大的进展，其功能和服务领域也在不断扩大；到了 90 年代，胸部物理治疗技术更趋于完善和更具系统性，已经发展成为医院中不可缺少的一个重要部门并广泛应用于临床。

二、胸部物理治疗的概念及分类

（一）胸部物理治疗的概念

胸部物理治疗是指根据患者的情况采取某些物理的技术或方法，如体位引流、胸壁振动或叩拍，帮助和指导患者进行有效的咳嗽、排痰和深呼吸，借以清除呼吸道分泌物，扩张肺脏，预防肺不张和肺部感染等肺部并发症，改善气体交换的一类治疗方法。

（二）胸部物理治疗的分类

自 20 世纪开始出现的这些新技术种类繁多，目前尚无统一清晰的分类方式。但就其原理，仍着眼于从痰液分泌到咳出气道的整个过程。因此，大致可分为两类：一类是引起胸廓或吸入气体振动，从而起到松动痰液、降低其黏稠度、促进移动的作用，称为气道净化技术，常用技术有叩击、震颤、振动排痰仪、雾化吸入、体位引流等；另一类则是作用于咳嗽的几个基本环节，从而模仿/加强咳嗽过程，将已经移动至中心气道的分泌物咳出，称为控制性呼吸技术，常用技术有缩唇呼吸、腹式呼吸、有效咳嗽等。

三、 胸部物理治疗的适应证和禁忌证

（一）适应证

无力咳嗽或因咳嗽而体力衰竭的患者，当出现有过多或不正常分泌物滞留时；分泌物阻塞引起的肺不张，可能伴有动脉血氧下降，意识改变，气管插管，慢性阻塞性肺部疾病（COPD）；呼吸或全身肌肉营养不良。

（二）禁忌证

肋骨损伤、恶性肿瘤骨转移；严重的支气管痉挛或哮喘；肺脓胸未引流者；气胸未置胸腔引流管；高颅内压；血流动力学不稳定（包括心包压塞）；异常出血、凝血功能差；换瓣或瓣整形术后早期；肺水肿；胸腹部伤口愈合不良等。

四、 胸部物理治疗的应用

重症监护室患者通常因长期卧床、重症肺炎、分泌物阻塞引起大片肺不张、各种严重呼吸道疾病、呼吸衰竭、严重脊柱畸形导致肺容量受限、连体婴儿的重症监护、ARDS、机械通气的应用等，易产生呼吸道并发症及呼吸机相关性肺炎，肺间质改变。由于支气管壁的发炎、水肿与炎性细胞浸润，管腔易被黏液、纤维素及破碎的细胞阻塞，发生肺不张，气体交换面积减少，可发生缺氧，造成呼吸功能的严重障碍，同时炎症使肺泡表面活性物质生成减少，可使肺泡通气量下降，导致低氧血症等肺部并发症。

长期昏迷的患者可引起气道分泌物增加，纤毛运动差，咳嗽反射减弱，分泌物堵塞管腔以及吸入性肺炎等易引起肺不张，使肺通气量下降，肺部顺应性变差，导致低氧血症、二氧化碳潴留；长期肺不张或反复发作的肺炎可导致支气管扩张、肺脓肿；严重者可发生心力衰竭和呼吸衰竭，甚至危及生命。而胸肺物理治疗（CPT）能改善通气，使呼吸肌肉收缩扩张良好，有效清除大、小气道分泌物，降低气道阻力，提高 PaO_2、降低

$PaCO_2$、改善 SaO_2，增加肺的顺应性，减少细菌的侵袭力。促进肺的再扩张，增加局部灌注，从而改善缺氧，减少呼吸做功，帮助维持足够的肺容量，促进肺部体征的改善。临床实践中在重症单位设置专门的胸部物理治疗师，已成为强化重症监护医疗与护理质量的一种工作方式。

第二节　胸部物理治疗的评估

一、病史评估

在进行胸部物理治疗之前，需要对患者进行评估。首先是病史的评估，它可提供疾病的有关信息，如体征、症状、用药史、治疗史、病情的进展等。也可获得 X 线片、CT、MRI 等检查结果，有助于诊断肺或胸廓疾病；明确胸部物理治疗的操作范围，了解患者的主要问题和关于疾病的有价值的信息。

二、体格检查

（一）望诊

1. 一般观察　包括患者的生命体征、临床表现、神志、面色、畸形、伤口位置、瘫痪、水肿（外周/末梢），异常姿势。患者配合情况，静脉及动脉异常，引流管、各类仪器设备使用情况等。

2. 特殊观察　头部与颈部可观察有无鼻翼扇动、点头呼吸、发绀。通过胸、腹部的观察了解呼吸状况，了解呼吸是否规律，有无异常呼吸及呼吸凹陷情况。

（二）触诊

感受两侧胸廓扩张是否对称，胸廓、腹部运动情况，同时感受是否有分泌物的积聚。

（三）听诊

1. 呼吸音　听诊呼吸音是否对称，有无呼吸音的缺失/减弱，有无啰音、捻发音、喘鸣音等。听诊顺序应该从肺尖部开始，自上而下，由前面到侧面，最后背面，双侧对称性听诊以便比较。充分了解肺部体征以确定胸部物理治疗的范围。

2. 分泌物　了解分泌物的量、性质及分布范围。

3. 咳嗽　评估患者有无自主咳嗽的能力。

第三节　常用的胸部物理治疗技术

一、体位引流

体位引流（postural drainage）是将患者置于特殊的体位，借重力的作用将肺及支气管内所存积的分泌物引流至较大的气管，通过咳嗽排出体外的过程。使用时应配合一些胸部手法进行，如拍背、震颤等，多能获得明显的临床效果。一般情况下，由于受重力的作用，肺下垂部位的血流分布较多，同时危重患者气道黏膜纤毛的运动降低，清除分泌物的能力下降，导致气道分泌物潴留在肺的下垂部位，导致分泌物引流困难，易发生肺感染或肺不张，使局部通气减少，结果导致下垂部位通气/血流严重失调，是引起低氧血症的常见原因。体位引流通过体位的改变使下垂部位转变为非下垂部位，使病肺处于高位，其引流支气管的开口向下，促使痰液借重力作用，使痰液从外周向中央移动，顺引流气管咳出，从而促进下垂部位分泌物的引流和排出，增加肺通气和肺灌注，最终可改善通气/血流比例，有利于纠正低氧血症。

（一）适应证

1. 用于分泌物潴留引起的大块性肺不张；结构异常而引起分泌物聚集；长期无法排除，如支气管扩张、囊性肺纤维化或肺脓肿。

2. 用力呼气受限，如 COPD、肺纤维化等而无力排出分泌物的患者，急性呼吸道感染以及急性肺脓肿时。

3. 由于身体虚弱、疲乏、呼吸肌麻痹或有术后并发症而导致的咳嗽无力，如老年或恶病质患者、神经肌肉疾病、术后或创伤性疼痛或气管切开术患者。

（二）禁忌证

1. 年迈患者及一般状况较差无法耐受所需的体位的重症患者，头低位易引起呼吸困难、低氧血症。

2. 头低脚高位行体位引流时，头部静脉回流阻力增加，使颅内压增高。因此，颅脑术后患者及有颅内高压的患者，应避免。反流，膈神经麻痹，新生儿腹部膨胀时，腹部手术、神经外科、心脏外科手术的患者也不适合头低位。

3. 胸廓或脊柱骨折、近期大咯血和有严重骨质疏松者。

（三）操作方法

1. 评估患者以确定肺部哪一段要引流。

2. 将患者置于正确的引流姿势，随时观察患者面色及表情。引流体位的摆放原则有痰的部位朝上，姿势舒适轻松，膝盖稍弯曲以减少肌肉紧张，保证患者的安全和耐受。

（1）引流上叶顶前节段姿势（图15-1）：在体位床背后靠一棉被，稍向后斜坐。

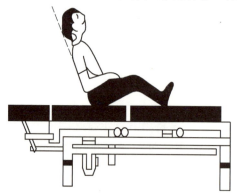

图 15-1　引流上叶顶前节段姿势

（2）引流上叶顶后节段姿势（图15-2）：稍向前倾。

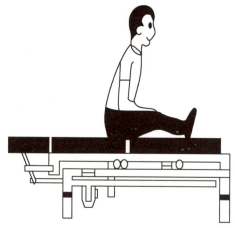

图 15-2　引流上叶顶后节段姿势

（3）引流左上叶后节段姿势（图15-3）：将床头摇高或以棉被、枕头垫高，右前胸靠于其上。

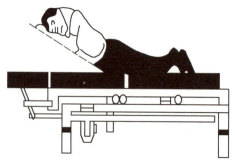

图 15-3　引流左上叶后节段姿势

（4）引流右上叶前节段姿势（图15-4）：患者背部平躺于床上，膝盖下放置一枕头，使膝盖屈曲。

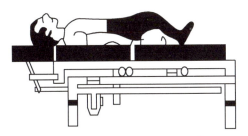

图 15-4　引流右上叶前节段姿势

（5）引流右上叶后节段姿势（图 15-5）：患者稍左侧躺于床上。

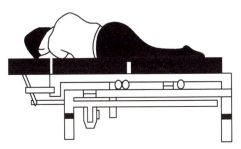

图 15-5　引流右上叶后节段姿势

（6）引流左上叶舌节段姿势（图 15-6）：床稍摇高，臀部位于最高处，右侧侧躺，以枕头垫于左肩及左侧背部。

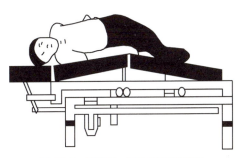

图 15-6　引流左上叶舌节段姿势

（7）引流右中叶外侧阶段及内侧阶段姿势（图 15-7）：臀部抬高，左侧侧躺，以枕头垫于右肩及右侧背部，呈 15°。

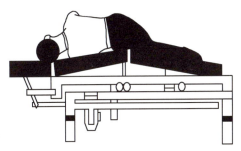

图 15-7　引流右中叶外侧阶段及内侧阶段姿势

（8）引流下叶上节段姿势（图15-8）：于腹部放一枕头，将双手放松并向前伸直。

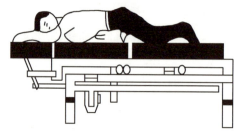

图15-8　引流下叶上节段姿势

（9）引流下叶前底节段姿势（图15-9）：将床腰部摇高，若患者可以耐受，可以再将床摇高一点。

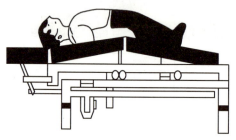

图15-9　引流下叶前底节段姿势

（10）引流下叶后底节段姿势（图15-10）：将床调高约15°，腹部在最高处，将双手放松并向前伸直。

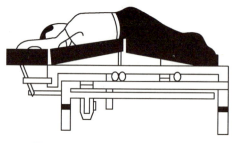

图15-10　引流下叶后底节段姿势

（11）引流左下叶侧底节段姿势（图15-11）：臀部抬高，右侧侧躺，以枕头垫于左肩及左侧背部。

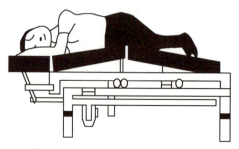

图15-11　引流左下叶侧底节段姿势

3. 清晨醒来时引流效果较好，因为夜间分泌物潴留较多；也可选择餐前或餐后 1～2 h 进行，以防止呕吐和误吸；不宜在餐后、胃潴留时进行。每次引流一个部位，时间 5～10 min，如有数个部位，则总时间为 30～45 min，2～3 次/d。

4. 引流时让患者轻松地呼吸，不能过度换气或呼吸急促。如有需要，应鼓励患者做深度、急剧的咳嗽。如果上述方法不能使患者自动咳嗽，则指导患者做几次深呼吸，并在呼气时给予振动，可诱发咳嗽。

5. 体位引流过程中，可结合使用手法叩击和震颤共同配合实施。

6. 引流治疗结束后缓慢坐起并休息，防止体位性低血压。

7. 评估引流效果并做记录。

（四）注意事项

1. 体位引流应注意气道的湿化，包括多饮水加强全身湿化和通过加温雾化对气道局部进行湿化，必要时应用支气管扩张剂。

2. 引流过程中注意观察患者有无咯血、发绀、头晕、出汗、疲劳等情况，如有上述症状应随时终止体位引流。

3. 肺脓肿、咯血患者行体位引流应使病肺位于低位，以免污染健侧肺。

4. 体位引流增加缝合切口的张力，做植皮和脊柱手术的患者应特别注意。

（五）终止体位引流的指征

1. 胸部 X 线纹理清楚。

2. 患者的体温正常，并维持 24～48 h。

3. 肺部听诊呼吸音正常或基本正常。

二、体位改变或翻身

躯体围绕自身的纵轴转动。主要用于危重患者，由工作人员协助翻身或安置在不同体位。

（一）目的及作用

帮助气道内分泌物的移动，促进肺扩张，预防分泌物潴留。减少危重患者，尤其是昏迷或卧床不能活动患者的肺部并发症。

（二）适用范围

1. 建立人工气道的患者。

2. 患者不能动或限制活动：机械通气、昏迷、神经肌肉疾病的患者。

3. 肺不张或肺不张可能发生者。

（三）禁忌证

不稳定的脊髓损伤、臂外展肌牵引的患者。

（四）注意事项

1. 防止呼吸机脱接、各种导管脱出、呼吸机冷凝水误吸等情况的出现。
2. 保持患者肢体的功能位，避免四肢受压。
3. 观察患者的症状和体征。

三、胸廓松动术

胸廓松动术包括叩击（拍背）、震颤（振动）等手法及振动排痰仪机械排痰法；肋骨扩张技术；高频胸壁振动及气道内振动、肺内叩击通气等新技术。这类技术的目的在于促进气道的清洁，常常与体位引流等手段一起使用。

胸廓松动术适用于长期卧床，久病体弱，痰液过多、黏稠，排痰无力的患者，如肺不张、肺部感染、支气管扩张、肺囊性纤维化伴大量咳痰的患者。

禁忌证或相对禁忌证包括：①恶性肿瘤骨转移、全身出血倾向、脓胸未引流的患者为相对禁忌；②患者皮肤情况不佳、凝血病、骨质疏松、佝偻病、心律不齐、呼吸暂停、心动过缓、治疗中烦躁、皮下水肿、颅内压增高、脑室出血、肺水肿、严重的心功能不全等情况时，不宜进行；③婴儿胸部叩击的禁忌证：当婴儿处于低氧、肋骨骨折、咯血、肺栓塞等情况时也不宜进行胸部理疗。

（一）叩击（拍背）

叩击又称为胸部叩拍，是指将手指弯曲呈杯状，利用腕部的力量，以快速频率叩拍背部，叩拍时产生的压缩空气释放机械能，叩拍动作产生的振幅及频率不同的波通过胸壁传导至肺部，促进黏附于气管壁的痰液有所松动，减少分泌物附着于气道壁；叩击还可以增加气道传送的速度，有利于已经松动的分泌物向外移动。

1. 适应证 ①气道痰液过多、黏稠，咳痰无力的患者；②COPD、肺不张、肺部感染的患者；③支气管扩张、囊性肺纤维化伴大量咳痰的患者；④年老体弱、长期卧床的患者。

2. 禁忌证 ①颅内压>20 mmHg，头颈部损伤的患者；②有误吸危险的患者；③近期肺、胸廓、食管手术的患者；④支气管胸膜瘘、气胸的患者；⑤心律失常、血流动力学不稳，安置心脏起搏器的患者；⑥胸部皮肤破溃、感染和皮下气肿的患者；⑦肺出血及咯血患者。

3. 操作前评估 ①患者有无胸部手术史、外伤史、心脏病史；②有无胸痛及疼痛的部位、性质和程度，有无肋骨骨折；③有无呼吸困难症状；④咳痰的难易程度，痰液的量和性状；⑤肺部听诊情况、胸部 X 线片或 CT。

4. 操作方法　叩击可在整个呼吸周期进行。手呈空掌，五指并拢，弯曲成弓形（图 15-12）；固定双臂，屈曲肘部；以腕部为支点摇动手掌有节律地叩击所需引流部位的胸壁（图 15-13）。婴儿可使用婴儿面罩进行拍背，也可用三个手指形成杯状——中间手指抬起叠于第一、第三手指上，或以大鱼际肌和小鱼际肌配合进行拍背。叩击时应放松腕、肘、肩部，双手交替或单手拍打；方向自下而上、由外向内；儿童和成人大约 60 次/min，婴儿大约 40 次/min，对重症婴儿和易引起支气管痉挛患者频率应慢。

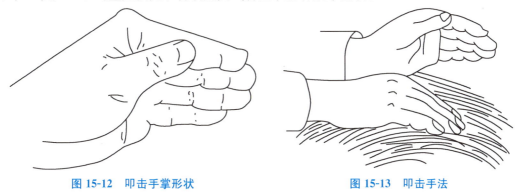

图 15-12　叩击手掌形状　　　　　　图 15-13　叩击手法

5. 操作过程

（1）洗手，戴口罩，向患者做好解释工作，取得患者的配合。

（2）协助患者摆好体位。

（3）叩拍：每个治疗部位叩拍 3～5 min，单手或双手交替叩拍，可直接或隔着一层单薄的衣物叩拍；重点叩拍需引流部位，沿着支气管走向由外周向中央进行。

（4）指导患者咳嗽，咳嗽无力患者可行气管内吸引以清除痰液。

（5）操作结束后注意观察患者病情并评估治疗效果。

6. 注意事项　①叩击时应该听见空洞声，患者无疼痛感觉。②不得叩击脊柱、乳房、肋骨以下的部位，以防损伤组织，避免叩拍心脏、乳腺、肾脏和肝脏等，以及肿瘤等部位。③拍背时应用薄衣服盖住，防止皮肤损伤，厚的质料如毛毯、毛巾、毛衣会吸收而非传导振动，叩击时避开纽扣、拉链等；应避免疼痛和不适，也不应在接近伤口或胸腔引流管处拍背。④应在餐后 1 h 后进行，婴儿在喂奶后 1～2 h 进行。⑤治疗时注意患者的呼吸动度、频率及节律，是否存在胸部矛盾运动、辅助呼吸肌参与呼吸，患者的主观感受，如胸痛、呼吸困难等；患者的氧合状况，如口唇及皮肤颜色、SpO_2 等；患者的血流动力学状况，如心率、血压等。

手法叩击（拍背）较为费时、费力，可考虑用叩杯代替。叩击的效果与操作者的手法及患者的配合程度相关。

（二）震颤（振动）

1. 手法震颤　震颤是将手掌放在患者的胸部，操作者肩部和手掌快速、小幅度地颤动，并沿肋骨方向轻轻地压迫患者胸部，将一种细微抖动的压力间歇性地施于胸部，产生波能，促进痰液活动和清除（图 15-14）。

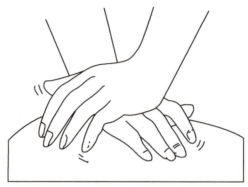

图 15-14　手法震颤

胸部震颤应在患者呼气时进行，促进痰液活动和清除，同时呼气时按压胸部促使肺内气体呼出，故操作者在患者呼气时用手掌做手部震颤，并要求患者深呼吸，吸气时停止震颤。震颤力量的大小根据患者的年龄和病情，振动频率可高达 200 次/min 以上，每个治疗部位至少做 5 次。应在胸部叩击后或与叩击交替使用，震颤后嘱患者咳嗽以排出痰液。

2. 振动排痰仪震颤　当患者痰液稠厚、不易咳出时，振动排痰可以使痰液易于咳出，利于肺炎控制，减少气管插管的风险。振动排痰仪可在患者身体表面产生特定方向周期变化的治疗力，其中垂直方向治疗力产生的叩击、震颤可促使呼吸道黏膜表面黏液和代谢物松弛和液化；水平方向治疗力产生的定向挤推、震颤帮助已液化的黏液按照选择的方向（如细支气管→支气管→气管）排出体外。

操作方法：患者一般采用侧卧体位，护士一手握住叩击头，另一手引导叩击头，轻加压力；叩击方向从下向上，从外向里，直到整个肺部；每日治疗 2~4 次，餐前 2 h 或餐后 2 h 进行，治疗前行 20 min 雾化治疗，治疗后 5~10 min 吸痰。每次治疗时间以 5~20 min 为宜。

注意事项：①基本治疗频率为 20~35 周/s，频率不能超过 35 周/s。②使用叩击接合器治疗时，要使叩击接合器上的红箭头指向患者的主气道。③避免交叉感染，应尽量使用一次性叩击头罩。④大部分患者可选用坚固滑面橡皮的叩击头，过于敏感的患者可选用聚氨酯海绵组成的叩击头。⑤观察患者，如遇下列情况，考虑停止使用：操作部位出现出血点和/或皮肤瘀斑；新出现的血痰；使用仪器过程中，患者高度精神紧张；危重患者使用过程中，出现明显的心率、血压等生命体征改变。

振动排痰仪代替传统的人工胸部叩击、震颤、定向挤推进行的体位引流，有如下优势：综合叩击、震颤和挤推三种功能进行定向体位引流，提高临床的使用范围和治疗效果；深穿透性，产生的治疗力可穿透皮层、肌肉、组织和体液，对于深部的痰液排出效果明显；治疗力持续稳定，并可缩短治疗时间，不易受操作人员情绪、疲劳、经验等影响；治疗力变化较为缓和，患者舒适感增强，尤其是耐受力较差的患者；配有多种叩击头，可满足患者处于任何平常体位时使用；三种适合中国人体型特征的智能工作程序可供选择，治疗效果更理想；使用方便，简单易学，不影响其他监测设备的运行。振动排痰仪对排除和移动肺内、细小支气管等小气道分泌物和代谢废物有明显作用，同时能减少抗生素的临床用量，加快疾病的治愈。

（三）单侧或双侧肋骨扩张技术

患者取坐位或膝关节屈曲仰卧位，治疗师双手置于患者下肋骨侧方，患者呼气时，治疗师置于肋骨上的手掌向下拭压；患者吸气前，快速地向下向内牵张胸廓，从而诱发肋间外肌的收缩；患者吸气时，扩张下肋，胸廓扩张且肋骨外张，治疗师对下肋区施加轻微阻力，从而增强患者抗阻意识，以抵抗治疗师手掌的阻力；当患者再次呼气时，治疗者轻柔地向下向内挤压胸腔来协助。教会患者独立使用这种方法。患者可将双手置于肋骨上或利用布带施加阻力。

（四）松动痰液以促进痰液引流的新技术

1. 高频胸壁振动 （high-frequency chest wall oscillation system expectoration，HFCWO）技术
高频胸壁振动排痰系统由两部分组成：一件无伸展性且膨胀后合身的充气夹克背心与产生可调节的脉冲气体发生器；两者通过两根管连接，使得气体高频率交替地出入背心，轻柔地挤压和放松胸壁，从而在患者胸壁上直接产生振动作用（图 15-15），能够使分泌物得到松解，黏液的物理性状发生改变；振动胸壁产生的正压作用于呼出的气体，加大呼出气流的速度，压力释放后产生了较大的吸气气流，较大的吸气和呼气流速可改变黏液表面的剪切力；胸壁振荡还可以刺激纤毛，增加纤毛的摆动频率。

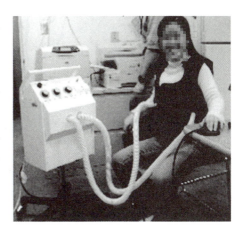

图 15-15　高频胸壁振荡

通常情况下，振动的频率设定为 5～25 Hz，每次治疗 30 min。振动频率的大小会影响疗效，但需考虑患者的舒适度，因此频率一般由小到大逐渐递增。可根据患者需求及治疗反应确定治疗强度，1 d 可治疗 1～6 次。另外，HFCWO 可以手控开闭，尽量在呼气相产生振动。动物研究表明，若在吸气相振动治疗，将会导致松动的痰液流向远端气道，从而妨碍分泌物排出。由于治疗时患者需采用坐位或半卧位，因此如患者胸壁受伤，则无法使用 HFCWO 清除分泌物。

2. 气道内振动　Flutter 的外形酷似一短烟斗，内有一钢球位于气路开口处。患者口含 Flutter 口含嘴，呼气时患者必须克服钢球的重力，因此便形成一定的呼气正压（10～25 cmH$_2$O）。气流一经呼出压力又立即下降，钢球则重新落座并将气流阻断。因此，在呼气过程中随着钢球不断起落而形成的振动气流（约为 15 Hz）可达到松动痰液的效果，同时又具备 PEEP 的功能。Flutter 非常适用于 COPD 的患者。

由于钢球对气路开口的压力随 Flutter 的位置而变化，因此，在使用 Flutter 时可由其位置来调节气道内呼气压力的大小。近年来出现的 Acapella 克服了这一缺点（图 15-16），它通过内部的"平衡塞"及磁铁来形成振动气流，所产生的 PEEP 大小不受其位置和在口中的角度的影响，操作更加简便，且在任意体位使用均能实现同样疗效，故可结合体位引

流，治疗效果更佳。

3. 肺内叩击通气（intrapulmonary percussive ventilation，IPV）　在一个设定的压力下，利用气动装置以 100～225 次/min（1.60～3.75 Hz）的频率将一连串加压的脉冲气流，通过口含嘴送入呼吸道内以增加肺容积，且提供一持续性叩击式通气，从而促进分泌物引流（图 15-17）。IPV 可由患者吸气触发，也可通过手动控制，保证在吸气相提供脉冲气流到达肺部。脉冲气流量可以预设，脉冲频率也可以调节，治疗时间一般为 20 min/次。IPV 不是呼吸机，可以手动开闭，需设置压力控制。此外，IPV 还可与气动雾化器合用。

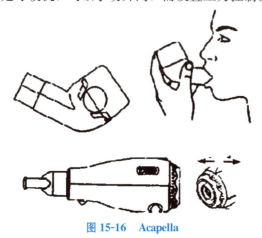

图 15-16　Acapella

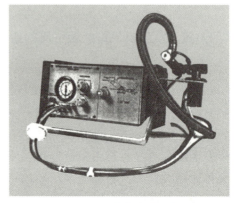

图 15-17　肺内叩击通气

四、气道抽吸技术

人工气道的建立，破坏了上呼吸道的加温、加湿及过滤功能，使下呼吸道直接与外界相通，增加了呼吸道感染的机会；建立人工气道后有效的咳嗽反射减弱或消失，分泌物不能有效排出。因此，人工气道的吸痰技术至关重要，不仅可以清除气道分泌物，保持气道通畅，保证氧供，还有助于防止肺部并发症。

但气道抽吸技术可增加气道阻力、损伤气道黏膜导致气道水肿，在吸走分泌物的同时也吸走肺内一部分气体，过度吸引可导致人为的肺不张，吸痰管进入气管过深容易污染气道引起感染。

（一）膨肺吸痰法

如何减少和避免肺不张的发生已成为医学界关注的问题之一，临床上建立人工气道的患者在反复负压吸痰过程中，时有肺不张的发生，且可引起氧合障碍，影响患者预后。利用简易呼吸器对患者进行膨肺治疗能够改善机械通气，有效防止肺不张的发生。

1. 意义及特点

（1）膨肺是以简易呼吸器与患者的气管插管相连接，代替呼吸机给患者进行人工呼吸，吸气时深而缓慢，随即有 1～3 s 的呼吸暂停，然后快速呼气。膨肺吸痰时，缓慢吸气使通气量增加，扩张了小气道，使原来塌陷萎缩的肺泡扩张，屏气一定时间可使气体在不同肺泡之间均匀分布，肺泡充分开放，复张的肺泡稳定性和肺的顺应性增加，有利于自主呼吸的加强和锻炼。随着参与气体交换的肺泡增加，通气血流比例改善，使氧合指数上升，症状体征改善。膨肺后迅速而无障碍的呼气，促进了支气管分泌物的排出。

常规的翻身拍背吸痰，细小支气管的痰液不易排出，吸痰前后虽加大氧浓度，但机械通气患者一方面要克服通气回路、人工气道阻力，另一方面吸痰时呼吸加快，耗氧增加，会出现机械通气与自主呼吸对抗，不仅降低通气量，而且增加体力消耗及心脏负担。膨肺吸痰法能减少吸痰时的低氧状况，吸痰前给患者吸入高浓度氧气可增加患者体内的氧储备，提高机体对缺氧的耐受性，从而减轻患者的不适反应。吸痰完毕再次给予高浓度氧气吸入2～3 min，以恢复患者在吸痰过程中氧的消耗，恢复体内的氧储备。

（2）膨肺时在气管插管内注入湿化液，较大的潮气量输入使湿化液迅速弥散在各段支气管使痰液稀释，加上叩背与有效吸痰使排痰较彻底，预防肺不张，减少了肺部并发症的发生。机械通气期间，若气道湿化不够，易引起肺不张和继发下呼吸道感染。因此，湿化疗法也是机械通气中防止和减少并发症，是保持呼吸道通畅的一个重要措施。

（3）通过膨肺技术，使肺内外产生一个压力差，促使细支气管的痰液松动流向大支气管而易于吸出，减少肺部感染。膨肺增加功能残气量，扩张了小气道，使原有萎陷的肺泡复张，预防了肺不张，并且经膨肺吸痰后，患者肺顺应性增加，气道阻力减少，人机对抗减轻，呼吸肌做功减小，能使患者尽早脱机，缩短机械通气时间，减少肺部并发症。

2. 操作步骤

（1）先给患者 2 min 纯氧，普通吸痰法吸痰，再次给予 2 min 纯氧。

（2）连接简易呼吸器与氧气管，流量为 10 L/min。

（3）分离呼吸机与气管插管连接，必要时气管内注入稀释液 3～5 mL。

（4）简易呼吸器接口与气管插管连接。

（5）以 6～10 次/min 的频率挤压简易呼吸器 3～5 次，气量是平时潮气量的 1.5 倍，持续 2 min。

（6）由另一名护士进行充分吸痰后连接呼吸机；如果痰液量较多，可以多次重复操作。

3. 注意事项

膨肺前需彻底吸净呼吸道分泌物，以免将分泌物挤进远端小支气管；膨肺吸痰过程中心输出量降低，因此对心功能差的患者应严格掌握适应证；膨肺吸痰对循环有一定影响，期间应注意观察患者的心率、心律、血压、血氧饱和度的变化等；机械通气期间，严密监测呼吸机使用的参数，根据患者的情况及时调整氧浓度、辅助通气模式、呼吸频率及插管深度，定时查血气分析，观察呼吸机使用效果及停机指征；严格执行无菌操作。

（二）声门下分泌物的引流

气管插管患者的声门下与气管导管气囊之间的间隙常有严重污染的积液存在，该积液被误吸进入下呼吸道是 VAP（呼吸机相关性肺炎）病原菌的重要来源。

可经过吸痰管进行口腔、鼻腔进行分泌物的吸引，但经过口腔到达气囊上吸取滞留物效果不理想；还可以通过纤维支气管镜进行吸引：将纤维支气管镜经过气管套管进入气管腔内，气囊放气后，气囊上方的分泌物向下流到纤支镜的可见范围时，直视下吸除。气囊充气后，纤支镜原位停留 1 min 左右，以吸除随着气囊充气而向下留出的积存物，根据情况可每天操作 1～2 次。缺点是费时，成本大。2009 年呼吸机相关性肺炎临床预防指南中推荐临床医师考虑应用声门下分泌物引流。

声门下分泌物引流（图 15-18）的方法是：将气管导管附加吸引管腔连接一次性痰液收集器，收集器的另一端连接于墙式负压吸引装置，调节负压在 −20～−15 kPa 之间进行持续性或间歇性吸引。若负压小于 15 kPa 则不能达到彻底吸引的目的，若大于 20 kPa 则容易引起患者的咳嗽反射，导致心率、SpO_2 的变化和气道黏膜出血。

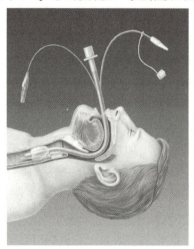

图 15-18　声门下分泌物引流

此外，吸引的方式不同也会影响声门下吸引的效果，持续声门下吸引和间歇声门下吸引的对比见表 15-1。

表 15-1　持续声门下吸引和间歇声门下吸引的对比

项目	持续声门下吸引	间歇声门下吸引
方法	用恒定负压持续吸引	用恒定负压间歇吸引或注射器间歇抽吸
优点	防止气囊上方分泌物滞留	使气囊上方的黏膜得到充分休息，气道温湿度变化小，缓解负压对黏膜的损伤作用
缺点	黏膜干燥、易出血，影响局部血供	不能保证吸引量，易堵管

声门下吸引的注意事项：

(1) 保持气管导管气囊的压力在 25～35 cmH_2O，每天监测 2～3 次。

(2) 为保证引流的有效性，患者床头抬高 30°。

(3) 分泌物黏稠或引流管堵塞时可用 5～10 mL 生理盐水冲洗导管，检查气囊。

(4) 每天更换吸痰器、负压瓶；每班记录气管插管的深度。

(5) 观察引流液的形状、量、颜色，并记录。

(6) 有效的口腔护理。

声门下吸引能有效地减少 VAP 的发生。根据患者声门下分泌物的量、性状等选择不同的吸引方法，对于声门下分泌物较多且较为黏稠的患者采用持续声门下吸引，声门下分泌物较少的患者可采用间歇声门下吸引的方式。负压调节在$-20\sim-15$ kPa 气囊压力保持在 $25\sim30$ cmH$_2$O，动态评估患者分泌物的颜色、性状及量，选择合适的冲洗液，做好声门下吸引的护理，能够有效保证声门下吸引的效果，减少并发症，预防呼吸机相关性肺炎。

五、呼吸控制训练

呼吸训练（breathing training）是急性或慢性肺部疾病患者整体呼吸康复方案的重要组成之一。呼吸训练的要点是建立膈肌呼吸，减少呼吸频率，协调呼吸（即让吸气不在呼气完成前开始、调整吸气与呼气的时间比例）。呼吸控制训练可以改善和控制通气，减少呼吸做功以纠正呼吸功能不足，增强肺通气功能，提高呼吸肌功能，纠正病理性呼吸模式，促进痰液排出，改善肺换气功能，促进血液循环和组织换气，提高日常生活的活动能力。呼吸训练有助于呼吸系统疾病患者和手术后患者尽早、最大限度地恢复其肺功能，缩短康复时间。

呼吸控制训练常用的技术有腹式呼吸、缩唇呼吸、呼吸量计等。

（一）腹式呼吸

腹式呼吸也称为膈肌呼吸，是利用膈肌的上下移动来获得最大通气的呼吸方式。人的肺细胞平展面积有两个足球场那么大，但大多数人在一生中只使用了其中 1/3 的能力。美国健康学家的一项最新调查显示，不论在发达国家，还是在发展中国家，城市人口中至少有一半以上的人呼吸方式不正确。很多人的呼吸太短促，往往在吸入的新鲜空气尚未深入肺叶下端时便匆匆地呼气，等于没有吸收到新鲜空气中的有益成分。坐办公室的人，由于坐姿的局促和固定，通常是浅短、急促的呼吸，每次的换气量非常小，因而造成在正常的呼吸频率下依然通气不足，体内的二氧化碳累积；加上长时间用脑工作，机体的耗氧量很大，进而造成脑部缺氧。于是白领们经常出现头晕、乏力、嗜睡等办公室综合征。

腹式呼吸不是通过提高每分钟呼吸量，而是通过增大膈肌的活动范围以提高肺的伸缩性来增加通气的。膈肌活动增加 1 cm，可增加肺通气量 250 mL 或 300 mL，深而慢的呼吸可减少呼吸频率和每分通气量，增加潮气量和肺泡通气量，提高动脉血氧饱和度。膈肌较薄，活动时耗氧不多，又减少了辅助呼吸肌不必要的使用，因而呼吸效率提高，呼吸困难缓解。此外，缓慢膈肌呼吸还可防止气道过早萎陷，减少空气滞积，减少功能残气量。坚持腹式呼吸半年，可使膈肌活动范围增加 4 cm。这对于肺功能的改善大有好处，是老年性肺气肿及其他肺通气障碍的重要康复手段之一。

1. 训练方法

（1）感受自己的呼吸方式：练习者可在站立位、坐位或躺着的姿势进行，放松全身肌肉，一只手（左手）放在胸部，另一只手（右手）放在腹部肚脐处，正常地呼吸，感觉两手上下起伏的运动，并且比较两手的运动幅度。

（2）治疗师向患者演示正确的腹式呼吸的方法：深而缓慢地吸气，吸气时腹部隆起，呼气时腹部塌陷，胸部不动。

（3）治疗师将手置于患者前肋缘下腹直肌处，要求患者通过缓慢而深的呼吸，保持肩部及胸廓平静，允许患者腹部抬高，然后告诉患者有控制地呼气，慢慢将气体呼出。

（4）让患者重复 3～4 次后休息，避免患者过度通（换）气。

（5）患者用自己的手置于腹直肌处，体会呼吸时的感觉。患者的手在吸气时随腹壁上抬，呼气时向上后方用力按压，加强腹部回缩。

（6）在患者掌握膈肌呼吸后，要求患者用鼻吸气，用口呼气。

（7）逐渐在变化的体位（坐位、立位）和活动过程（行走、上楼）中进行膈肌呼吸。

2. 注意事项

（1）呼气与吸气的时间比例控制在 1 : 1。

（2）强调适当深呼吸，控制呼吸频率，提高通（换）气效率。

（3）注意呼吸训练不应过频，尤其是 COPD 患者。

（二）缩唇呼吸

缩唇呼吸可以增加呼气时的阻力，这种阻力可向内传至支气管，使支气管内保持一定压力，防止支气管及小支气管为增高的胸膜腔内压过早压瘪，增加肺泡内气体排出，减少肺内残气量，从而可以吸入更多的新鲜空气，缓解缺氧症状，因体力活动导致的呼吸困难和呼吸急促在缩唇呼吸后能得到缓解。COPD 时，由于肺和支气管失去弹性，将空气从肺排出所需的胸腔正压减少，呼气时支气管过早塌陷闭塞，呼出气量减少。缩唇呼吸时，可使口腔和支气管内的压力升高，呼气时支气管仍处于开放状态，减少无效腔通气，并减少克服呼气阻力所做的呼吸功。

缩唇呼吸的方法（图 15-19）是：患者处于舒适放松姿势和体位，指导患者缓慢地用鼻子深吸气，呼气时缩唇轻闭，缓慢轻轻地呼出气体，缩唇口形大小和呼气流量，以能使距离口唇 15～20 cm 处蜡烛火焰随气流倾斜，不致熄灭为适度。开始练习时吸呼比以 1 : 2 为宜，即在 4～6 s 内将气体缓慢呼出，以吸呼比达到 1 : 4 作为目标。

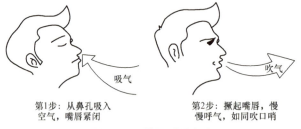

第1步：从鼻孔吸入　　　　　第2步：撅起嘴唇，慢
空气，嘴唇紧闭　　　　　　慢呼气，如同吹口哨

图 15-19　缩唇呼吸方法

此方法气道的内压高，能防止气道的陷闭，使每次通气量上升。缩唇呼吸可减慢呼吸频率、增加潮气容积以及改善动脉血气分析结果。缩唇呼气是腹式呼吸的组成部分，应贯穿于腹式呼吸锻炼中。

缩唇呼气容易导致患者用力呼气，使胸腔内压力增高，反而可能导致气道的过早闭合。因此，缩唇呼气时，应避免用力呼气。

（三）呼吸量计

呼吸量计指通过向患者提供吸入气量的视觉反馈以鼓励其自主深呼吸的一种方法，用于促进术后患者进行深呼吸以预防和治疗肺不张。常用的方法有吸气训练器及游戏法，如吹气球、吹纸片、吹风车、肥皂泡、长笛卷或棉花球等。

呼吸训练的注意事项：训练方案应个体化；选择适宜环境训练；锻炼时或锻炼后如出现疲劳、乏力、头晕等，应该及时就诊；临床病情变化时务必及时调整方案；训练适度；酌情适当吸氧。

六、 有效咳嗽、 咳痰

任何其他治疗手段所取得的效果，如分泌物性状的改善、痰液在气道内的松动等，最终都需借助咳嗽将这些分泌物排出呼吸道。咳嗽虽然是呼吸道受到刺激后自然发生的保护性反射过程，但同时也可由人主动地发动与控制。

单个咳嗽反射或咳嗽动作历时虽然短暂，但过程却相当复杂。通常可以将咳嗽分解为刺激、吸气、屏气及咳出四个步骤，因咳嗽过程各环节的异常所引起的咳嗽障碍，有可能借助训练提高咳嗽技巧，而使得排痰的有效性得到改善。这些技术的优点就在于无须特殊装置，患者一旦掌握后可随时灵活应用，并且不受体位的影响。但由于需要患者配合，因此2岁以下儿童、智力障碍以及危重患者则无法应用。

控制性咳嗽可分解为以下几个过程：

1. 深吸气，以达到必要的吸气容量。
2. 短暂地屏气，使气体在肺内得到最大的分布。
3. 关闭声门，当气体分布达到最大范围后，再紧闭声门，以进一步增加气道中的压力。
4. 增加胸膜腔内压。
5. 当肺泡内压力明显增高时，突然将声门打开。

（一）指导性咳嗽技术

指导性咳嗽（directed cough，DC）技术没有控制的咳嗽可导致疲倦、胸疼、呼吸困难及支气管痉挛的加重。因此，要控制无效的咳嗽，需指导患者学会有效地咳嗽，以促进气道分泌物的排出，也即指导性咳嗽。适用于神志清醒尚能咳嗽的患者。患有慢性阻塞性肺病、肺心病、支气管扩张的患者，每天坚持进行有效咳嗽咳痰数次，及时将积聚在肺脏深部的痰液排出，将能大大减少急性发病的次数，也减少住院的时间，减轻经济的负担。

指导性咳嗽是指结合适当的体位向患者介绍和示范如何进行有效咳嗽。一般采取的体位是低坐位，双肩放松，头及上体稍前倾前屈，双臂可支撑在膝上，以放松腹部肌肉利于其收缩。然后指导患者以腹式呼吸深吸气，屏气一段时间后在身心放松下突然开放声门、运用腹肌的有力收缩将痰液咳出。对于一些胸腹部大手术后以及患有神经肌肉疾病的患者，操作者或患者还可在此基础上用手置于其两侧胸壁或上腹部，在其咳嗽时施压辅助。

（二）促进咳嗽的新技术

基于咳嗽的过程和原理，现代胸部物理治疗逐渐发展出模仿（加强）咳嗽过程的技术，以期提高患者的咳嗽效率。常用的新技术有用力呼气技术、主动呼吸周期、自主引流、间歇正压吸气技术和机械吸-呼技术。

1. 用力呼气技术　指导性咳嗽技术对于一般患者是有效的，但COPD患者却会因用力呼气使胸膜腔内压升高而造成小气道陷闭。因此人们对此进行了改进，产生了用力呼气技术（forced expiratory technique，FET）或称Huff。

1968年，Thompason等发表了他们的研究：用力呼气技术协助哮喘患者痰液松动及排出。而在这之前，Langlands等就已解释了哈气（Huff）时胸膜腔内压明显低于咳嗽时的胸膜腔内压。此外，该技术也适用于那些衰弱无力咳嗽或术后伤口疼痛不愿咳嗽的患者。临床研究表明，FET有着较好的排痰效果。总之，由患者自己运用的FET与常规物理治疗相比，其排痰量大而所花费的时间较少。特别是与体位引流结合后应用同位素雾化吸入的观察表明，其痰液的清除效果较单纯咳嗽好。

用力呼气技术是在正常吸气后，口与声门需保持张开，压缩胸部和腹部肌肉将气体挤出，如同再用力地发出无声的"哈"，这样就可使患者在呼气时尽可能维持较低的胸膜腔内压以避免较小气道的塌陷，因此适用于COPD患者及衰弱无力、术后伤口疼痛的患者。

2. 主动呼吸周期（active cycle of breathing）技术　实际上综合了用力呼气、胸廓扩张运动以及呼吸控制三种技术（一次操作周期的流程，见图15-20）。其中胸廓扩张运动则要求深吸气，有或无屏气都可，平静放松呼气；呼吸控制则是患者按照自己的频率和深度进行呼吸，但其中鼓励患者应用胸廓下部呼吸，并放松双肩及上胸部。

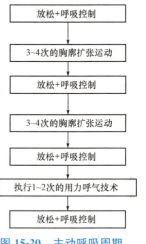

图15-20　主动呼吸周期

3. 自主引流（autogenic drainage，AD，见图15-21）　是通过患者应用不同肺容积的膈式呼吸和呼气气流来移动分泌物的一种痰液引流方式，其目的在于增大呼气流速。为取得最佳疗效，患者采取坐位，指导其控制呼气流速，从而避免小气道塌陷。在整个周期中，尽量避免咳嗽，直至结束。

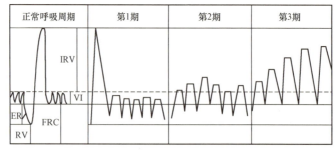

图15-21　自主引流

第1期：在低肺容积的呼吸后，开始一次深吸气。此时期是设计用来"扯开"外周气道壁上的痰液。

第2期：在功能残气位做低到中的肺容量呼吸，以促进痰液由外周向中央移动。

第3期：排出期，做几次吸气量逐渐递增的深呼吸，以使得痰液由中央大气道移动至声门下（ERV：补呼气量；RV：残气量；IRV：补吸气量；FRC：肺功能残气量；Vt：潮气量）。与体位引流及胸部叩拍相比，AD可减少低氧血症的发生，在产生相似疗效时患者更易接受。Savci等对30例稳定期男性COPD患者，随机分为AD或ACBT治疗两组。治疗20 d后发现两组患者肺功能、血气指标及运动能力均得到一定改善，AD组呼气峰流速、动脉血氧合及慢性高碳酸血症的改善较ACBT组更明显。

4. 间歇正压吸气技术（intermittent positive pressure breathing，IPPB） 是一种由患者的吸气动作触发机器送气在气道开口形成正压，从而将高于潮气量的气流送入气道内的一种辅助通气方式。IPPB和机械吸呼器原理都在于吸气期给患者提供足够的肺吸入量，从而保障有效咳嗽的进行，并可防治肺不张。IPPB与呼吸机工作原理相似，不同的是呼吸机需持续辅助通气，而IPPB仅是间断地增大患者潮气量的辅助性措施，每天使用不过数次，每次10~20 min。

5. 机械吸-呼技术（mechanical insufflation-exsufflation，MI-E） 除足够的吸气量外，有效咳嗽的环节中还有屏气以及咳出（此时气道内压很大，方能使肺内气体形成一股强力涡流将痰液冲出）。人工咳痰机是一种能提供患者吸气正压、控制屏气时间并在呼气时快速转换成负压，从而产生一个高呼气流量以模拟咳嗽的仪器，主要用于神经肌肉疾病患者的治疗，而对于气道陷闭的患者如COPD患者及气压伤高危患者则应慎用。

胸部物理治疗技术的种类很多，在实际应用中应根据患者情况进行选择。进行胸部物理治疗的一般性原则为先进性气道的湿化，然后进行体位引流，结合叩击和震颤技术，再指导患者进行有效的咳嗽咳痰或吸痰，同时加强患者的呼吸锻炼。

第四节 胸部物理治疗的效果评价

患者接受胸部物理治疗后，应从以下几个方面评估治疗的有效性：①患者的排痰量是否增加，排痰后胸部听诊痰鸣音是否减弱或消失；②患者缺氧的症状是否改善，如氧饱和度、动脉血氧分压增高等；③肺功能得到改善，呼吸做功减少、呼吸困难得到改善等；④还可从胸部X线摄片、CT、MRI等检查结果中进行评价治疗效果。

在对患者进行胸部物理治疗前，应先向患者介绍胸部物理治疗的目的，解释并示范操作方法，解除患者的紧张心理；根据患者的情况给予呼吸锻炼的指导；介绍疾病相关的护理常识，有效防止呼吸道感染。

 思考题

1. 常见的胸部物理治疗技术有哪些？
2. 如何指导患者进行有效咳嗽？
3. 为患者进行胸部叩击时的注意事项有哪些？
4. 膨肺吸痰的特点有哪些？

第十六章 重症监护病房护理文件记录

学习目标

1. 了解 ICU 监护记录的特点。
2. 熟悉 ICU 获取监测信息的途径。
3. 掌握 ICU 护理文件的书写要求。

ICU 护理文件能真实记录患者在 ICU 期间的生命体征、病情发展、各项医疗护理措施，能反映出护理人员针对患者所做的全部护理活动，是医疗、护理、教学及科研的宝贵资料和重要依据，对分析患者病情、总结治疗护理经验、医疗事故技术鉴定具有无可替代的作用。

重症监护室的患者通常由急诊或手术室直接转入。与重症护理相关的文件包括 ICU 入院护理评估单、重症监护记录单、一般护理记录单、体温单、医嘱单、转科护理交接班记录单及与 ICU 患者护理有关的其他记录单。

一、 ICU 监护记录的特点

1. 有反映患者全身重要脏器功能状态的完整记录　如对各项指标监测的结果记录和治疗用药情况的记录。

2. 有连续地、动态地反映病情的记录　ICU 内的危重患者病情变化快，记录的间隔时间、重点内容根据病情而定，一般以 30～60 min 为宜。

3. ICU 监测记录单多为表格形式　可以节省护理人员书写护理记录的时间，还可做到一目了然。

4. 有各项监测指标　ICU 记录表格有反映呼吸机参数、呼吸功能监测的指标及血流动力学监测的各项指标，因为大多数 ICU 的重症患者依靠呼吸机维持呼吸功能，用多功能床旁监护仪监测循环功能。

二、 ICU 获取监测信息的途径

1. 询问病史　ICU 护士通过询问患者或家属及其他相关人员，了解患者在入住 ICU 之前的病情、治疗及自我感受情况。

2. 密切观察

（1）临床观察：通过临床观察了解患者的意识、瞳孔、口唇、皮肤颜色，各种引流液的量、性质、颜色等。

（2）观察各类仪器的数字和图像：心电监护仪、人工呼吸机等监测仪器上可显示多项反映患者各重要脏器功能状态和生命体征的数字或波形如心电图、心率、呼吸、血压、血氧饱和度等，还可通过有创动脉插管观察动脉血压、中心静脉压、漂浮导管等数值，及时发现患者的病情变化。

3. 护理体检　通过体格检查了解患者病情发展的情况、肢体活动、肢端温度和湿度计各项处置是否合适，有无出现其他并发症。

4. 实验室数据　ICU 患者视病情进行各项血生化及血气分析的检查，护士遵医嘱定时获得患者病情变化的信息。

三、 ICU 护理文件的书写要求

由于 ICU 工作性质的特殊性，及时、准确、简明、完整的护理记录是护士对患者高度负责的真实体现，具有高度的科学性和法律效力，要求能连续、动态地反映病情观察、护理、治疗措施及结果。

1. 及时　ICU 患者病情变化快而且复杂，监测项目多，ICU 护士需要及时记录治疗护理的措施和病情变化的情况，在抢救患者时尤为重要。

2. 准确　监测记录要能准确反映患者的病情变化，要求 ICU 护士在观察病情的基础上，进行深入的分析、推理和判断，只有准确判断才能做到准确记录。

3. 简明　重症患者病情变化快，常涉及多个脏器，记录内容较多。因此 ICU 护理记录应简明扼要，选择最能反映病情变化的内容和指标进行记录和分析。

4. 完整　ICU 护理记录要在完整的基础上突出重点，全面反映患者的病情变化，如心脏术后，血流动力学监测、呼吸机参数、血氧等数据是重点监测指标。

5. 动态性　ICU 患者病情变化快，一般以 30～60 min 的间隔记录，但需根据病情确定重点观察内容和间隔时间；有特殊治疗或依据血气分析结果改变呼吸机参数后须及时记录。

思考题

护士在重症患者记录中写道："患者血压偏低、出血较多，调节多巴胺滴数。"此记录内容有何不妥？

附　　录

附录一　呼吸机相关性肺炎诊断、预防和治疗指南（2013）

呼吸机相关性肺炎（ventilator-associated pneumonia，VAP）是重症医学科（ICU）内机械通气患者最常见的感染性疾病之一。VAP可使机械通气患者住院时间和ICU留治时间延长，抗菌药物使用增加，并导致重症患者病死率增加，严重影响重症患者的预后。随着我国重症医学的发展，机械通气技术在ICU应用的日益普及，如何正确诊断、有效预防与治疗VAP成为重症医学领域最关注的问题之一。中华医学会重症医学分会结合近年来国内外在该领域的热点问题和研究成果，组织专家进行讨论，应用循证医学的方法制定了本指南，旨在对我国ICU内机械通气患者VAP的诊断、预防和治疗方面的管理达成共识。

定义与流行病学

VAP指气管插管或气管切开患者在接受机械通气48 h后发生的肺炎。撤机、拔管48 h内出现的肺炎，仍属VAP。

目前VAP在国内外的发病率、病死率均较高，导致ICU留置时间与机械通气时间延长，住院费用增加。国外报道，VAP发病率为6%～52%或（1.6～52.7）例/1 000个机械通气日，病死率为14%～50%；若病原菌是多重耐药菌或泛耐药菌，病死率可达76%，归因死亡率为20%～30%。在我国，VAP发病率在4.7%～55.8%或（8.4～49.3）例/1 000机械通气日，病死率为19.4%～51.6%。VAP导致机械通气时间延长5.4～14.5 d，ICU留置时间延长6.1～17.6 d，住院时间延长11.0～12.5 d。在美国，VAP导致住院费用增加超过4 000美元/每次住院。

重症患者存在多种与发生VAP相关的危险因素，包括与患者的基础状态、诊疗相关操作及药物治疗相关因素等。

根据VAP发病时间，可将VAP分为早发VAP和晚发VAP。早发VAP发生在机械通气≤4 d，主要由对大部分抗菌药物敏感的病原菌（如甲氧西林敏感的金黄色葡萄球菌、肺炎链球菌等）引起；晚发VAP发生在机械通气≥5 d，主要由多重耐药菌或泛耐药菌［如铜绿假单胞菌、鲍曼不动杆菌、甲氧西林耐药的金黄色葡萄球菌（MRSA）］引起。在我国，VAP的致病菌多为铜绿假单胞菌和鲍曼不动杆菌，而部分的早发VAP，也可由多重耐药的病原菌（如铜绿假单胞菌或MRSA）引起。

诊　　断

VAP 的诊断困难，争议较大。临床表现和影像学的改变均缺乏特异性。活检肺组织培养是肺炎诊断的金标准。因其是有创检查，临床取材困难，早期不常进行，不利于指导早期初始的经验用药。文献报道的多种检测方法目前尚无统一标准，因此各种病原学检测方法对 VAP 诊断的准确性受到质疑。

根据现有的研究证据，VAP 的诊断主要依据临床表现、影像学改变和病原学诊断。近年来，一些与感染相关的生物标志物可提高临床对感染的识别，其对 VAP 的诊断意义值得关注。而临床肺部感染评分（CPIS）可行性好，能对 VAP 的诊断量化，有助于临床诊断 VAP。

一、临床诊断

1. 胸部 X 线影像可见新发生的或进展性的浸润阴影是 VAP 的常见表现。

2. 如同时满足下述至少 2 项可考虑诊断 VAP：①体温＞38 ℃或＜36 ℃；②外周血白细胞计数＞10×10^9/L 或＜4×10^9/L；③气管支气管内出现脓性分泌物。需除外肺水肿、急性呼吸窘迫综合征、肺结核、肺栓塞等疾病。

二、微生物学诊断

1. 标本的留取　VAP 的临床表现缺乏特异性，早期获得病原学检查结果对 VAP 的诊断和治疗具有重要意义。疑诊 VAP 患者经验性使用抗菌药物前应留取标本行病原学检查。

获取病原学标本的方法分为非侵入性和侵入性，非侵入性方法一般指经气管导管内吸引（endotracheal aspiration，ETA）分泌物；侵入性方法常包括经气管镜保护性毛刷（protected specimen brush，PSB）和经气管镜支气管肺泡灌洗（bronchoalveolar lavage，BAL）获取样本。用上述方法获取的标本进行定量培养有助于病原微生物的诊断，因此建议有条件的单位应开展细菌的定量培养。ETA 留取标本的优点是取样快、操作简单且费用低，在临床上较易实施；缺点是容易被上气道定植菌污染。ETA 常以定量培养分离细菌菌落计数≥10^5 CFU/mL 为阳性阈值。不同的研究报道该方法敏感性和特异性变化较大，敏感性为 38%～100%，特异性为 14%～100%。因此该方法主要用于指导开始抗菌药物的目标治疗的药物选择及治疗过程中对病原学的动态监测。

PSB 以定量培养分离细菌菌落计数≥10^3 CFU/mL 为阳性阈值，其敏感性为 50%（38%～62%），特异性为 90%（79%～97%）；BAL 以定量培养分离细菌菌落计数≥10^4 CFU/mL 为阳性阈值，其敏感性为 65%（54%～74%），特异性为 82%（71%～91%）。

目前的研究表明，与 ETA 相比，通过 PSB 和 BAL 留取标本做定量培养是更准确的病原学诊断方法，但与上述有创检查方法相比，ETA 留取标本的操作简单，费用低廉，更易实施。

推荐：与 ETA 相比，PSB 和 BAL 取气道分泌物用于诊断 VAP 的准确性更高（1B）。

2. 气道分泌物涂片检查　气道分泌物定量培养需要 48～72 h，耗时较长，不利于 VAP 的早期诊断与指导初始抗菌药物的选择。分泌物涂片检查（革兰染色法）则是一种快速的检测方法，可在接诊的第一时间初步区分革兰阳性菌、革兰阴性菌和真菌。研究表明，以

≥2％的白细胞内有微生物吞噬为阳性标准，分泌物涂片具有较高的敏感性和特异性（敏感性为80％，特异性为82％）。O'Horo等对24项相关研究进行Meta分析发现，对发病率在20％～30％的VAP，与分泌物培养相比，分泌物涂片对VAP诊断的敏感性和特异性分别为79％和74％，其中阳性预测值为40％，阴性预测值超过90％。因此对疑诊VAP患者，分泌物涂片阳性对VAP微生物学诊断的参考价值有限，不应作为初始经验性治疗的抗菌药物选择的唯一依据。而分泌物涂片阴性，特别是革兰阳性菌的涂片结果为阴性时，对除外VAP更有意义。

推荐：气道分泌物涂片检查，有助于VAP诊断和病原微生物类型的初步判别（1C）。

三、感染的生物标志物

C反应蛋白（CRP）和降钙素原（PCT）是近年来临床上常用的判断感染的生物学指标。由于CRP水平在非感染性疾病中也常升高，因此对感染性疾病的诊断特异性较低。PCT与肺部感染密切相关，其水平升高常提示机体存在细菌感染，且随着病原微生物被清除，PCT的水平下降。研究表明，在疾病治疗过程中动态监测PCT的变化有助于指导抗菌药物的使用及缩短其使用周期，但由于其敏感性较低，并缺乏高质量的RCT研究，目前还无证据支持PCT有助于VAP的诊断。

对机械通气患者的前瞻性研究提示，人可溶性髓系细胞触发受体（soluble triggering receptor expressed on myeloid cells-1，sTREM-1）的表达水平是肺炎非常强的独立预测因素，但是否有助于VAP的诊断，研究结果则差异较大，甚至相反。因此，目前sTREM-1尚未在临床推广使用。

1，3-β-D葡聚糖（BG）和半乳甘露聚糖（GM）是目前协助临床诊断侵袭性真菌感染常用的生物标志物。一项对免疫功能抑制患者的研究发现，支气管肺泡灌洗液中的GM对鉴别曲霉菌引起的VAP有较好的敏感性和特异性，但BG和GM在免疫功能正常的机械通气患者中研究甚少，能否作为VAP病原学鉴别的生物标志物尚需更多的证据支持。

四、感染和定植的鉴别分析

机械通气患者如果出现感染的临床征象（如发热、黄痰、外周血白细胞增多或减少）及肺部渗出的影像学表现，则需行微生物学检查以明确病原菌。下气道分泌物定量培养结果有助于鉴别病原菌是否为致病菌，经ETA分离的细菌菌落计数≥10^5 CFU/mL、经气管镜PSB分离的细菌菌落计数≥10^3 CFU/mL，或经BAL分离的细菌菌落计数≥10^4 CFU/mL可考虑为致病菌；若细菌浓度低于微生物学诊断标准，仍需结合宿主因素、细菌种属和抗菌药物使用情况综合评估。

五、血培养和胸腔积液的培养

血培养是诊断菌血症的金标准，但对VAP诊断的敏感性一般不超过25％，且ICU患者常置入较多的导管，即使血培养阳性，细菌亦大部分来自肺外，源自肺炎的菌血症不超过10％。胸腔积液的培养在VAP诊断中的研究尚少，若患者有胸腔感染的征象，则要进行诊断性胸腔穿刺，以排除是否并发脓胸或肺炎旁胸腔积液。

六、CPIS

对VAP的诊断进行量化有利于VAP的诊断。1991年Pugin等提出了CPIS，该评分是综合了临床、影像学和微生物学的情况，用于诊断肺炎并评估感染的严重程度，由 6 项内容组成：（1）体温；（2）外周血白细胞计数；（3）气管分泌物情况；（4）氧合指数（PaO_2/FiO_2）；（5）胸部 X 线片示肺部浸润进展；（6）气管吸出物微生物培养。2003 年 Luna 等对 CPIS 进行了修订，去除了对痰培养结果的要求，称为简化 CPIS，利于早期评价患者肺部感染程度。

2011 年发表的评价 CPIS 在 VAP 诊断中作用的 Meta 分析，共收录了 13 篇文献，大部分以支气管肺灌洗液定量培养作为诊断标准，2 篇文章与病理结果对比，1 篇文章与 PSB 定量培养结果对比，结果显示，CPIS 诊断 VAP 的敏感性为 65%（95% CI 61%～69%），特异性为 64%（95% CI 60%～67%），诊断 OR 值为 4.85（95% CI 2.42～9.71），曲线下面积为 0.748（95% CI 0.65～0.85），CPIS 在 VAP 的诊断强度属于中等。由于该评分系统简单易行，研究显示其可用于评估感染的严重程度，指导抗菌药物的调整时机，及时停用抗菌药物，减少不必要的暴露。因此，应用 CPIS 系统有助于对 VAP 的诊断。

推荐：CPIS 有助于诊断 VAP（1C）。

预　防

VAP 是机械通气患者常见并发症，不仅延长通气时间和住院时间，增加医疗成本，还是危重病患者重要的致死原因。目前已证实多种预防措施可降低 VAP 的发病率，故采用适当的措施以预防 VAP 对临床非常重要。

一、与器械相关的预防措施

1. 呼吸机清洁与消毒　呼吸机的消毒主要是指对呼吸机整个气路系统，如呼吸回路、传感器、内部回路及机器表面的消毒，若未按照呼吸机说明书的正规程序执行，或将规定一次性使用的物品重复使用，会影响其安全性和有效性。清洁、消毒呼吸机时，应遵照卫生行政管理部门对医疗机构的消毒管理规定和呼吸机的说明书规范进行，所有一次性部件使用后应按照卫生部门相关规定丢弃并保证环境安全。

2. 呼吸回路的更换　呼吸回路污染是导致 VAP 的外源性因素之一。既往研究认为，每天更换呼吸回路可减少 VAP 的发生。近年的 RCT 研究分别比较了使用加热湿化器（heated humidifiers，HHs）/热湿交换器（heat and moisture exchangers，HMEs），2 d 更换和不定期更换呼吸回路（管路破损或污染时随时更换），结果显示，2 种更换方法对 VAP 发病率无影响。还有 2 项 RCT 研究发现，无论呼吸回路 7 d 更换、2～3 d 更换，还是不定期更换，VAP 的发病率均无明显差别，不定期更换呼吸回路产生的费用更少。Han 和 Liu 的 Meta 分析也发现，延长呼吸回路、更换时间有降低 VAP 发病率的趋势。因此，机械通气患者无须定期更换呼吸回路，当管路破损或污染时应及时更换。

推荐：机械通气患者无须定期更换呼吸回路（1A）。

3. 湿化器类型对 VAP 发生的影响　HHs 是以物理加热的方法为干燥气体提供适当的温度和充分的湿度，为主动湿化方式；HMEs 是模拟人体解剖湿化系统而制造的替代性装置，它收集并利用呼出气中的热量和水分以温热和湿化吸入的气体，为被动湿化方式。对需要高流量（60～100 L/min）送气的患者或存在气道分泌物异常黏稠、黏液栓或有痰痂形成时通常选用 HHs，而 HMEs 常在运输、麻醉等短时间的通气时应用。在 VAP 的预防方面，两种湿化方式孰优孰劣仍存争议。早期研究表明，HMEs 较 HHs 可降低 VAP 的发病率。随着含加热导丝的 HHs 在临床的应用，近年来的研究认为，两种湿化方式对 VAP 的发病无明显影响，甚至使用 HHs 的 VAP 发病率会更低。多篇 Meta 分析显示，应用 HMEs 与 HHs 间 VAP 的发病率差异无统计学意义，且对患者的总体病死率、ICU 留置时间、机械通气时间及气道阻塞发生率亦无影响。亚组分析显示，与不含加热导丝的 HHs 相比，HMEs 组 VAP 的发病率更低。目前研究表明，机械通气患者无论采用 HMEs 还是含加热导丝的 HHs 作为湿化装置，均不影响 VAP 的发生，但具体选用何种湿化装置尚需结合各自的适应证和禁忌证综合考虑。

建议：机械通气患者可采用 HMEs 或含加热导丝的 HHs 作为湿化装置（2B）。

4. HMEs 的更换　HMEs 因具有节约费用、保持管路干洁和减少护理工作量等优点广泛应用于临床。多数产品说明书建议每天更换 1 次。但 2 项 RCT 研究显示，每 5 d 或 7 d 更换 HMEs 与每天更换相比，两者在 VAP 发病率、气道细菌定植及对气道阻力的影响方面差异均无统计学意义，而频繁更换湿化器明显增加费用。

推荐：机械通气患者若使用 HMEs，每 5～7 d 更换 1 次，当 HMEs 受污、气道阻力增加时应及时更换（1B）。

5. 细菌过滤器　细菌过滤器常放置在吸气管路和/或呼气管路端。放置在吸气管路端可防止呼吸机送出气体内的病原体进入患者气道，放置在呼气管路端可防止患者呼出气中所含病原体污染呼吸机，细菌过滤器使用的缺点是可增加气道阻力和无效腔。已有 RCT 研究显示，在呼吸机的吸气管路和呼气管路端均放置细菌过滤器，并未降低 VAP 的发病率，也不能缩短患者 ICU 留置时间和机械通气时间。对疑似或确诊为肺结核的机械通气患者，应在呼气管路端放置细菌过滤器，避免污染呼吸机和周围环境。

建议：机械通气患者不常规使用细菌过滤器（2C）。

6. 吸痰装置及更换频率　吸痰是机械通气患者最常进行的侵入性操作之一，对清除气道分泌物、维持气道通畅、改善氧合具有重要意义。以往多采用开放式吸痰装置，但由于在操作过程中需要分离患者与呼吸机间的管道连接，不利于保持气道压力和密闭性。20 世纪 80 年代后期引入了密闭式吸痰装置，因其不影响患者与呼吸机管路的连接，可维持呼气末正压和减少对周围环境的污染，临床上应用日渐增多。但多篇 Meta 分析提示，密闭式吸痰装置和开放式吸痰装置在机械通气患者的 VAP 发病率、病死率及 ICU 留置时间方面均无明显差异。目前研究表明，采用开放或密闭式吸痰装置均不影响 VAP 的发生。

对于使用密闭式吸痰装置时的更换频率，2 项 RCT 研究表明，与 24 h 更换相比，48 h 更换甚至不更换对 VAP 的发病率无影响，2 组在住院病死率、住院时间方面也无差异，而不更换组则明显节约医疗费用。

推荐：除非破损或污染，机械通气患者的密闭式吸痰装置无须每日更换（1B）。

7. 纤维支气管镜　在 ICU 内，纤维支气管镜（以下简称纤支镜）的应用常包括纤支镜引导下气管插管、纤支镜诊断（分泌物取样、活检）和经纤支镜气道分泌物引流等。2 个观察性研究显示，ICU 的纤支镜操作是 VAP 发生的独立危险因素。采用细菌分子流行病学调查的方法对纤支镜和患者分泌物培养出的铜绿假单胞菌进行同源性分析显示来源一致，说明纤支镜在患者间的细菌传播中起重要作用。提醒我们严格管理内镜的消毒、灭菌和维护具有重要的临床意义。

二、与操作相关的预防措施

1. 气管插管路径与鼻窦炎防治　有创机械通气患者所建立的人工气道（包括气管插管和气管切开）目的是进行机械通气、清理呼吸道分泌物以及保持患者气道通畅。气管插管可通过经口途径和经鼻途径建立。虽然两种途径建立的人工气道各有不同的优缺点，包括建立的难易、管径的不同、可放置时间的差异、患者的舒适程度、对口腔及口腔护理的影响、气道阻力及气道管理特点等不同，临床可根据具体情况选择应用。有 RCT 研究认为，尽管经口气管插管的气道并发症较经鼻气管插管多，但经口气管插管可降低鼻窦炎的发病率。气管插管患者继发鼻窦炎是 VAP 的高危因素，且缺乏临床特征。临床医生应对机械通气患者保持识别鼻窦炎的警惕，当机械通气患者出现不明原因的发热时，需考虑是否并发鼻窦炎。床旁鼻窦 X 线片检查有助于诊断，确诊则需行鼻窦 CT 检查。一项 RCT 研究比较了 2 组患者，实验组在经鼻插管后行常规 CT 检查，若存在鼻窦炎，立即开始抗菌药物治疗；对照组则不进行 CT 检查，也未予治疗鼻窦炎。结果提示，实验组 VAP 发病率明显低于对照组。Pneumatikos 等的研究中使用塞洛唑啉滴鼻液及布地奈德预防鼻窦炎，可减少影像学上的鼻窦炎的发生，但并不能减低 VAP 的发病率。

推荐：经鼻气管插管可增加鼻窦炎的发病率（1B）。

建议：经鼻气管插管患者出现难以解释的发热，需行影像学检查评估是否患有鼻窦炎，并及时治疗（2B）。

建议：应用药物可预防鼻窦炎，但不降低 VAP 的发病率（2C）。

2. 声门下分泌物引流　上气道分泌物可聚集于气管导管球囊上方，造成局部细菌繁殖，分泌物可顺气道进入肺部，导致肺部感染。因此采用声门下分泌物引流可有效预防肺部感染。持续声门下吸引是采用负压吸引装置对气管导管球囊上方分泌物进行持续性引流，且引流充分，但可出现局部黏膜干燥、出血、影响局部血供等并发症。间断声门下吸引则间断进行分泌物的引流，如患者分泌物较多时则不能保证充分引流，增加感染概率。近期 11 项 RCT 研究的 Meta 分析显示，持续吸引和间断吸引声门下分泌物均可明显降低 VAP 的发病率；但目前暂无研究比较持续和间断声门下吸引对 VAP 发病率的影响。

推荐：建立人工气道患者应行声门下分泌物引流（1B）。

3. 气管切开的时机　长期机械通气的患者常需要行气管切开术，相对于气管插管，气管切开能减少无效腔、增加患者的舒适度、利于口腔护理和气道分泌物引流、可能有助于缩短机械通气时间。但由于是有创性操作，可出现出血、皮下/纵隔气肿及气道狭窄等并发症，因此选择气管切开的时机非常重要。目前对气管切开的时机可分为早期和晚期，多项 RCT 研究界定早期气管切开为机械通气 8 d 以内，晚期气管切开为机械通气 13 d 以上。多项 RCT 研究的 Meta 分析提示，与晚期气管切开相比，早期行气管切开不降低已建立人工气道患者 VAP 的发病率，且两者对早期病死率的影响无明显差别。

建议：机械通气患者早期气管切开不影响 VAP 的发病率（2B）。

4. 动力床治疗（kinetic bed therapy） 机械通气患者需保持相对静止的半坐卧位，可引起黏膜纤毛运输能力下降、肺不张及肺静脉血流改变，因此临床上可用人工为机械通气患者翻身或动力床治疗以改变患者体位，减少并发症。动力床治疗是对机械通气的重症患者使用可持续旋转及保持至少 50°以上翻转的护理床，减少患者因长期卧床而出现的并发症。通常包括连续横向旋转治疗、振动治疗和连续振荡治疗等方法。目前关于动力床在重症患者使用方面的研究并未考虑患者对此项治疗的耐受力，因此研究结果具有一定的局限性。多项 RCT 研究的 Meta 分析显示，与人工为机械通气患者翻身相比，动力床治疗可以降低 VAP 的发病率，但尚无证据提示其能够降低 ICU 病死率、缩短机械通气时间及 ICU 留置时间，且费用、安全性和可行性等缺陷限制了其应用。

建议：机械通气患者应用动力床治疗可降低 VAP 的发病率（2B）。

5. 抬高床头使患者保持半坐卧位 半坐卧位最初只用于行肠内营养的患者，Drakulovic 等于 1999 年提出半坐卧位在 VAP 的预防方面亦有重要作用。美国胸科学会、加拿大重症监护试验中心及疾病控制与预防中心均推荐抬高床头（30°～45°）可有效预防 VAP，尤其利于行肠内营养的患者，可减少胃内容物反流导致的误吸。但抬高床头 45°不仅患者难以耐受，且增加护理难度。Drakulovic 等的 RCT 研究显示，抬高床头 45°（实验组 39 例）与平卧位 0°（对照组 47 例）相比，抬高床头的患者 VAP 的发病率较对照者有所下降（$RR=0.23$；$95\% CI 0.07\sim0.72$）。Keeley 的 RCT 研究显示，抬高床头 45°（实验组 17 例）与 25°（对照组 7 例）相比，患者 VAP 的发病率无明显差异（$RR=0.55$；$95\% CI 0.22\sim1.33$）。由于上述 2 项研究均为小样本研究，其结果尚存争议。近期 3 项 RCT 研究的 Meta 分析结果提示，半坐卧位虽可降低 VAP 的发病率，但 van Nieuwenhoven 等的研究指出，多数患者无法持续耐受抬高床头至 45°（实验组患者 85%的时间无法抬高床头至 45°）。因此对机械通气的患者，在保证患者可以耐受，且不影响医疗效果、不增加护理难度的条件下，抬高床头使患者保持半坐卧位可提高氧合，减少面部水肿，减少肠内营养患者出现反流和误吸。

推荐：机械通气患者应抬高床头以降低 VAP 的发病率（1C）。

6. 俯卧位通气 较早的 RCT 研究指出，俯卧位通气用于急性肺损伤和急性呼吸窘迫综合征患者，可在一定程度上降低 VAP 的发病率、缩短机械通气时间及 ICU 留置时间。由于这些 RCT 均为小样本研究，降低 VAP 发病率的机制不明，其结果尚存争议。Beuret 等的研究发现，对昏迷（格拉斯哥昏迷评分≤9 分）的机械通气患者行 4 h/d 的俯卧位通气不能降低 VAP 的发病率。近年 5 个 RCT 研究的 Meta 分析结果也显示，与仰卧位相比，俯卧位通气不能降低 VAP 的发病率及病死率，其可行性与安全性也限制了其应用。

7. 肠内营养 机械通气患者常存在胃肠道革兰阴性肠杆菌的定植。Altintas 等的研究提出，机械通气患者无论是肠内还是肠外营养，其 VAP 的发病率、ICU 留置时间、ICU 病死率均无明显差异，但行肠外营养的患者其通气时间较长。2010 年的一项研究提出，允许适当的胃潴留量可减少患者营养支持的中断，从而增加营养吸收及减少不良反应。亦有观察性研究指出，接受胃潴留量监控的患者在营养吸收方面有优势，不良反应较少。因此，可根据患者的具体情况调节管饲的速度和量，同时行胃潴留量的监测，可避免胃胀气，减少误吸。鼻饲方法常分为经鼻胃管、经鼻十二指肠管及经鼻腔肠管等途径。有研究指出，经鼻肠营养和经鼻胃内营养对机械通气患者 VAP 发病率的影响并无差异，但空肠内营养使患者吸收能量及蛋白质更多。2009 年 Hsu 等的研究提出，经十二指肠营养较胃内营养的呕吐率低，且能更早达到营养目标。5 项 RCT 研究的 Meta 分析发现，经鼻肠营养与经鼻胃内营养相比，前者可降低 VAP 的发病率，但两者在病死率方面并无差异。

建议：机械通气患者选择经鼻肠管进行营养支持可降低 VAP 的发病率（2B）。

8. 气管内导管套囊的压力　套囊是气管内导管的重要装置，可防止气道漏气、口咽部分泌物流入及胃内容物的反流误吸。置入气管内导管后应使套囊保持一定的压力，以确保其功效并减轻气管损伤。Bouadma 等的回顾性研究发现，监测套囊压力，使之保持在 20 cmH$_2$O 以上可降低 VAP 的发病率（23.5 例/1 000 个机械通气日降至 14.9 例/1 000 个机械通气日，$P<0.000\ 1$）。Rello 等对机械通气患者进行每 4 h 套囊压力监测发现，与不监测相比，VAP 发病率有所降低。Nseir 等的研究发现，与间断监测气管套囊压力相比，持续监测套囊压力并使目标压力控制在 25 cmH$_2$O，可有效降低 VAP 的发病率。

建议：机械通气患者应定期监测气管内导管的套囊压力（2C）。

建议：持续控制气管内导管的套囊压力可降低 VAP 的发病率（2B）。

9. 控制外源性感染　引起 VAP 的病原体常可通过医护人员及环境感染患者。Larson 发现，21％的医护人员手上定植有革兰阴性菌，如肺炎克雷白菌、鲍曼不动杆菌及阴沟肠杆菌。Maki 随机抽查 ICU 医护人员的手，其中 64％的手定植金黄色葡萄球菌。疾病预防与控制中心报告推荐，医护人员进应行严格的手卫生（包括洗手及酒精消毒）。多篇回顾性研究分析结果表明，进行严格的手卫生可降低 VAP 的发病率（干预前后 VAP 发病率下降 53.62％～69.23％，$P<0.05$）。医护人员的教育不容忽视，将引起 VAP 的危险因素对 ICU 的医护人员进行宣教，制作教育手册发放给医护人员，以小组的形式定期学习和考核。多项回顾性对照研究均表明，对医护人员进行宣教可显著降低 VAP 的发病率及缩短机械通气时间。此外，2008 年英国关于医院获得性肺炎（HAP）/VAP 指南及多篇研究均指出，环境卫生和保护性隔离均为切断外来感染的重要途径，是院内感染控制的重要措施，在预防 VAP 的发生中非常重要。因此，严格手卫生、对医护人员进行宣教、加强环境卫生及保护性隔离均可于一定程度上切断外源性感染途径，降低 VAP 的发病率。

推荐：加强医护人员手卫生可降低 VAP 的发病率（1C）。

10. 口腔卫生　建立人工气道在一定程度上破坏了机械通气患者口鼻腔对细菌的天然屏障作用，因此对机械通气患者进行严格有效的口腔卫生护理是对气道的重要保护。口腔卫生护理方法包括使用生理盐水、氯己定或聚维酮碘冲洗，用牙刷刷洗牙齿和舌面等。2 项 RCT 研究表明，聚维酮碘与生理盐水冲洗相比，虽然 2 组患者病死率无差异，但使用聚维酮碘可有效降低 VAP 的发病率。4 项 RCT 研究的 Meta 分析发现，在普通口腔护理的基础上加用牙刷刷洗牙齿和舌面，对 VAP 的发病率无影响。多项 RCT 研究分别采用 2％，0.20％及 0.12％氯己定护理口腔，其综合结果的 Meta 分析提示，以氯己定护理口腔可有效降低 VAP 的发病率。

推荐：机械通气患者使用氯己定进行口腔护理可降低 VAP 的发病率（1C）。

11. **呼吸机相关性气管支气管炎**（ventilator-associated tracheobronchitis，VAT） 目前文献报道，VAT 的发病率为 1.4%～10.0%，认为是患者肺部感染最终发展为 VAP 的重要原因。尽管 VAT 目前尚无明确统一的定义，但一般情况下可采用下述标准：不明原因的发热（> 38 ℃）；脓性分泌物；气管抽吸物或纤支镜检查标本培养结果阳性（定量或半定量）；插管 48 h 后，常规 X 线胸部影像学显示无新的或进行性加重的肺浸润影。有 RCT 研究提示，治疗 VAT 可有效降低 VAP 的发病率，且不增加耐药率。提示：有针对性地使用抗菌药物治疗 VAT，可能是预防 VAP 和改善患者疗效的新策略。

建议：治疗 VAT 可有效降低 VAP 的发病率（2C）。

12. **早期康复治疗** 康复治疗包括一般活动治疗和专业的呼吸功能康复治疗，以及电刺激等物理治疗，此外心理治疗也包含在康复治疗之内。早期康复治疗一般指机械通气 24～48 h 内或度过急性期后开始的康复治疗。有文献报道，早期康复治疗有助于患者功能状态的恢复，防止肌肉无力和肌肉萎缩，提高患者出院时的总体机能状态及总体生存时间，但对患者的机械通气时间、ICU 留治时间及病死率无明显影响，尚未见研究报道康复治疗与 VAP 发病率的关系。

三、药物预防

1. **雾化吸入抗菌药物** 雾化吸入抗菌药物可使呼吸道局部达到较高的药物浓度，对全身影响小，理论上可作为预防 VAP 的一项措施。但综合 2 项 RCT 研究显示，对 VAP 高危人群雾化吸入头孢他啶，并不降低 VAP 的发病率。由于研究样本量小，研究对象均为创伤患者，尚不能充分说明其对细菌耐药的影响。

建议：机械通气患者不常规使用雾化吸入抗菌药物预防 VAP（2C）。

2. **静脉使用抗菌药物** 尽管有 3 项 RCT 研究表明，预防性静脉应用抗菌药物可降低 VAP 的发病率，但并不降低病死率，且需要注意的是，这 3 项研究中有 2 项研究的对象是头部外伤或创伤等 VAP 高危人群，也未对细菌耐药性进行评价。故机械通气患者不应常规静脉使用抗菌药物预防 VAP，如头部外伤或创伤患者需要应用时，应考虑细菌耐药问题。

3. **选择性消化道去污染**（selective digestive tract decontamination，SDD）/**选择性口咽部去污染**（selective oropharyngeal decontamination，SOD） SDD 是通过清除患者消化道内可能引起继发感染的潜在病原体，主要包括革兰阴性杆菌、甲氧西林敏感的金黄色葡萄球菌及酵母菌等，达到预防严重呼吸道感染或血流感染的目的。SOD 是 SDD 的一部分，主要清除口咽部的潜在病原体。经典的 SDD 包括以下 4 个方面：①静脉使用抗菌药物，预防早发的内源性感染；②口咽和胃肠道局部应用不易吸收的抗菌药物：0.5 g PTA（P：多黏菌素 E；T：妥布霉素；A：两性霉素 B）凝胶或 2% PTA 糊涂抹口咽，4 次/d；口服包含 100 mg 多黏菌素 E＋80 mg 妥布霉素＋500 mg 两性霉素 B 的 10 mL 悬液，4 次/d；预防晚发的内源性二重感染；③严格的卫生制度预防潜在病原体的传播。气管切开的患者局部涂抹 PTA 凝胶或 PTA 糊，以预防外源性下气道感染；④每周 2 次咽喉和肠道标本的病原学监测，可评估治疗的有效性，并利于早期发现耐药菌。

现有的 RCT 研究结果提示，对机械通气患者进行 SDD 或 SOD 后，虽对 ICU 病死率、院内病死率无明显影响，也不影响 ICU 留置时间、机械通气时间，但可降低 VAP 的发病率，也不增加细菌的耐药和治疗总费用。2009 年的一项高质量 RCT 研究共纳入机械通气患者 5 000 余例比较 SDD/SOD 对 VAP 发病率的影响，结果显示，进行 SDD 或 SOD 后分别降低 VAP 病死率 3.5％和 2.9％。该研究的另一项分析表明，患者进行 SDD 或 SOD 后，呼吸道耐药菌的定植率也明显降低。

建议：机械通气患者可考虑使用 SDD 或 SOD 策略预防 VAP（2B）。

4. 益生菌　益生菌是指正常肠道存在的活的微生物。危重患者常因肠蠕动减弱、应激性激素增加、药物的影响及营养元素不足等原因，继发肠道微生物菌群的改变，表现为潜在致病菌的优势生长。益生菌可起到菌群调节作用，对胃肠道的结构和功能产生有益的影响。

对机械通气患者应用益生菌是否可减少 VAP 的发生，目前仍存争议。近 2 年发表了 5 篇 Meta 分析，其中 2 篇文章提示危重患者应用益生菌可降低 VAP 的发病率，并可降低病死率，而另有 2 项研究则得出相反的结果，还有 1 篇文章显示，创伤患者应用益生菌可显著降低 VAP 的发病率和缩短 ICU 留置时间，但对病死率无影响。分析上述研究结论相悖的原因，发现纳入标准不同是重要问题。若严格按照 VAP 的定义，现有的 RCT 研究显示，对机械通气患者应用肠道益生菌不能降低 VAP 的发病率和病死率。

建议：机械通气患者不建议常规应用肠道益生菌预防 VAP（2B）。

5. 预防应激性溃疡　一项大型队列研究显示，呼吸衰竭（机械通气＞48 h）是消化道出血的独立危险因素。综合目前的 RCT 研究显示，预防应激性溃疡并不降低机械通气患者消化道出血的风险，同时对 VAP 的发病率和病死率无影响。但对有多种消化道出血高危因素（如凝血功能异常、头外伤、烧伤、脓毒症、使用大剂量糖皮质激素等）的机械通气患者，预防应激性溃疡可使患者明显获益。

目前预防应激性溃疡的药物主要有胃黏膜保护剂（硫糖铝）和胃酸抑制剂（抗酸剂、质子泵抑制剂和 H_2 受体拮抗剂）。现有的资料表明，与 H_2 受体拮抗剂相比，机械通气患者应用硫糖铝预防应激性溃疡可降低 VAP 的发病率。但一项高质量的 RCT 研究表明，相比 H_2 受体拮抗剂，应用硫糖铝会增加消化道出血风险。硫糖铝与抗酸剂比较的 RCT 研究表明，两者在 VAP 发病率、病死率方面无差异。目前暂无硫糖铝与质子泵抑制剂对 VAP 发病影响比较的 RCT 研究。而质子泵抑制剂与 H_2 受体拮抗剂对 VAP 发病率影响的 RCT 研究显示，2 种药物无差别，但质子泵抑制剂组的消化道出血风险显著低于 H_2 受体拮抗剂组。因此，预防机械通气患者的应激性溃疡，选用硫糖铝可降低 VAP 发生的概率，但需评估消化道出血的风险。

四、集束化方案

机械通气患者的集束化方案（ventilator care bundles，VCB）最早由美国健康促进研究所（Institute for Healthcare Improvement，IHI）提出，IHI 的 VCB 主要包括以下 4 点：①抬高床头；②每日唤醒和评估能否脱机拔管；③预防应激性溃疡；④预防深静脉血栓。而 VCB 的每一点均基于改善机械通气患者预后的证据得出的。随着研究的深入，许多新的措施因可降低 VAP 发病率而被加入到 VCB 中，包括口腔护理、清除呼吸机管路的冷凝水、手卫生、戴手套、翻身等。尽管观察性研究表明，VCB 也可以减少 VAP 的发生，但其中只有"抬高床头"和"每日唤醒"有证据表明其直接降低 VAP 的发病率，而"预防深静脉血栓"和"预防应激性溃疡"并不直接影响 VAP 患者的结局。2009 年的一篇系统综述比较了 VCB 对 VAP 发病率的影响，其纳入了 4 项研究，结果显示在实施 VCB 前，VAP 发病率是（2.7～13.3）例/1 000 个机械通气日，实施后降至（0～9.3）例/1 000 个机械通气日。目前的研究表明，对机械通气患者实施 VCB 可有效降低 VAP 的发病率，对临床具体实施，在遵循循证医学原则的基础上，可根据本单位具体情况和条件，制定适合自己有效、安全并易于实施的 VCB。

推荐：机械通气患者应实施 VCB（1C）。

治　疗

一、VAP 的抗菌药物治疗

（一）抗菌药物初始经验性治疗原则

1. 初始经验性抗感染治疗的给药时机　初始经验性抗感染治疗的定义是临床诊断为 VAP 的 24 h 内即开始抗感染治疗。此时病原菌尚未明确，有可能因药物未能覆盖致病菌而导致治疗不当。但多项临床研究显示，如临床诊断超过 24 h 或获得微生物学检查结果后开始给药（延迟给药），即使接受了恰当的治疗，因抗感染治疗时机延迟，仍可使 VAP 病死率升高，医疗费用增加，机械通气时间和住院天数延长。

推荐：VAP 患者应尽早进行抗菌药物的经验性治疗（1C）。

2. 初始经验性抗感染治疗抗菌药物的选择　尽管有多个评估经验性抗感染治疗 VAP 临床疗效的 RCT 研究，但至今仍无对 VAP 能取得最佳疗效的抗感染治疗方案。研究提示，在初始经验性抗感染治疗时，选择抗菌药物应重点考虑下述 3 个因素：VAP 发生时间（早发/晚发）、本地区（甚至本病区）细菌流行病学监测资料（如病原菌谱及耐药谱等）、患者是否存在多重耐药（multidrug-resistant，MDR）病原菌感染高危因素（如 90 d 内曾使用抗菌药物，正在接受免疫抑制治疗或存在免疫功能障碍，住院时间 5 d 以上，居住在耐药菌高发的社区或特殊医疗机构等）。

早发 VAP 和 MDR 病原菌感染低危患者，抗菌药物初始经验性治疗时无须选择广谱抗菌药物；晚发 VAP 可能由 MDR 病原菌引起，应选择广谱抗菌药物，以确保疗效，并减少诱发耐药菌产生的机会。VAP 可能致病菌与经验性抗感染治疗抗菌药物选择的建议见附表 1-1。

附表 1-1　VAP 常用可能致病菌与初始经验性抗感染治疗抗菌药物选择

	可能的病原菌	可选择药物
早发 VAP（≤4 d）、不存在或存在低多重耐药菌感染高危因素	肺炎链球菌 流感嗜血杆菌 抗菌药物敏感的革兰阴性肠杆菌 　大肠埃希菌 　肺炎克雷白菌 　变形杆菌 　沙雷菌 甲氧西林敏感的金黄色葡萄球菌	广谱青霉素/β-内酰胺酶抑制剂（如阿莫西林-克拉维酸钾、氨苄西林-舒巴坦）或 第二代/第三代头孢菌素类药物（如头孢呋辛、头孢噻肟）或 喹诺酮类（如左氧氟沙星、莫西沙星、环丙沙星）或 窄谱碳青霉烯类（如厄他培南）

	可能的病原菌	可选择药物
晚发 VAP（≥5 d）、存在高多重耐药菌感染高危因素：（1）90 d 内曾使用抗菌药物；（2）入院超过 5 d；（3）居住在耐药菌高发的社区或特殊医疗机构；（4）正在接受免疫抵制治疗或存在免疫功能障碍	上述病原菌 铜绿假单胞菌 产 ESBLs 的肠杆菌科菌（如肺炎克雷白菌） 不动杆菌属 甲氧西林耐药的金黄色葡萄球菌	头孢菌素类药物（如头孢哌酮、头孢他啶、头孢吡肟）或 碳青霉烯类（如亚胺培南、美罗培南）或 β-内酰胺类/β-内酰胺酶抵制剂复方制剂（如头孢哌酮-舒巴坦、哌拉西林-他唑巴坦） 考虑革兰阴性耐药菌感染可联用：（1）喹诺酮类（如环丙沙星、左氧氟沙星）；（2）氨基糖苷类（如阿米卡星、庆大霉素） 考虑革兰阳性耐药菌感染可联用：（1）利奈唑胺；（2）糖肽类（如万古霉素、替考拉宁）

注：VAP：呼吸机相关性肺炎；ESBLs：超广谱 β-内酰胺酶。

3. 抗菌药物初始经验性抗感染治疗单药/联合用药策略由于初始经验性抗感染治疗是医生对患者可能感染病原菌的主观判断结果，治疗选择可能存在不准确性。为克服此问题，临床医生必须收集更多病史、临床及流行病学资料以提高判断准确性。多项 RCT 研究及 Meta 分析对单药和联合用药（同时应用 2 种或 2 种以上抗菌药物）治疗 VAP 的效果和预后进行了评估，包括美罗培南与头孢他啶联合阿米卡星的比较；头孢吡肟与头孢吡肟联合阿米卡星/左氧氟沙星的比较等。结果只提示，对铜绿假单胞菌、鲍曼不动杆菌或多重耐药菌感染，联合用药组初始经验性抗感染治疗药物选择合理率更高，但两种给药方案的病死率及临床治愈率无显著差异。

因此，在初始经验性抗感染治疗时选择单药治疗可减少抗菌药物使用量及医疗费用，降低药物不良反应和诱发耐药菌产生。单药治疗时可依据患者是否有混合感染或 MDR 高危因素，结合当地病原菌流行病学资料选择药物，并注意尽可能覆盖可能的病原菌；而联合用药的抗菌谱则更广，可覆盖更多病原菌，故对混合感染或可能为多重耐药菌感染者，可考虑联合用药。

推荐：VAP 患者初始经验性抗感染治疗常规选用恰当抗菌谱的单药抗感染治疗；若考虑病原体为多重耐药致病菌，可选择抗菌药物的联合治疗（1B）。

（二）抗菌药物目标性治疗

抗菌药物的目标性治疗是在充分评估患者的临床特征并获取病原学培养及药敏结果的前提下，按照致病菌药敏结果给予相应的抗菌药物进行针对性治疗的一种策略。在 VAP 经验性抗感染治疗的基础上，一旦获得病原学证据应及时转为目标性治疗。

目前的研究资料表明，VAP 的致病菌，尤其是晚发 VAP 的致病菌多为 MDR、泛耐药（extensively drug-resistant，XDR）或全耐药（pandrug-resistant，PDR）细菌，包括铜绿假单胞菌、鲍曼不动杆菌、MRSA 及产超广谱 β-内酰胺酶（extended-spectrum beta-lacta-mases，ESBLs）的大肠埃希菌或肺炎克雷白菌等。本指南依据现有的国内外研究资料，结合我国流行病学特点，提出常见耐药菌的抗感染治疗策略，见附表 1-2。

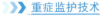

附表 1-2　VAP 常见病原菌目标治疗的抗菌药物选择

病原菌	可选择的药物
铜绿假单胞菌	头孢菌素类药物（如头孢哌酮、头孢他啶、头孢吡肟）或 碳青霉烯类（如亚胺培南、美罗培南）或 β-内酰胺类/β-内酰胺酶抑制剂复方制剂（如头孢哌酮-舒巴坦、哌拉西林-他唑巴坦） 可联合使用 抗假单胞菌的喹诺酮类（如环丙沙星、左氧氟沙星）或 氨基糖苷类（如阿米卡星、庆大霉素）
鲍曼不动杆菌	含舒巴坦的 β-内酰胺类复方制剂（如头孢哌酮-舒巴坦、氨苄西林-舒巴坦）或 碳青霉烯类（如亚胺培南、美罗培南） 可联合使用 氨基糖苷类（如阿米卡星）或 四环素类（如米诺环素、多西环素、替加环素）或 喹诺酮类（如左氧氟沙星、环丙沙星）或 多黏菌素 E
产 ESBLs 肠杆菌	β-内酰胺类/β-内酰胺酶抑制剂复方制剂（如头孢哌酮-舒巴坦、哌拉西林-他唑巴坦）或 碳青霉烯类（如亚胺培南、美罗培南）或 四环素类（如替加环素）
甲氧西林耐药的金黄色葡萄球菌	利奈唑胺或 糖肽类（如万古霉素、替考拉宁）或 四环素类（如替加环素）

注：VAP：呼吸机相关性肺炎；ESBLs：超广谱 β-内酰胺酶。

铜绿假单胞菌是目前临床最常见的 VAP 致病菌（尤其是晚发 VAP）。由铜绿假单胞菌感染所致的 VAP，在接受单药治疗时有 30%～50%可产生耐药菌，但亦无证据表明联合用药可减少或避免耐药菌的产生。鉴于联合用药可降低不充分治疗及无效治疗的发生率，故对病情危重的多重耐药铜绿假单胞菌感染者，可参照附表 1-2 选择抗菌药物的联合治疗。

鲍曼不动杆菌临床检出率逐年增高，尽管耐碳青霉烯类鲍曼不动杆菌的增多使得临床治疗面临越来越多的困难，但目前流行病学资料显示，鲍曼不动杆菌对碳青霉烯类、含舒巴坦的 β-内酰胺类复方制剂、氨基糖苷类、四环素类以及多黏菌素等抗菌药物仍有较高的敏感性。临床治疗时应尽可能根据药敏结果选用抗菌药物。而针对多重耐药鲍曼不动杆菌感染引起 VAP 的治疗，目前仅有非对照小样本临床病例观察或个案报道，尚无高质量证据，但在治疗泛耐药鲍曼不动杆菌（extensively drug resistant A. baumannii，XDRAB）、全耐药鲍曼不动杆菌（pan drug resistant A. baumannii，PDRAB）感染引起的 VAP 时，仍主张选择两类或三类抗菌药物进行适当的联合治疗。

大肠埃希菌和肺炎克雷白菌是最常见的产 ESBLs 的革兰阴性杆菌。回顾性研究分析显示，使用第三代头孢菌素类药物可增加产 ESBLs 耐药菌感染的机会，故临床治疗产 ESBLs 耐药菌时，应避免单独使用第三代头孢菌素类药物。而第四代头孢菌素类药物的使用如头孢吡肟仍存争议，因此对有第三代头孢菌素类药物用药史者可选用碳青霉烯类药物。此外，β-内酰胺类/β-内酰胺酶抑制剂复方制剂为目前常用的药物。近几年，肠杆菌和肺炎克雷白杆菌对碳青霉烯类药物的耐药增加，替加环素仍有较高的敏感性，故替加环素亦可作为一种治疗选择。由于产 ESBLs 肠杆菌易对氨基糖苷类和氟喹诺酮类药物产生耐药，目前尚不能确定联合用药是否能让患者获益。

MRSA 是晚发 VAP 的常见致病菌，目前临床上常用的药物有万古霉素、替考拉宁、利奈唑胺，但尚无足够证据证实哪一类药物是治疗 MRSA 引起 VAP 的最佳选择。多项 RCT 研究分别对万古霉素和利奈唑胺治疗 MRSA 所致 VAP 的临床疗效进行评估，结果显示，两者在临床治愈率、病死率及不良反应发生率均无显著差异，但利奈唑胺的微生物学总治愈率显著高于万古霉素，可能与利奈唑胺具有较强的肺组织穿透性有关。根据近年 MRSA 的最小抑菌浓度（MIC）值的变化趋势，万古霉素谷浓度达到 15 mg/L 或更高时，临床治疗可取得较好的疗效，尽管目前缺乏有关的高质量研究，临床应用万古霉素时仍应根据患者的病理生理及药代动力学/药效学（PK/PD）等计算个体给药剂量，尽可能保证谷浓度在 15～20 mg/L。对 MRSA 与革兰阴性菌的混合感染以及肝肾功能不全的患者，可选择替加环素进行治疗。

由于危重患者的病理生理状态与非危重者明显不同，引起 VAP 的 MDR/PDR 可选择的敏感药物甚少，其 MIC 值也较高，故在制订目标性抗菌治疗方案时，除考虑抗菌药物品种的选择外，还应尽量根据该药在体内的 PK/PD 特点，确定给药剂量和用药方法，以获得更好的临床疗效。PK/PD 相关因素包括：药物的作用方式（时间/浓度依赖）、药物表观分布容积与蛋白结合率；患者的病理生理状况（是否存在严重毛细血管渗漏）、血浆蛋白水平以及脏器功能（循环、肝脏、肾脏等）情况、患者接受的治疗手段［连续性肾脏替代治疗（CRRT）、人工膜氧合（ECMO）］等；再结合病原菌的 MIC 值综合制订给药方案。如条件许可，治疗过程中应监测血药浓度以保证其维持在有效的治疗浓度范围内。

（三）经气管局部使用抗菌药物

对 MDR/PDR 感染（如铜绿假单胞菌或鲍曼不动杆菌）引起的 VAP，使用全身抗菌药物的治愈率不高，有研究报道治愈率甚至低于 50%，其中一个重要原因在于通过静脉给药时，药物到达肺组织的浓度并不理想，而提高用药剂量又可能增加药物的毒副作用。经气管局部使用抗菌药物，可有效提高肺组织的药物浓度，同时减少全身用药的相关副作用。有研究表明，局部用药时气管分泌物的药物峰浓度可达到静脉给药的 200 倍，血浆谷浓度在可接受范围内，支气管分泌物的药物谷浓度可保持在其 20 倍以上。理论上讲局部药物浓度远超过 VAP 常见病原菌的 MIC。

除此之外，药物微粒大小、pH、黏稠度及雾化装置等均可影响雾化的临床疗效。其中，雾化微粒平均直径决定药物沉积部位，如直径<1 μm 易随呼气气流被清除；>20 μm 则只沉积在鼻、咽、喉及上部气管；而 1～5 μm 是最适宜的，可使药物沉积在细支气管和肺泡。常用的雾化装置包括超声雾化、喷雾、吸气增强型喷雾及振荡筛喷雾，其中超声雾化的药物平均微粒直径 3.0～3.6 μm，流速低，颗粒小，浓度高，尤其适用于插管患者。

目前，最常使用的雾化抗菌药物为氨基糖苷类药物（如妥布霉素、庆大霉素、阿米卡星），也有少数研究使用头孢他啶、万古霉素、美罗培南、多黏菌素等。现有的随机对照研究显示，与单纯静脉给药比，联合雾化吸入抗菌药物可提高 VAP 的治愈率，但并不降低病死率。然而，雾化吸入抗菌药物相关的副作用值得关注，常见的副作用包括：支气管痉挛、气道梗阻、室上性心动过速。另外有观察性研究报道，雾化吸入抗菌药物可增加多重耐药菌发生的风险。但近年 RCT 研究结果却未证明此点。

现有证据并不能确定雾化吸入抗菌药物在治疗 VAP 中的疗效，同时在药物种类选择、剂量、疗程等方面各项研究间差异很大。故雾化吸入抗菌药物不应作为 VAP 常规治疗，但对全身用药效果不佳的多重耐药非发酵菌感染者，可作为辅助治疗措施。

建议：对多重耐药非发酵菌肺部感染，全身抗感染治疗效果不佳时，可考虑联合雾化吸入氨基糖苷类或多黏菌素类等药物治疗（2C）。

（四）抗菌药物的使用疗程

1. 抗感染治疗疗程　抗感染治疗的疗程是否恰当极其重要，过短的疗程可因未能清除致病菌导致治疗失败或肺炎复发；过长的疗程不仅使病原菌清除效益下降，且增加诱发耐药机会，同时也会增加脏器负担，增加医疗费用及较多的药物不良反应。Chastre 等比较了 VAP 抗感染治疗 8 d 和 15 d 的疗程，结果显示，8 d 组和 15 d 组在机械通气时间、ICU 留治时间和病死率方面无差异，但在非发酵菌感染者中，8 d 组的 CPIS 高于 15 d 组。有研究亦显示，若能对临床及微生物学进行密切监测，VAP 患者的抗感染短疗程（<10 d）比长疗程（≥10 d）更安全，两者病死率无显著差异，但前者肺炎复发率可能增加。

抗感染疗程需结合患者感染的严重程度、潜在的致病菌、临床疗效等因素做出决定。短疗程适用于初始经验性抗感染治疗恰当、单一致病菌感染、无脓肿及免疫功能正常者。而初始抗感染治疗无效、多重耐药菌感染、复发风险高及有免疫缺陷者，则不适合短疗程抗感染治疗。

推荐：VAP 抗感染疗程一般为 7～10 d，如患者临床疗效不佳、多重耐药菌感染或免疫功能缺陷则可适当延长治疗时间（1B）。

2. 抗感染治疗的降阶梯治疗　降阶梯治疗策略已成为重症感染患者抗菌药物治疗的国际共识。研究显示，降阶梯治疗同样适用于 VAP 患者，3 项观察性试验研究认为，与持续使用广谱抗菌药物治疗相比，接受降阶梯治疗虽不能缩短 ICU 留置时间，但可有效提高初始经验性治疗抗菌药物品种选择合理率及降低肺炎复发率，但不影响病死率。提示：对 VAP 患者行抗菌药物初始经验性治疗 48～72 h 后，需及时评估患者临床情况，根据细菌学监测及药敏试验结果调整为可覆盖病原菌、窄谱、安全及经济效益比值高的药物。

推荐：VAP 患者抗感染治疗推荐降阶梯治疗策略（1C）。

3. 动态监测血清 PCT/CPIS　血清 PCT 在严重细菌感染时水平明显升高，动态观察其变化有助于评估抗菌疗效，连续监测可指导抗菌药物使用策略。血清 PCT<0.25 μg/L 时可不使用或停止使用抗菌药物；血清 PCT 0.25～0.5 μg/L 或与治疗前相比下降幅度≥80% 可采取降阶梯或停止使用抗菌药物；血清 PCT≥0.5 μg/L 或与治疗前相比下降幅度<80% 可继续沿用原抗菌治疗方案；血清 PCT≥0.5 μg/L 或高于治疗前水平，则应更换抗菌药物。2 项 RCT 研究表明，根据以上原则调整抗菌药物使用方案，可显著缩短抗菌药物使用

天数，减少抗菌药物暴露，但不影响病死率及住院天数。因此，运用血清 PCT 水平变化指导 ICU 严重细菌感染（包括 VAP）的抗菌治疗策略，可减少抗菌药物暴露及选择压力，有利于确定适宜的用药疗程。

CPIS 是一项综合了临床、影像和微生物学指标，用于评估肺炎的严重程度、抗感染疗效和预后的评分系统。Singh 等采用 CPIS 对 ICU 患者抗感染治疗效果进行研究，其方法为 CPIS＞6 分者连续 10～21 h 抗感染治疗；CPIS≤6 分者给予环丙沙星单药治疗，3 d 后再次评估仍≤6 分者则停药。该研究发现，在 CPIS 指导下进行的抗感染治疗，不仅减少抗菌药物暴露和降低治疗费用，还可显著减少抗菌药物耐药和二重感染的发生，但不影响病死率。可见，CPIS 对临床医师选择抗菌药物、决定抗感染疗程同样具有指导意义。

二、应用糖皮质激素

糖皮质激素用于治疗 VAP 的研究较少，目前仅有 1 项前瞻性对照试验的研究对象涵盖 VAP 患者，该研究比较 2 组 ICU 肺炎患者，一组确诊后即开始甲泼尼龙治疗，另一组未使用糖皮质激素，结果发现，使用糖皮质激素组 28 d 病死率更高。如果肺炎患者合并或继发感染性休克，可按照感染性休克的治疗原则加用糖皮质激素。总之，对危重患者使用糖皮质激素治疗应谨慎，尤其在无充分证据支持时，使用糖皮质激素可能增加患者的死亡风险。

推荐：VAP 治疗不推荐常规应用糖皮质激素（1C）。

三、应用物理治疗

胸部物理治疗是指采用物理方法可预防或减少气道内分泌物淤滞，防止发生肺部并发症，改善患者肺功能。传统的物理治疗方法包括体位引流、胸部叩拍、呼吸锻炼等。目前仅 1 项 RCT 研究提示，物理治疗并不能改善 VAP 患者的临床症状和预后（如通气时间、ICU 留置时间及病死率）。然而对某些特殊人群患 VAP 时，如可耐受物理治疗，或常规治疗不能对下气道分泌物进行充分引流时，物理治疗可使其获益，但更多的证据需由进一步研究证实。因此，虽无证据证明物理治疗可改善肺炎患者预后，但早期物理治疗可能有助患者的早期康复。

附录二　导管相关性血流感染的预防控制指南（2011）

本指南为施行血管内插管的医务人员及对各种医疗场所进行感染监测和控制的相关人员而编写。本报告由重症监护科、感染科、医院感染管理科、外科、麻醉科、介入放射科、呼吸科、儿科和护理等多学科代表构成的工作组共同起草。此工作组由重症监护医学会（SCCM）领导，美国感染性疾病学会（IDSA）、美国医疗保健流行病学学会（SHEA）、美国外科感染学会（SIS），美国胸科医师学会（ACCP），美国胸科学会（ATS），美国麻醉和危重病学会（ASCCA），美国感染控制和流行病学专业学会（APIC），美国输液护士学会（INS），美国肿瘤护理学会（ONS），美国胃肠外和肠内营养学会（ASPEN），美国介入放射学学会（SIR），美国儿科学会（AAP），儿童感染病学会（PIDS）和美国疾病预防控制中心（CDC）医院感染控制顾问委员会（HICPAC）共同参与。本指南用于取代 2002 年发布的《预防导管相关性血流感染（CRBSI）指南》，旨在为预防 CRBSI 提供具有循证支持的各项建议。要点包括：（1）对实施和护理导管的医务人员进行教育和培训。（2）中心静脉插管过程中施行最大消毒屏障。（3）使用含氯己定浓度>0.5%酒精溶液消毒皮肤。（4）避免常规更换中心静脉导管以预防 CRBSI。（5）如果严格执行以上措施后感染率仍未下降，则可使用含有消毒/抗菌涂层的短期中心静脉导管以及氯己定浸泡的海绵敷料。指南同时强调使用组合措施改善现状，记录和报告对各项组合措施的依从性，并将此作为质量保证和绩效改进的基准。

与 CDC 和 HICPAC 之前发布的指南一样，每一条建议都根据现有的科学数据、理论依据、适用性和经济影响进行了归类。在本指南中建议的分类系统分述如下：

Ⅰ类：A：有设计良好的实验、临床或流行病学研究支持，强烈推荐采用；B：有部分实验、临床或流行病学研究支持，有较强的理论依据或证据有限的常规操作（如无菌术），强烈推荐采用；C：各州或联邦法律、条款或标准强制性要求。Ⅱ类：有提示意义的临床或流行病学研究支持或有一定的理论依据，建议采用；未明确：由于缺乏充足的证据或确切的疗效支持，尚无定论的情形。

1　简介

美国每年重症监护病房的中心静脉置管日（在指定时间内特定人群中所有患者暴露于中心静脉插管的总天数）总计 1 500 万日。关于 CRBSI 有很多不同的研究。感染可直接导致住院费用的增加和住院时间的延长，但未见明显的死亡率增加。ICU 中每年发生的 CRBSI 约为 8 万例，而在整个医院范围内，预计每年发生的病例数可高达 25 万例。多项分析显示由于 CRBSI 可导致发病率的升高和医疗费用的增长，其花费非常惊人。为改善患者预后以及减少医疗费用，医务人员、保险公司、管理机构和患者都致力于减少感染的发生。而要达成此目的，需要包括决定置入和拔除中心静脉插管（CVC）的医师、置入或护理导管的医护人员、感染管控人员、首席执行官（CEO）和分配资源人员在内的医院管理者以及能够辅助自我护理的患者等多个部门人员的共同参与和努力。

有效预防的最终目的是在所有的医疗护理场所消除 CRBSI。虽然目标富有挑战性，然而该项目已经获得了初步成功，但成果的维持仍需继续努力。本指南中所探讨的各种措施其目的是在特定的患者人群中，周围环境普遍存在微生物的情况下，以及受现有条件和技术的限制下，尽可能地减少 CRBSI 发生率。

2　推荐意见概要

2.1　教育培训与人员配备　（1）对相关医疗人员进行教育包括：血管内导管的使用指征，血管内导管置管及其护理的规范化操作，防止血管内导管相关感染的最佳感染预防措施（ⅠA 类）。（2）定期评估施行血管内导管置入术及其护理的相关人员对指南知晓度和依从性（ⅠA 类）。（3）仅允许经过培训并通过考核的医疗人员进行外周和中心静脉导管置入和护理工作（ⅠA 类）。（4）确保 ICU 合理的护理人员配置。观察性研究显示，缺乏训练有素的护士或患者/护士比增高，同 ICU 中 CRBSI 相关（ⅠB 类）。

2.2　导管及插管部位选择

2.2.1　外周静脉导管与中长周围静脉导管　（1）成人应选择上肢作为插管的部位。

对于留置在下肢的导管需尽快在上肢重新置管（Ⅱ类）。（2）儿童可选择上肢、下肢或头皮（新生儿或小婴儿）进行插管（Ⅱ类）。（3）应根据插管目的、预计使用的时间、已知感染和非感染并发症（如静脉炎和皮下渗漏）、插管操作者的个人经验等因素，合理选择导管种类（ⅠB类）。（4）避免在给药或输液时使用钢针，以防止液体外渗时发生组织坏死（ⅠA类）。（5）当预计静脉输液治疗＞6 d，应使用中长周围静脉导管或经外周中心静脉导管（PICC）（Ⅱ类）。（6）每日通过触诊是否有压痛及其对于使用透明敷料者视诊，评估插管部位情况，对于使用纱布或不透明敷料，除非患者有感染迹象如局部压痛或其他可能 CRB-SI 迹象，否则不应揭除。如果患者出现局部压痛或其他可能 CRBSI 的表现，应揭除不透明敷料，直接观察插管部位（Ⅱ类）。（7）当患者出现静脉炎（红肿、热、痛或可触及静脉索）、感染或导管功能障碍时，应及时拔除外周静脉置管（ⅠB类）。

2.2.2　中心静脉导管　（1）在选择置管部位前，须权衡降低感染并发症和增加机械损伤并发症（如气胸、刺入锁骨下动脉、锁骨下静脉裂伤、锁骨下静脉狭窄、血胸、血栓形成、空气栓塞，置管错位）的利弊（ⅠA类）。（2）成人应避免选择股静脉作为穿刺点（ⅠA类）。（3）当对成人进行非隧道式中心静脉置管操作时，应选择锁骨下静脉而非颈静脉或股静脉，以减少感染风险（ⅠB类）。（4）隧道式 CVC 最佳的置入部位，尚无明确的推荐意见（未明确）。（5）血液透析或终末期肾病患者，应避免选择锁骨下静脉部位，以防锁骨下静脉狭窄（ⅠA类）。（6）须接受长期透析的慢性肾功能衰竭患者，应采用造瘘或植入等方式而非 CVC（ⅠA类）。（7）应在超声引导下进行中心静脉置管（如果条件允许），以减少反复插管试探次数以及机械损伤。超声引导应由经过此项技术专门培训的人员使用（ⅠB类）。（8）尽量选用能满足患者治疗所需的最少接口数或腔体数的 CVC（ⅠB类）。（9）关于胃肠外营养置管，尚无推荐意见（未明确）。（10）如有可能，应尽早拔除所有血管内导管（ⅠA类）。（11）当插管未能严格遵循无菌要求时（如紧急情况下施行插管），应尽快更换导管，如48 h内（ⅠB类）。

2.3　手卫生与无菌操作　（1）在触摸插管部位前、后，以及插入、重置、触碰、护理导管及更换敷料前、后时，均应严格执行手卫生程序，手卫生可使用传统的皂液和水，或者用酒精擦手液。在对插管部位进行消毒处理后，不应再触摸该部位，除非采用无菌操作（ⅠB类）。（2）在进行插管和护理操作时须无菌操作（ⅠB类）。（3）进行周围静脉置管时，若对插管部位进行皮肤消毒后不再触碰该部位，则佩戴清洁手套即可（ⅠC类）。（4）进行动脉导管、中心静脉导管及中长周围静脉导管置管时，必须佩戴无菌手套（ⅠA类）。（5）使用导丝更换导管时，在接触新的导管前，应更换无菌手套（Ⅱ类）。（6）更换敷料时，佩戴清洁或无菌手套（ⅠC类）。

2.4　最大无菌屏障措施　（1）在放置 CVC、PICC 或更换导丝时，应进行最大无菌屏障措施，包括佩戴帽子、口罩、无菌手套，穿无菌手术衣，使用覆盖患者全身的无菌布（ⅠB类）。（2）肺动脉插管时，应使用无菌套管进行保护（ⅠB类）。

2.5　插管部位皮肤准备　（1）在进行周围静脉置管前，采用消毒剂（70％酒精、碘酊、聚维酮碘或葡萄糖酸氯己定）进行清洁皮肤（ⅠB类）。（2）在进行中心静脉置管、周围动脉置管和更换敷料前，应用含氯己定浓度＞0.5％酒精溶液进行皮肤消毒。若患者对使用氯己定有禁忌，则可选用碘酊、聚维酮碘或 70％酒精（ⅠA 类）。（3）尚无研究比较酒精＋氯己定和酒精＋聚维酮碘用于皮肤消毒作用差异（未明确）。（4）氯己定在<2 个月婴儿中的应用安全性和有效性尚无推荐意见（未明确）。（5）应按照生产商的推荐，在进行插管时应保证皮肤表面的消毒剂已干燥（ⅠB 类）。

2.6 插管部位敷料应用 （1）使用无菌纱布或无菌的透明、半透明敷料覆盖插管部位（ⅠA 类）。（2）若患者易出汗或插管部位有血液或组织液渗出，应选用纱布覆盖（Ⅱ类）。（3）当敷料潮湿、松弛或可见污渍时，应更换（ⅠA 类）。（4）除透析导管外，不要在插管部位使用抗菌膏或霜，因其可能促进真菌感染及抗菌药物耐药。（5）防止导管及插管部位浸入水中。在做好防护措施后（如导管与接口用防透水膜覆盖），可进行淋浴（ⅠB 类）。（6）短期 CVC 置管应每 2 d 更换纱布敷料（ⅠB 类）。（7）短期 CVC 置管应至少每 7 d 更换透明敷料。除非在儿科患者导管脱出的风险超过更换敷料的益处（ⅠB 类）。（8）覆盖于隧道或植入式 CVC 部位的透明敷料更换不应频于每周 1 次（除非敷料变脏或松弛），直至插入部位愈合（Ⅱ类）。（9）已愈合的长期隧道 CVC 置管部位出口处，覆盖敷料的必要性，尚无推荐意见（未明确）。（10）保证插管部位护理与插管材料相匹配（ⅠB 类）。（11）所有肺动脉插管均应使用无菌套管（ⅠB 类）。（12）若已经采取了教育和培训，合理使用氯己定皮肤消毒等基础预防措施后，短期置管 CLABSI 发生率仍较高，则可在年龄 ＞2 月龄患者中使用含氯己定的海绵敷料（ⅠB 类）。（13）尚无其他类型氯己定敷料的推荐意见（未明确）。（14）更换敷料时，肉眼观察插管部位或在敷料外进行触诊。若患者有压痛感、不明原因发热或其他表现提示局部或血流感染，应立即揭开敷料彻底检查插管部位（ⅠB 类）。（15）鼓励患者及时报告插管部位的任何变化或新的不适（Ⅱ类）。

2.7 患者清洁 使用 2％氯己定每日清洁皮肤 1 次以减少 CRBSI（Ⅱ类）。

2.8 导管固定装置 使用免缝合装置固定导管以降低感染率（Ⅱ类）。

2.9 抗菌/消毒剂涂层导管和套囊（cuff） 若采用综合措施仍不能降低 CLABSI 发生率，则推荐对预计导管留置>5 d 的患者使用氯己定/磺胺嘧啶银或米诺环素/利福平包被的 CVC。综合措施应包括至少以下 3 个部分：教育置入和护理导管的医疗人员、使用最大无菌屏障措施、置管时使用含氯己定浓度>0.5％酒精溶液进行皮肤消毒（ⅠA 类）。

2.10 全身性抗菌药物预防 避免在插管前或留置导管期间，常规使用全身抗菌药物以预防导管内细菌定植或 CRBSI（ⅠB 类）。

2.11 抗菌药物/消毒剂软膏 对于透析导管，在插管操作完成及每次透析后，应在血液透析管出口使用聚维酮碘消毒剂软膏或杆菌肽/短杆菌肽/多黏菌素 B 软膏。须根据制造商推荐，保证透析导管的材料不会与软膏发生反应（ⅠB 类）。

2.12 抗菌药物封管、抗菌导管冲洗与导管封管预防 虽然最大限度地执行无菌操作，但仍有多次 CRBSI 史的长期置管患者，可使用抗菌药物溶液封管（Ⅱ类）。

2.13 抗凝剂 对于一般患者，无须常规抗凝治疗以减少导管相关感染的风险（Ⅱ类）。

2.14 更换外周及中长周围静脉导管 （1）成人更换外周导管间隔无须<72～ 96 h 以减少相关感染和静脉炎（ⅠB 类）。（2）成人更换外周导管，除非有临床指征，尚无推荐

意见（未明确）。(3) 儿童仅在有临床指征时才需更换外周导管（ⅠB类）。(4) 仅在有特别指征时才更换中长周围静脉导管（Ⅱ类）。

2.15　更换 CVC、PICC 及血透导管　(1) 无须常规更换 CVC、PICC、血透导管或肺动脉导管以预防导管相关感染（ⅠB类）。(2) 切勿仅因单纯发热而拔除 CVC 或 PICC。应根据临床表现综合评估拔除导管的必要性，如已明确某处发生感染或怀疑发热为非感染性（Ⅱ类）。(3) 对于非隧道式导管，切勿常规使用导丝更换导管来预防感染（ⅠB类）。(4) 对于使用非隧道式导管的可疑感染者，勿使用导丝更换导管（ⅠB类）。(5) 当无明显感染存在时，可使用导丝引导更换功能障碍的非隧道式导管（ⅠB类）。(6) 在使用导丝引导更换导管时，在对新导管进行操作前，须重新更换无菌手套（Ⅱ类）。

2.16　脐带导管　(1) 当出现任何 CRBSI、下肢血管功能不全或血栓征象时，移除脐动脉导管，而且不要重置（Ⅱ类）。(2) 当出现 CRBSI 或血栓征象时，移除脐静脉导管，而且不要重置（Ⅱ类）。(3) 通过导管内应用抗菌药物试图保留脐带导管的方案目前尚无推荐意见（未明确）。(4) 在脐部插管前，应使用各种消毒剂对插管部位进行清洁。由于碘酊对新生儿甲状腺有潜在影响，需避免使用。可使用其他含碘制剂（如聚维酮碘）（ⅠB类）。(5) 不要在插管部位涂抹抗菌软膏，因其可能导致真菌感染和抗菌药物耐药（ⅠA类）。(6) 使用低剂量肝素（0.25～1.00 U/mL）注入脐动脉导管封管（ⅠB类）。(7) 在不需要置管或发现有下肢血管功能不全迹象时，尽快拔除脐带导管。脐动脉导管留置<5 d（Ⅱ类）。(8) 在不需要时，应尽快拔除脐静脉导管，但如果无菌技术得当，导管可最多留置 14 d（Ⅱ类）。(9) 仅为脐带导管功能不良，而无其他需要拔除导管指征，同时脐动脉导管留置时间<5 d，或脐静脉导管留置时间<14 d，可以重新置管（Ⅱ类）。

2.17　成人与儿童患者外周动脉导管及压力监测装置　(1) 成人应选择桡、肱、足背动静脉，较股动静脉或腋窝更有利于预防感染（ⅠB类）。(2) 儿童不应使用肱动静脉，选用背部及胫骨后血管较股部或腋窝部血管更有利于预防感染（Ⅱ类）。(3) 在外周动脉穿刺操作时，最少佩戴帽子、口罩和无菌手套，并使用小的有孔无菌布（ⅠB类）。(4) 在进行腋窝或股动脉置管时，应采用最大无菌屏障措施（Ⅱ类）。(5) 仅在有临床指征时才更换动脉导管（Ⅱ类）。(6) 不再需要时应尽早移除导管（Ⅱ类）。(7) 尽可能使用一次性传感器组件（ⅠB类）。(8) 无须常规更换动脉置管以预防导管相关感染（Ⅱ类）。(9) 一次性或可重复使用压力换能器每 96 h 更换 1 次，同时更换系统其他部件（包括输液管、连续冲洗装置和冲洗液）（ⅠB类）。(10) 保持压力监测系统所有部件（包括校准设备和冲洗液）无菌（ⅠA类）。(11) 尽量减少对压力监测装置的操作。应用封闭冲洗系统（即连续冲洗），而不是开放系统（即使用注射器和三通阀），来保持压力监测导管通畅（Ⅱ类）。(12) 若通过隔膜接压力监测装置，使用前选择合适的消毒剂擦拭隔膜（ⅠA类）。(13) 禁止通过压力监测装置输注含葡萄糖的溶液或胃肠外营养液（ⅠA类）。(14) 不能常规使用一次性压力换能器时，可重复使用的换能器应依据厂家说明进行灭菌（ⅠA类）。

2.18　更换给药装置　(1) 对于不输注血液及血液制品或脂肪乳的患者，不必在 96 h 内更换连续给药装置，但至少每 7 d 更换 1 次（ⅠA类）。(2) 关于间断给药装置的更换，尚无推荐意见（未明确）。(3) 关于更换给药针的时间间隔，尚无推荐意见（未明确）。

（4）输注血液及血液制品或脂肪乳的患者，应在开始输注 24 h 内更换输液管（ⅠB 类）。
（5）输注丙泊酚的患者，根据厂家建议，应在每 6 h 或 12 h 更换药剂时更换输液管（ⅠA 类）。（6）关于给药针留置时间，尚无推荐意见（未明确）。

2.19　无针导管系统　（1）无针装置至少应与输液装置同时更换。频于每 72 h 更换，不能带来额外益处（Ⅱ类）。（2）无针装置接口更换频率无须小于每 72 h 更换或根据制造厂家的建议更换，以减少感染率（Ⅱ类）。（3）保证系统各部分兼容，以减少渗漏或破裂（Ⅱ类）。（4）使用合适的消毒剂（氯己定、聚维酮碘、碘剂或 70％酒精）擦拭接触的端口对其进行消毒，以减少污染风险（ⅠA 类）。（5）使用无针系统连接静脉输液管（ⅠC 类）。（6）在使用无针装置时，劈裂式活瓣可能优于其他机械瓣，因为后者可增加感染风险（Ⅱ类）。

3　绩效改进

根据各医院的实际情况，各学科共同协作，以提高对有循证依据的一系列推荐规程的依从性。

附录三　静脉治疗护理技术操作规范（WS/T 433—2013）

1　范围

本标准规定了静脉治疗护理技术操作的要求。

本标准适用于全国各级各类医疗机构从事静脉治疗护理技术操作的医务人员。

2　规范性引用文件

下列文件对于本文件的应用是必不可少的。凡是注日期的引用文件，仅注日期的版本适用于本文件。凡是不注日期的引用文件，其最新版本（包括所有的修改单）适用于本文件。

GBZ/T 213 血源性病原体职业接触防护导则

WS/T 313 医务人员手卫生规范

3　术语和定义

下列术语和定义适用于本文件。

3.1

静脉治疗　infusion therapy

将各种药物（包括血液制品）以及血液，通过静脉注入血液循环的治疗方法，包括静脉注射、静脉输液和静脉输血；常用工具包括：注射器、输液（血）器、一次性静脉输液钢针、外周静脉留置针、中心静脉导管、经外周静脉置入中心静脉导管、输液港以及输液附加装置等。

3.2

中心静脉导管　central venous catheter

经锁骨下静脉、颈内静脉、股静脉置管，尖端位于上腔静脉或下腔静脉的导管。

3.3

经外周静脉置入中心静脉导管　peripherally inserted central catheter

经上肢贵要静脉、肘正中静脉、头静脉、肱静脉，颈外静脉（新生儿还可通过下肢大隐静脉、头部颞静脉、耳后静脉等）穿刺置管，尖端位于上腔静脉或下腔静脉的导管。

3.4

输液港　implantable venous access port

完全植入人体内的闭合输液装置，包括尖端位于上腔静脉的导管部分及埋植于皮下的穿刺座。

3.5

无菌技术　aseptic technique

在执行医疗、护理操作过程中，防止一切微生物侵入机体，保持无菌物品及无菌区域不被污染的技术。

3.6

导管相关性血流感染　catheter related blood stream infection

带有血管内导管或者拔除血管内导管 48 h 内的患者出现菌血症或真菌血症，并伴有发热（体温＞38 ℃）、寒战或低血压等感染表现，除血管导管外没有其他明确的感染源。实验室微生物学检查显示：外周静脉血培养细菌或真菌阳性；或者从导管段和外周血培养出相同种类、相同药敏结果的致病菌。

3.7

药物渗出　infiltration of drug

静脉输液过程中，非腐蚀性药液进入静脉管腔以外的周围组织。

3.8

药物外渗　extravasation of drug

静脉输液过程中，腐蚀性药液进入静脉管腔以外的周围组织。

3.9

药物外溢　spill of drug

在药物配置及使用过程中，药物意外溢出暴露于环境中，如皮肤表面、台面、地面等。

4　缩略语

下列缩略语适用于本文件。

CVC：中心静脉导管（central venous catheter）

PICC：经外周静脉置入中心静脉导管（peripherally inserted central catheter）

PN：肠外营养（parenteral nutrition）

PORT：输液港（implantable venous access port）

PVC：外周静脉导管（peripheral venous catheter）

5　基本要求

5.1　静脉药物的配置和使用应在洁净的环境中完成。

5.2　实施静脉治疗护理技术操作的医务人员应为注册护士、医师和乡村医生，并应定期进行静脉治疗所必需的专业知识及技能培训。

5.3　PICC 置管操作应由经过 PICC 专业知识与技能培训、考核合格且有 5 年及以上临床工作经验的操作者完成。

5.4　应对患者和照顾者进行静脉治疗、导管使用及维护等相关知识的教育。

6　操作程序

6.1　基本原则

6.1.1　所有操作应执行查对制度并对患者进行两种以上方式的身份识别，询问过敏史。

6.1.2　穿刺针、导管、注射器、输液（血）器及输液附加装置等应一人一用一灭菌，一次性使用的医疗器具不应重复使用。

6.1.3　易发生血源性病原体职业暴露的高危病区宜选用一次性安全型注射和输液装置。

6.1.4　静脉注射、静脉输液、静脉输血及静脉导管穿刺和维护应遵循无菌技术操作原则。

6.1.5　操作前后应执行 WS/T 313 规定，不应以戴手套取代手卫生。

6.1.6　置入 PVC 时宜使用清洁手套，置入 PICC 时宜遵守最大无菌屏障原则。

6.1.7　PICC 穿刺以及 PICC、CVC、PORT 维护时，宜使用专用护理包。

6.1.8　穿刺及维护时应选择合格的皮肤消毒剂，宜选用 2% 葡萄糖酸氯己定酒精溶液（年龄<2 个月的婴儿慎用）、有效碘浓度不低于 0.5% 碘附或 2% 碘酊溶液和 75% 酒精。

6.1.9　消毒时应以穿刺点为中心擦拭，至少消毒两遍或遵循消毒剂使用说明书，待自然干燥后方可穿刺。

6.1.10　置管部位不应接触丙酮、乙醚等有机溶剂，不宜在穿刺部位使用抗菌油膏。

6.2　操作前评估

6.2.1　评估患者的年龄、病情、过敏史、静脉治疗方案、药物性质等，选择合适的输注途径和静脉治疗工具。

6.2.2　评估穿刺部位皮肤情况和静脉条件，在满足治疗需要的情况下，尽量选择较细、较短的导管。

6.2.3　一次性静脉输液钢针宜用于短期或单次给药，腐蚀性药物不应使用一次性静脉输液钢针。

6.2.4　外周静脉留置针宜用于短期静脉输液治疗，不宜用于腐蚀性药物等持续性静脉输注。

6.2.5　PICC 宜用于中长期静脉治疗，可用于任何性质的药物输注，不应用于高压注射泵注射造影剂和血流动力学监测（耐高压导管除外）。

6.2.6　CVC 可用于任何性质的药物输注、血流动力学的监测，不应用于高压注射泵注射造影剂（耐高压导管除外）。

6.2.7　PORT 可用于任何性质的药物输注，不应使用高压注射泵注射造影剂（耐高压导管除外）。

6.3　穿刺

6.3.1　PVC 穿刺

6.3.1.1　包括一次性静脉输液钢针穿刺和外周静脉留置针穿刺。

6.3.1.2　PVC 穿刺应按以下步骤进行：

a）取舒适体位，解释说明穿刺目的及注意事项；

b）选择穿刺静脉，皮肤消毒；

c）穿刺点上方扎止血带，绷紧皮肤穿刺进针，见回血后可再次进入少许；

d）如为外周静脉留置针则固定针芯，送外套管入静脉，退出针芯，松止血带；

e）选择透明或纱布类无菌敷料固定穿刺针，敷料外应注明日期、操作者签名。

6.3.1.3　PVC 穿刺时应注意以下事项：

a）宜选择上肢静脉作为穿刺部位，避开静脉瓣、关节部位以及有疤痕、炎症、硬结等处的静脉；

b）成年人不宜选择下肢静脉进行穿刺；

c）小儿不宜首选头皮静脉；

d）接受乳房根治术和腋下淋巴结清扫术的患者应选健侧肢体进行穿刺，有血栓史和血管手术史的静脉不应进行置管；

e）一次性静脉输液钢针穿刺处的皮肤消毒范围直径应≥5 cm，外周静脉留置针穿刺处的皮肤消毒范围直径应≥8 cm，应待消毒液自然干燥后再进行穿刺；

f）应告知患者穿刺部位出现肿胀、疼痛等异常不适时，及时告知医务人员。

6.3.2　PICC 穿刺

6.3.2.1　PICC 穿刺应按以下步骤进行：

a）核对确认置管医嘱，查看相关化验报告；

b）确认已签署置管知情同意书；

c）取舒适体位，测量置管侧的臂围和预置管长度，手臂外展与躯干成45°～90°，对患者需要配合的动作进行指导；

d）以穿刺点为中心消毒皮肤，直径≥20 cm，铺巾，建立最大化无菌屏障；

e）用生理盐水预冲导管、检查导管完整性；

f）在穿刺点上方扎止血带，按需要进行穿刺点局部浸润麻醉，实施静脉穿刺，见回血后降低角度进针少许，固定针芯，送入外套管，退出针芯，将导管均匀缓慢送入至预测量的刻度；

g）抽回血，确认导管位于静脉内，冲封管后应选择透明或纱布类无菌敷料固定导管，敷料外应注明日期、操作者签名；

h）通过 X 线片确定导管尖端位置；

i）应记录穿刺静脉、穿刺日期、导管刻度、导管尖端位置等，测量双侧上臂臂围并与置管前对照。

6.3.2.2　PICC 穿刺时应注意以下事项：

a）接受乳房根治术或腋下淋巴结清扫的术侧肢体、锁骨下淋巴结肿大或有肿块侧、安装起搏器侧不宜进行同侧置管，患有上腔静脉压迫综合征的患者不宜进行置管；

b）宜选择肘部或上臂静脉作为穿刺部位，避开肘窝、感染及有损伤的部位；新生儿还可选择下肢静脉、头部静脉和颈部静脉；

c）有血栓史、血管手术史的静脉不应进行置管；放疗部位不宜进行置管。

6.4　应用

6.4.1　静脉注射

6.4.1.1　应根据药物及病情选择适当推注速度。

6.4.1.2　注射过程中，应注意患者的用药反应。

6.4.1.3　推注刺激性、腐蚀性药物过程中，应注意观察回血情况，确保导管在静脉管腔内。

6.4.2　静脉输液

6.4.2.1　应根据药物及病情调节滴速。

6.4.2.2　输液过程中，应定时巡视，观察患者有无输液反应，穿刺部位有无红、肿、热、痛、渗出等表现。

6.4.2.3　输入刺激性、腐蚀性药物过程中，应注意观察回血情况，确保导管在静脉内。

6.4.3　PN

6.4.3.1　宜由经培训的医护人员在层流室或超净台内进行配制。

6.4.3.2　配好的PN标签上应注明科室，病案号，床号，姓名，药物的名称、剂量、配制日期和时间。

6.4.3.3　宜现用现配，应在24 h内输注完毕。

6.4.3.4　如需存放，置置于4 ℃冰箱内，并应复温后再输注。

6.4.3.5　输注前应检查有无悬浮物或沉淀，并注明开始输注的日期及时间。

6.4.3.6　应使用单独输液器匀速输注。

6.4.3.7　单独输注脂肪乳剂时，输注时间应严格遵照药物说明书。

6.4.3.8　在输注的PN中不应添加任何药物。

6.4.3.9　应注意观察患者对PN的反应，及时处理并发症并记录。

6.4.4　密闭式输血

6.4.4.1　输血前应了解患者血型、输血史及不良反应史。

6.4.4.2　输血前和床旁输血时应分别双人核对输血信息，无误后才可输注。

6.4.4.3　输血起始速度宜慢，应观察15 min无不适后再根据患者病情、年龄及输注血液制品的成分调节滴速。

6.4.4.4　血液制品不应加热，不应随意加入其他药物。

6.4.4.5　全血、成分血和其他血液制品应从血库取出后30 min内输注，1个单位的全血或成分血应在4 h内输完。

6.4.4.6　输血过程中应对患者进行监测。

6.4.4.7　输血完毕应记录，空血袋应低温保存24 h。

6.5　静脉导管的维护

6.5.1　冲管及封管

6.5.1.1　经 PVC 输注药物前宜通过输入生理盐水确定导管在静脉内；经 PICC、CVC、PORT 输注药物前宜通过回抽血液来确定导管在静脉内。

6.5.1.2　PICC、CVC、PORT 的冲管和封管应使用 10 mL 及以上注射器或一次性专用冲洗装置。

6.5.1.3　给药前后宜用生理盐水脉冲式冲洗导管，如果遇到阻力或者抽吸无回血，应进一步确定导管的通畅性，不应强行冲洗导管。

6.5.1.4　输液完毕应用导管容积加延长管容积 2 倍的生理盐水或肝素盐水正压封管。

6.5.1.5　肝素盐水的浓度：PORT 可用 100 U/mL，PICC 及 CVC 可用 0～10 U/mL。

6.5.1.6　连接 PORT 时应使用专用的无损伤针穿刺，持续输液时无损伤针应每 7 d 更换一次。

6.5.1.7　PORT 在治疗间歇期间应至少每 4 周维护 1 次。

6.5.1.8　PICC 导管在治疗间歇期间应至少每周维护 1 次。

6.5.2　敷料的更换

6.5.2.1　应每日观察穿刺点及周围皮肤的完整性。

6.5.2.2　无菌透明敷料应至少每 7 d 更换 1 次，无菌纱布敷料应至少每 2 d 更换 1 次；若穿刺部位发生渗液、渗血时应及时更换敷料；穿刺部位的敷料发生松动、污染等完整性受损时应立即更换。

6.6　输液（血）器及输液附加装置的使用

6.6.1　输注药品说明书所规定的避光药物时，应使用避光输液器。

6.6.2　输注脂肪乳剂、化疗药物以及中药制剂时宜使用精密过滤输液器。

6.6.3　输注的两种不同药物间有配伍禁忌时，在前一种药物输注结束后，应冲洗或更换输液器，并冲洗导管，再接下一种药物继续输注。

6.6.4　使用输血器时，输血前后应用无菌生理盐水冲洗输血管道；连续输入不同供血者的血液时，应在前一袋血输尽后，用无菌生理盐水冲洗输血器，再接下一袋血继续输注。

6.6.5　输液附加装置包括三通、延长管、肝素帽、无针接头、过滤器等，应尽可能减少输液附加装置的使用。

6.6.6　输液附加装置宜选用螺旋接口，常规排气后与输液装置紧密连接。

6.6.7　经输液接头（或接口）进行输液及推注药液前，应使用消毒剂多方位擦拭各种接头（或接口）的横切面及外围。

6.7　输液（血）器及输液附加装置的更换

6.7.1　输液器应每 24 h 更换 1 次，如怀疑被污染或完整性受到破坏时，应立即更换。

6.7.2　用于输注全血、成分血或生物制剂的输血器宜 4 h 更换 1 次。

6.7.3　输液附加装置应和输液装置一并更换，在不使用时应保持密闭状态，其中任何一部分的完整性受损时都应及时更换。

6.7.4　外周静脉留置针附加的肝素帽或无针接头宜随外周静脉留置针一起更换；PICC、CVC、PORT 附加的肝素帽或无针接头应至少每 7 d 更换 1 次；肝素帽或无针接头内有血液残留、完整性受损或取下后，应立即更换。

6.8　导管的拔除

6.8.1　外周静脉留置针应 72～96 h 更换 1 次。

6.8.2　应监测静脉导管穿刺部位，并根据患者病情、导管类型、留置时间、并发症等因素进行评估，尽早拔除。

6.8.3　PICC 留置时间不宜超过 1 年或遵照产品使用说明书。

6.8.4　静脉导管拔除后应检查导管的完整性，PICC、CVC、PORT 还应保持穿刺点 24 h 密闭。

7　静脉治疗相关并发症处理原则

7.1　静脉炎

7.1.1　应拔除 PVC，可暂时保留 PICC；及时通知医师，给予对症处理。

7.1.2　将患肢抬高、制动，避免受压，必要时，应停止在患肢静脉输液。

7.1.3　应观察局部及全身情况的变化并记录。

7.2　药物渗出与药物外渗

7.2.1　应立即停止在原部位输液，抬高患肢，及时通知医师，给予对症处理。

7.2.2　观察渗出或外渗区域的皮肤颜色、温度、感觉等变化及关节活动和患肢远端血运情况并记录。

7.3　导管相关性静脉血栓形成

7.3.1　可疑导管相关性静脉血栓形成时，应抬高患肢并制动，不应热敷、按摩、压迫，立即通知医师对症处理并记录。

7.3.2　应观察置管侧肢体、肩部、颈部及胸部肿胀、疼痛、皮肤温度及颜色、出血倾向及功能活动情况。

7.4　导管堵塞

7.4.1　静脉导管堵塞时，应分析堵塞原因，不应强行推注生理盐水。

7.4.2　确认导管堵塞时，PVC 应立即拔除，PICC、CVC、PORT 应遵医嘱及时处理并记录。

7.5　导管相关性血流感染

可疑导管相关性血流感染时，应立即停止输液，拔除 PVC，暂时保留 PICC、CVC、PORT，遵医嘱给予抽取血培养等处理并记录。

7.6　输液反应

7.6.1　发生输液反应时，应停止输液，更换药液及输液器，通知医师，给予对症处理，并保留原有药液及输液器。

7.6.2　应密切观察病情变 wx 并记录。

7.7　输血反应

7.7.1　发生输血反应应立即减慢或停止输血，更换输血器，用生理盐水维持静脉通畅，通知医生给予对症处理，保留余血及输血器，并上报输血科。

7.7.2　应密切观察病情变化并记录。

8　职业防护

8.1　针刺伤防护

针刺伤防护操作按 GBZ/T 213 执行。

8.2　抗肿瘤药物防护

8.2.1　配制抗肿瘤药物的区域应为相对独立的空间，宜在Ⅱ级或Ⅲ级垂直层流生物安全柜内配制。

8.2.2　使用抗肿瘤药物的环境中可配备溢出包，内含防水隔离衣、一次性口罩、乳胶手套、面罩、护目镜、鞋套、吸水垫及垃圾袋等。

8.2.3　配药时操作者应戴双层手套（内层为 PVC 手套，外层为乳胶手套）、一次性口罩；宜穿防水、无絮状物材料制成、前部完全封闭的隔离衣；可佩戴护目镜；配药操作台面应垫以防渗透吸水垫，污染或操作结束时应及时更换。

8.2.4　给药时，操作者宜戴双层手套和一次性口罩；静脉给药时宜采用全密闭式输注系统。

8.2.5　所有抗肿瘤药物污染物品应丢弃在有毒性药物标识的容器中。

8.2.6　抗肿瘤药物外溢时按以下步骤进行处理：

a）操作者应穿戴个人防护用品；

b）应立即标明污染范围，粉剂药物外溢应使用湿纱布垫擦拭，水剂药物外溅应使用吸水纱布垫吸附，污染表面应使用清水清洗；

c）如药液不慎溅在皮肤或眼睛内，应立即用清水反复冲洗；

d）记录外溢药物名称、时间，溢出量、处理过程以及受污染的人员。

参考文献

[1] 张波，桂莉. 急危重症护理学 [M]. 3 版. 北京：人民卫生出版社，2012.

[2] 徐丽华，钱培芬. 重症护理学 [M]. 北京：人民卫生出版社，2008.

[3] 刘晓云，杨丽. 急救护理学 [M]. 长沙：中南大学出版社，2011.

[4] 许虹. 急危重症护理学 [M]. 北京：人民卫生出版社，2007.

[5] 李春盛. 急诊医学高级教程 [M]. 北京：人民军医出版社，2010.

[6] 谭进. 急危重症护理学 [M]. 2 版. 北京：人民卫生出版社，2011.

[7] 王建荣. 输液治疗护理实践指南与实施细则 [M]. 北京：人民军医出版社，2009.

[8] 中华人民共和国国家卫生和计划生育委员会. WS/T 433—2013 静脉治疗护理技术操作规范 [S]. 北京：中国标准出版社，2014.

[9] 中华医学会重症医学分会. 呼吸机相关性肺炎诊断、预防和治疗指南（2013）[J]. 中华内科杂志，2013，52（6）：524—543.

[10] 美国疾病预防控制中心医院感染控制顾问委员会. 导管相关性血流感染的预防控制指南 2011 年版本 [J]. 马坚，译. 中华医院感染学杂志，2011，21（12）：2648—2650.

[11] 方芳. 危重症监护 [M]. 北京：人民卫生出版社，2012.

[12] 王保国，周建新. 实用呼吸机治疗学 [M]. 北京：人民卫生出版社，2005.

[13] 刘大为，邱海波，严静. 中国重症医学专科资质培训教材 [M]. 北京：人民卫生出版社，2013.

[14] 何志捷，管向东. 重症医学 [M]. 北京：人民卫生出版社，2009.

[15] 许爱娣. 重症监护技术 [M]. 北京：人民军医出版社，2010.

[16] 马骁. 健康教育学 [M]. 北京：人民卫生出版社，2012.

[17] [美] Gerard J. Criner，等. 重症监护学 [M]. 2 版. 王萍，刘双，译. 北京：人民军医出版社，2014.